常用食材

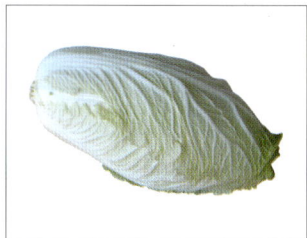

白菜 通利肠胃，消食下气，利小便

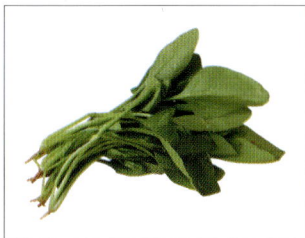

菠菜 养血止血，通利肠胃，止渴润燥

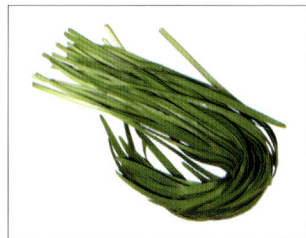

韭菜 温阳补虚，行气理血，活血化瘀

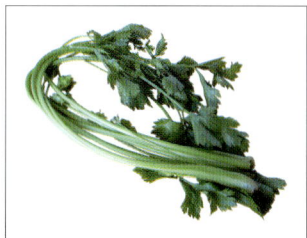

芹菜 清热利水，解毒消肿

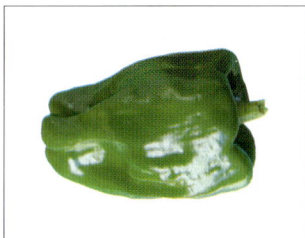

青椒 温中散寒，开胃消食

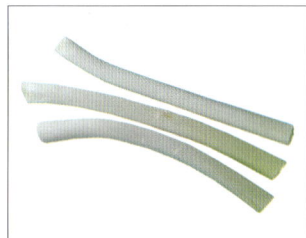

葱 发汗解表，解毒消肿

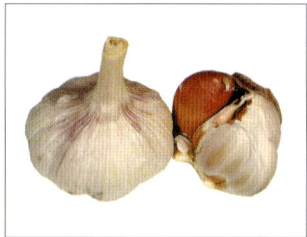

蒜 开胃健脾，解毒杀虫

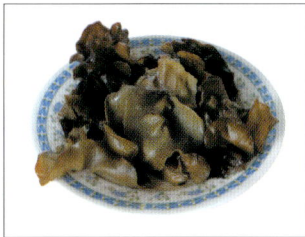

木耳 补血益气，养肺润肠

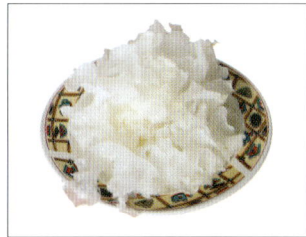

银耳 润肺降脂，抗衰补气

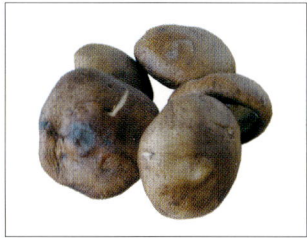

香菇 降脂益气，开胃润肠

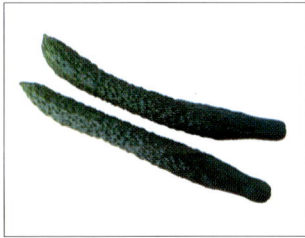

黄瓜 清热利水，解毒

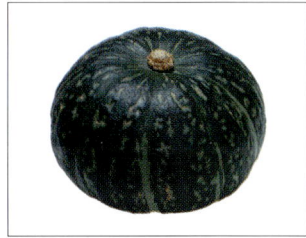

南瓜 补气润肺，解毒杀虫

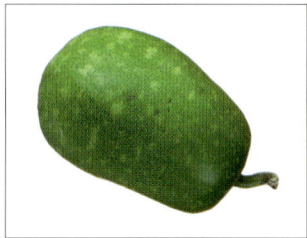

冬瓜 清热利水，消暑解毒

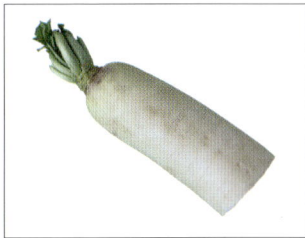

萝卜 消食理气，化痰止咳

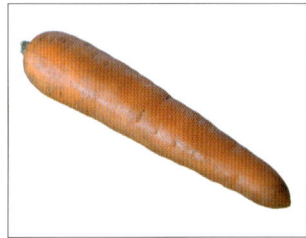

胡萝卜 行气消食，降压明目

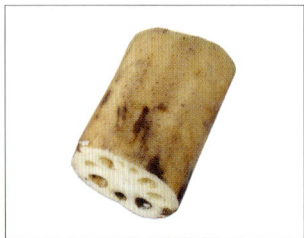

藕　清热润肺，健脾开胃

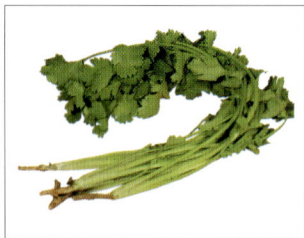

香菜　透疹解毒，驱风健胃

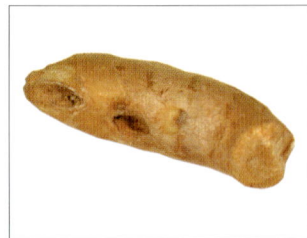

姜　开胃解毒，解表助阳

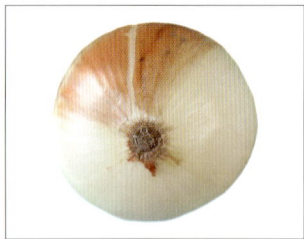

洋葱　降脂防疫，开胃解毒

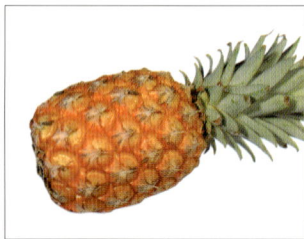

菠萝　清热生津，和胃醒酒

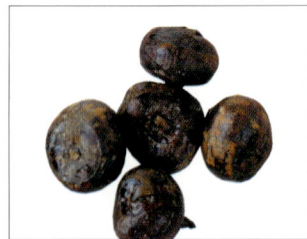

荸荠　清热生津，化痰消积

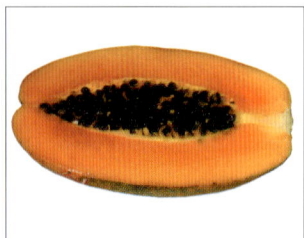

木瓜　祛风除湿，通乳，利小便

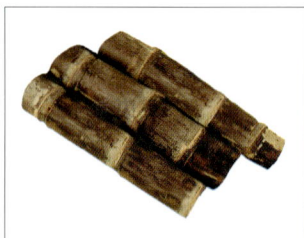

甘蔗　清热生津，润燥解毒

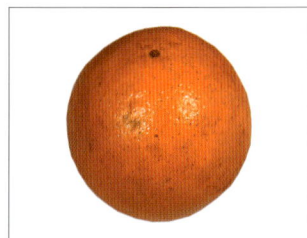

柑橘　生津止渴，润肺化痰

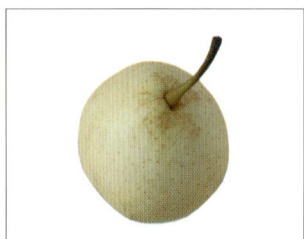

梨　清热降火，止咳化痰

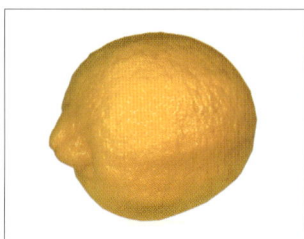

柠檬　清热止渴，祛暑安胎

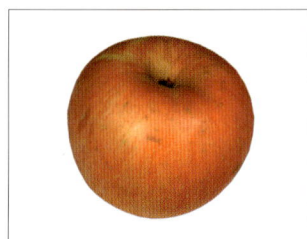

苹果　健脾益胃，生津润燥

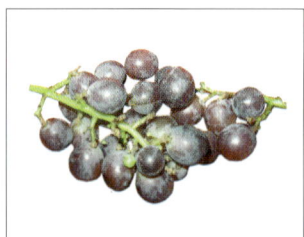

葡萄　补气生津，滋阴强筋

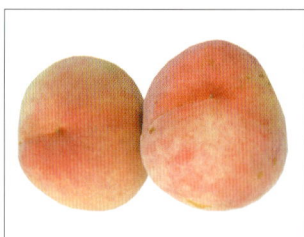

桃　生津润肠，补益气血

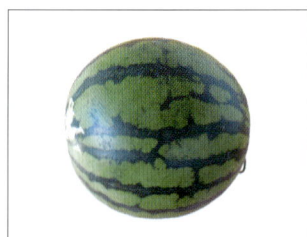

西瓜　清热解暑，生津止渴

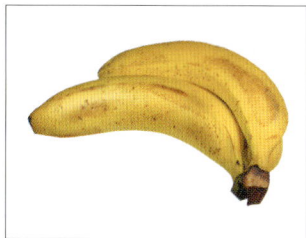

香蕉　润肠通便，生津解毒

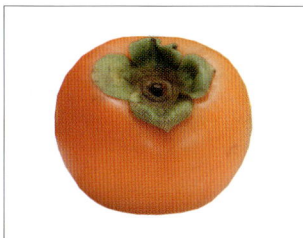

柿子　健脾润肠，治嗽止血

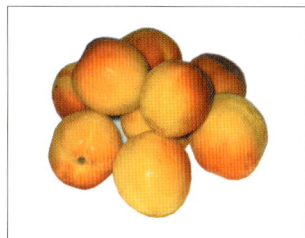

杏　润肺止咳，润肠通便

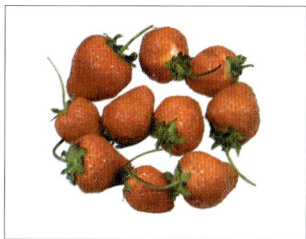

草莓　清热解暑，生津止渴

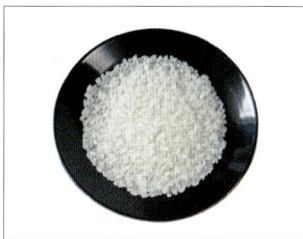

大米　补气健胃，强肌健脾

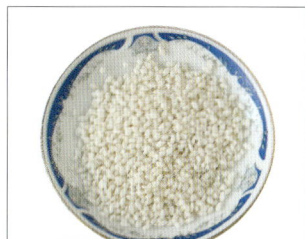

糯米　补脾益肺，温暖五脏

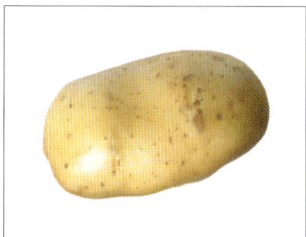

土豆　益气健脾，消炎解毒

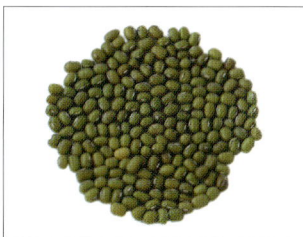

绿豆　清热解暑，利水解毒

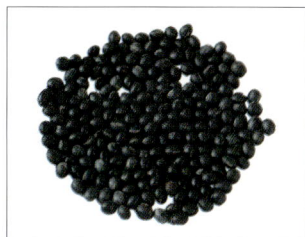

黑豆　活血解毒，利水祛风

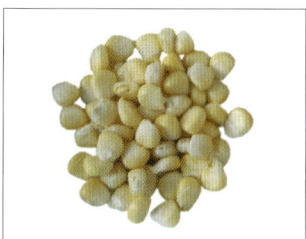

玉米　降脂抗衰，健胃利水

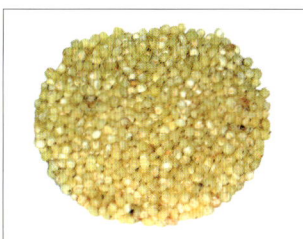

高粱米　和胃健脾，解毒止泻

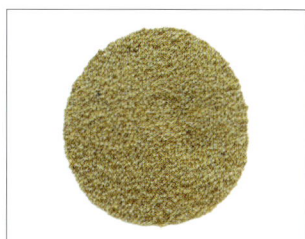

小米　补益脾胃，通利小便

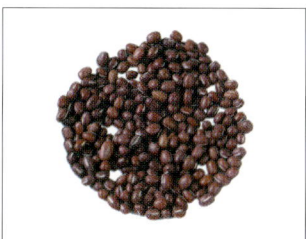

赤小豆　利水除湿，和血解毒

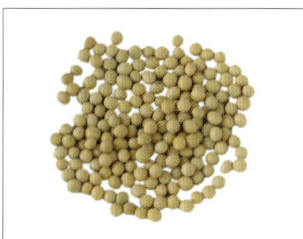

黄豆　健脾宽中，利肠润燥

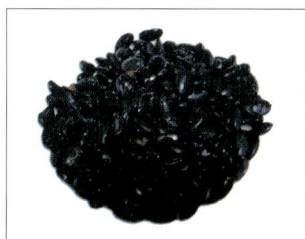

豆豉　解表除烦，宣郁解毒

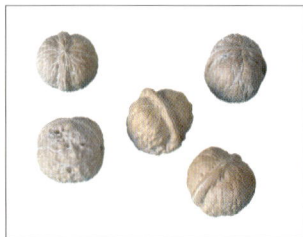

核桃　补肾固精，温肺定喘，润肠通便

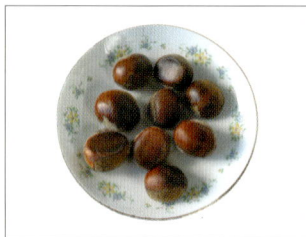

栗子　养胃健脾，补肾强筋

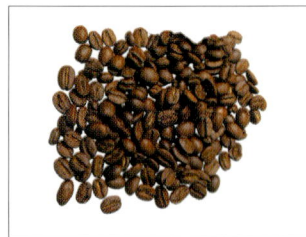

松子　润肺通便，补脑驱风

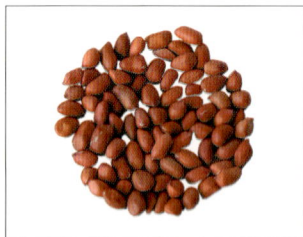

花生米　益寿抗衰，补血健脾

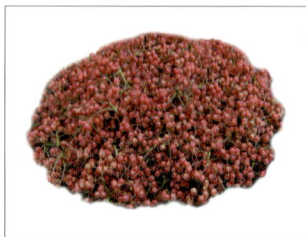

花椒　温中除湿，杀虫解腥

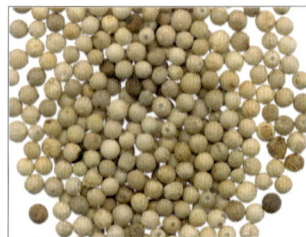

胡椒　温中下气，和胃止呕，解毒

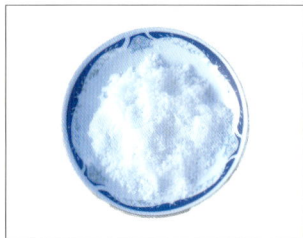

白糖　润肺生津，补益中气

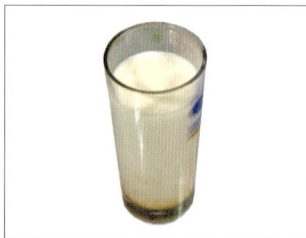

牛奶　补气养血，补肺养胃

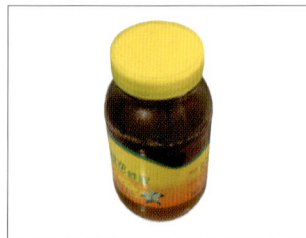

蜂蜜　温胃和中，润肠通便

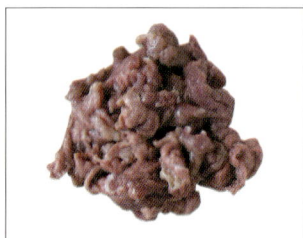

羊肉　益气补虚，温中暖下

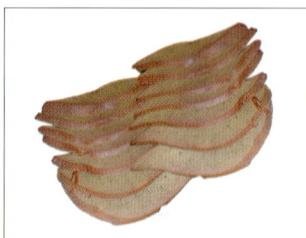

羊肝　补血，养肝，明目

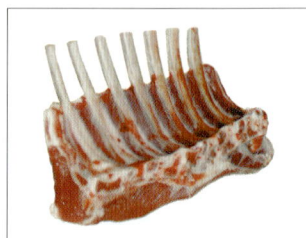

羊脊骨　益气补钙，补虚

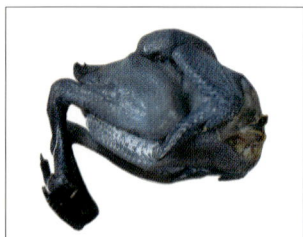

乌鸡　补血和中，补肾益胃

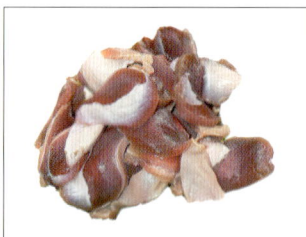

鸡肫　健脾益胃，和中

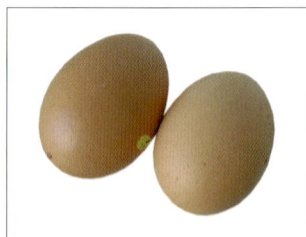

鸡蛋　滋阴润燥，养血补虚

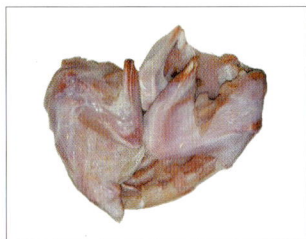

兔肉 补中益气，止渴健脾

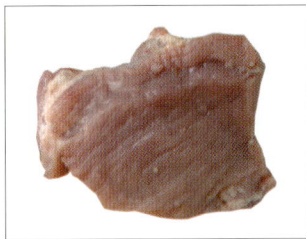

狗肉 补肾益气

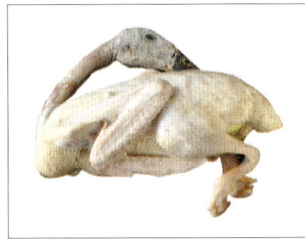

鸭肉 滋阴养胃，利水消肿

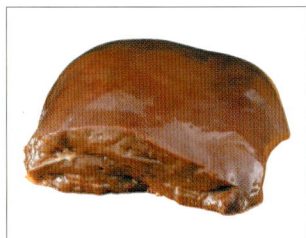

猪心 治失眠，止自汗

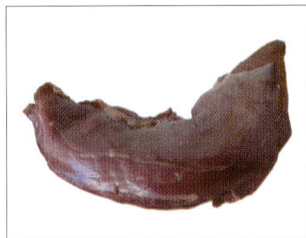

猪脊肉 滋阴润燥

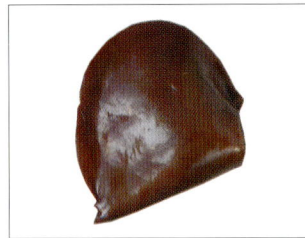

猪肝 补肝养血、明目

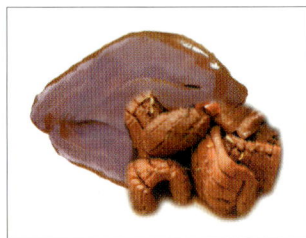

猪肾 补肾壮腰

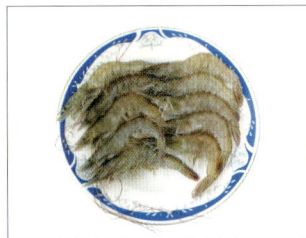

大虾 补肾壮阳，益气开胃

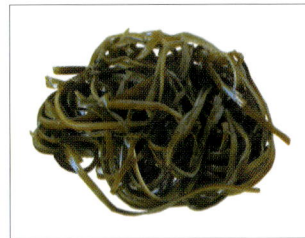

海带 清热利水，软坚化痰

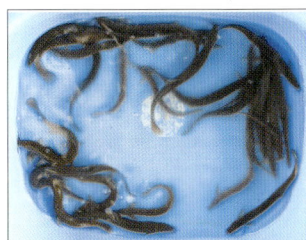

泥鳅 滋阴清热，利湿解毒

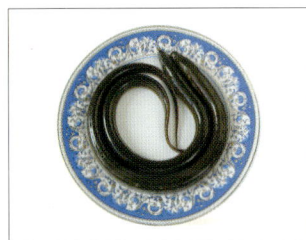

鳝鱼 补虚益气，强筋除湿

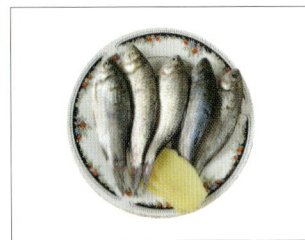

鲫鱼 健脾利湿，通经下乳

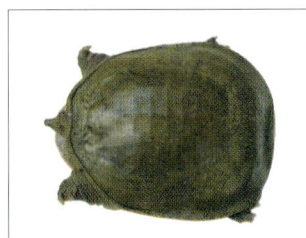

甲鱼 益气补虚，滋阴养血

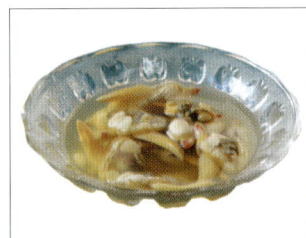

蛤蜊 滋肾益气

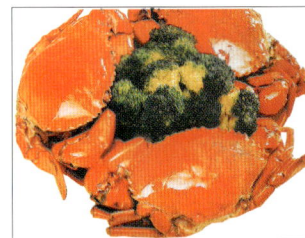

螃蟹 补肾益气

常用药材

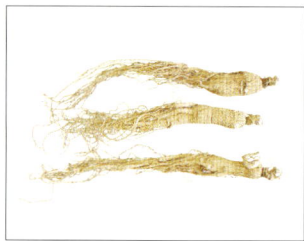

人参 大补元气，补脾益气，生津安神。服用人参时应忌食萝卜、茶叶

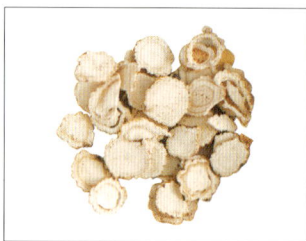

西洋参 补气养阴，清火生津。有寒湿患者、感冒咳嗽患者慎用

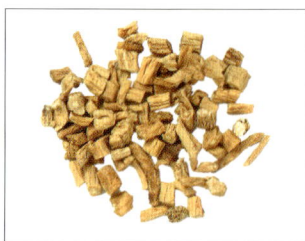

党参 益气生津，养血

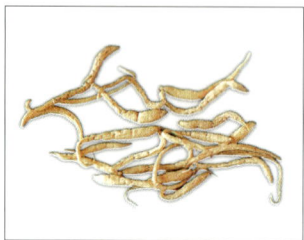

太子参 补气生津

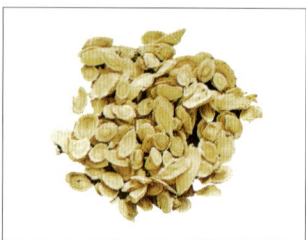

黄芪 补气升阳，益气固表，利水消肿，托毒生肌

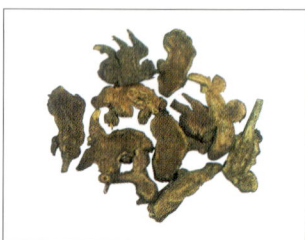

白术 补气健脾，燥湿利水，止汗安胎。燥湿利水宜生用，补气健脾宜炒用，健脾止泻宜炒焦用

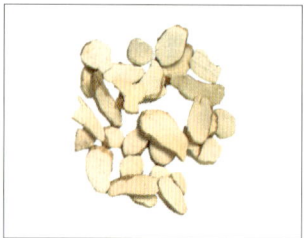

山药 益气养阴，补脾益肾，固精止带。补阴生津宜生用，健脾止泻宜炒用

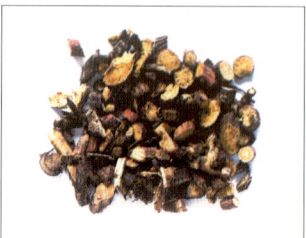

甘草 益气补中，清热解毒，祛痰止咳，调和药性。湿盛、水肿者不宜用

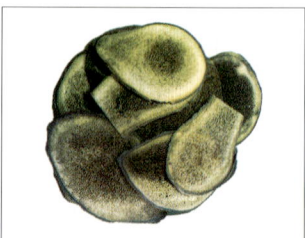

鹿茸 壮肾阳，益精血，强筋骨，调经

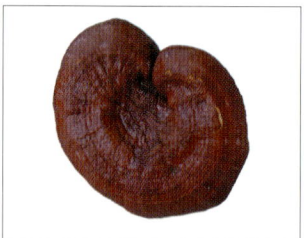

灵芝 补肺益气，生津止咳

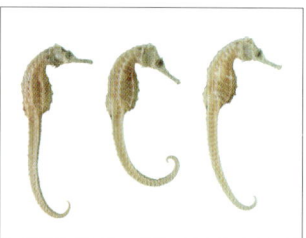

海马 补肾壮阳，滋阴益肺

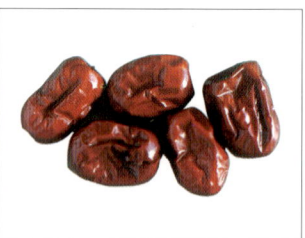

大枣 补中益气，养血安神，缓和药性

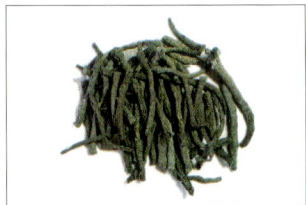

仙茅　温肾补阳，强筋骨，祛寒湿。是治疗阳痿、遗尿的良药

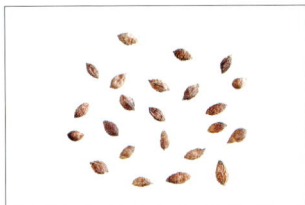

益智仁　暖肾固精缩尿，温脾止泻

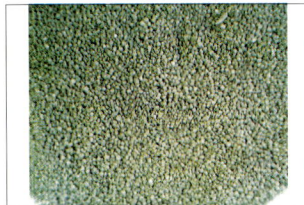

菟丝子　补肾固精，养肝明目，止泻，安胎

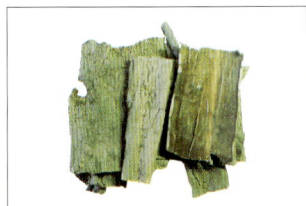

杜仲　补肝肾，强筋骨，安胎。有较可靠的降压作用

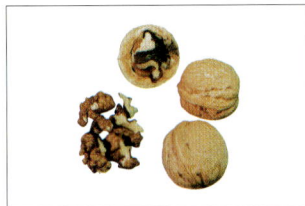

核桃仁　补肾，温肺，润肠。止咳喘宜连皮用，润燥宜去皮用

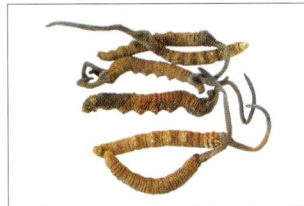

冬虫夏草　益肾壮阳，补肺平喘，止血化痰。凡病后体虚者，均可用此

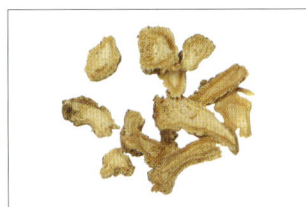

当归　补血活血，调经止痛，润肠。补血用当归身，活血用当归尾，补血活血用全当归

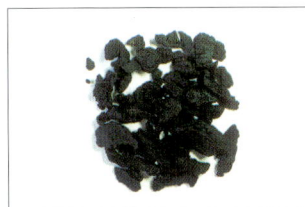

熟地黄　补血滋阴，益精填髓。是生地黄加黄酒蒸制而成

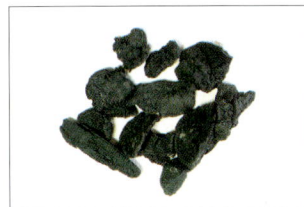

何首乌　生首乌截疟解毒，润肠通便。制首乌（生首乌以黑豆汁蒸制而成）补益精血，固肾乌须

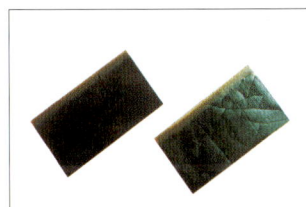

阿胶　补血止血，滋阴润燥。是补血佳品

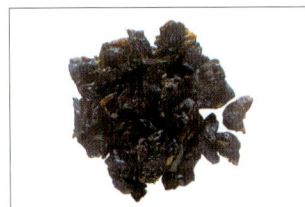

龙眼肉　补益心脾，养血安神

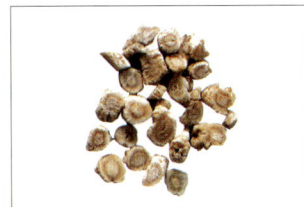

沙参　是一味养阴清肺药，北沙参重在益胃生津，南沙参重在化痰益气

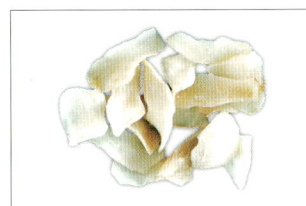

百合　养阴润肺止咳，清心安神。为止咳良药

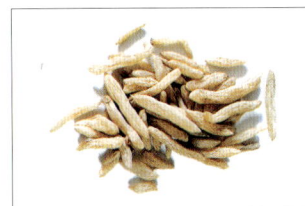

麦冬　养阴润肺，益胃生津，清心除烦

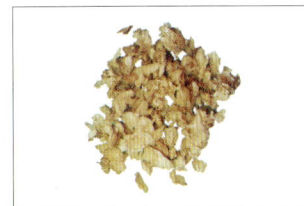

天冬　健脾益肺，滋阴清热

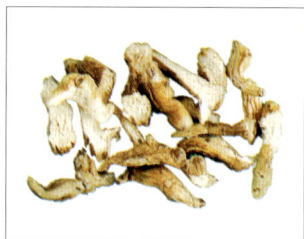

玉竹　养阴润燥，生津止渴

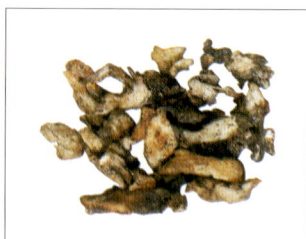

黄精　滋阴润肺，补脾益气。是一味抗衰老、增强免疫力的良药

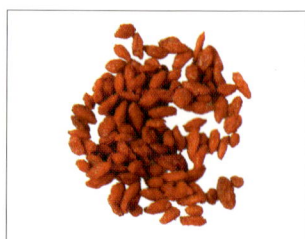

枸杞子　补肝肾，明目。是一味抗衰老、保肝、降血糖的常用补益中药

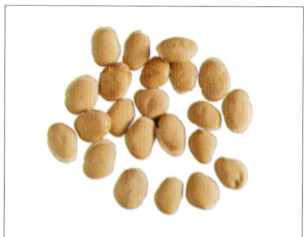

白扁豆　转筋吐泻，下气和中，酒毒能化

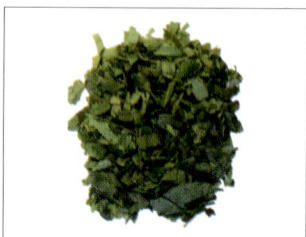

淫羊藿　阴起阳兴，坚筋益骨，志强力增

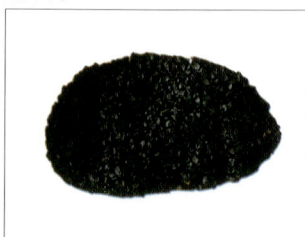

韭菜子　补肾益精，强筋固体

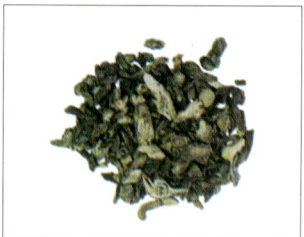

续断　接骨续筋，跌仆折损，且固遗精

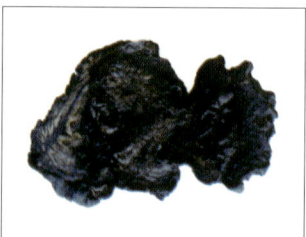

肉苁蓉　峻补精血，滋肾壮阳

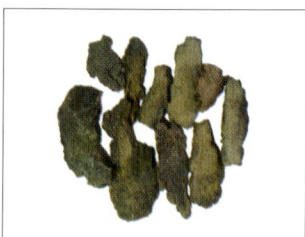

锁阳　补肾壮阳，润肠通便

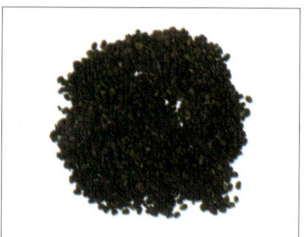

补骨脂　腰膝酸痛，兴阳固精

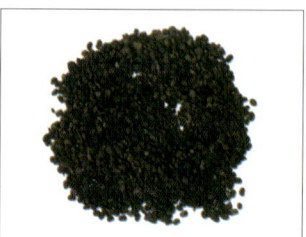

沙苑子　补肾固精，养肝明目

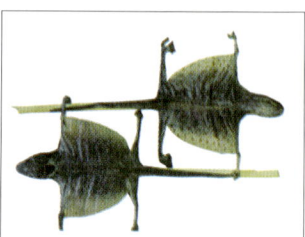

蛤蚧　滋补肺肾，肺痿咯血

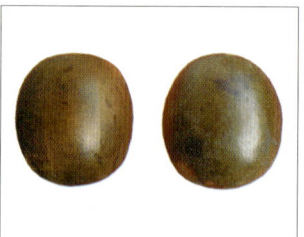

罗汉果　止咳生津，益心补肺

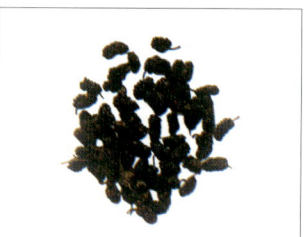

桑葚　滋阴补血，润肠生肌。常吃可乌须发

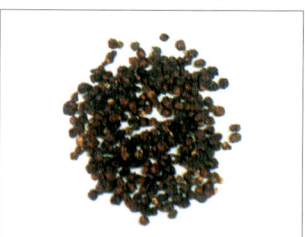

五味子　宜肺肾，涩精止泻，宁心安神

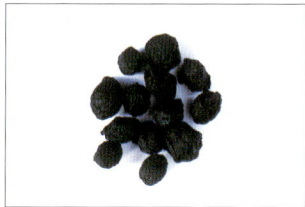

乌梅 止渴生津，止泻安蛔。是解暑止渴的佳品。凡感冒、有实热者不宜用

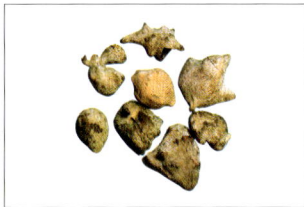

五倍子 敛肺，止泻，固精止遗，敛汗止血。有湿热泻痢者忌用

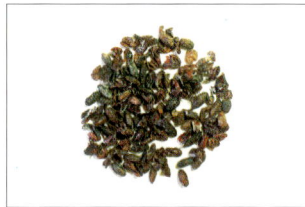

山茱萸 补益肝肾，收敛固涩。有湿热、小便淋涩者不宜用

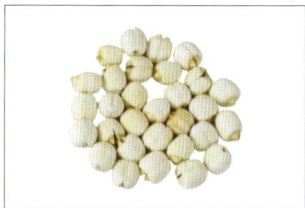

莲子 益肾固精，补脾止泻，止带养心

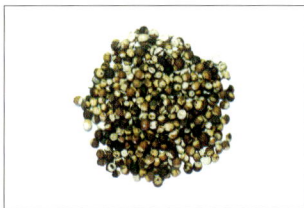

芡实 益肾固精，健脾止泻，除湿止带

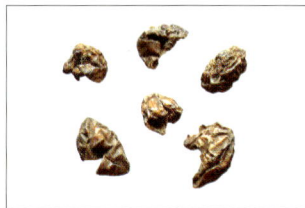

诃子 涩肠止泻，敛肺止咳，利咽开音

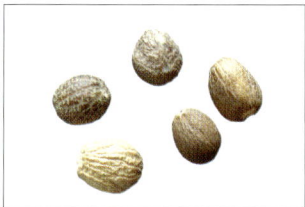

肉豆蔻 涩肠止泻，温中行气

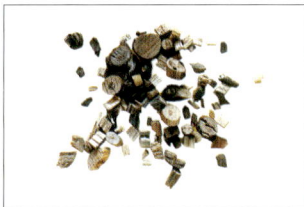

桂枝 发汗解表，温通经脉，助阳化气。凡外感热病、阴虚火旺等患者忌用

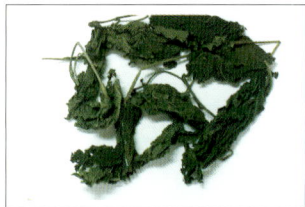

紫苏 发汗解表，行气宽中。是一味治疗风寒感冒的常用药

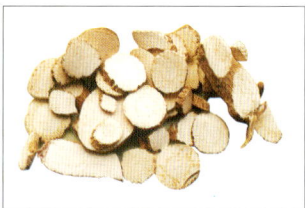

白芷 解表散风，通窍止痛，消肿排脓。是一味美容、治疗皮肤病的特效药

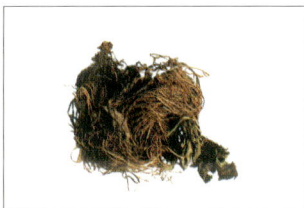

细辛 祛风散寒，止痛，温肺化饮。是治疗头痛的要药。有小毒，要在医生的指导下应用

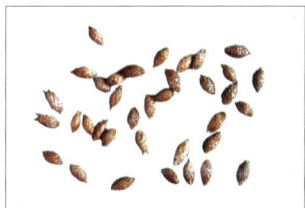

苍耳子 散风除湿，通窍止痛。是治疗鼻炎的良药。血虚头痛不宜用

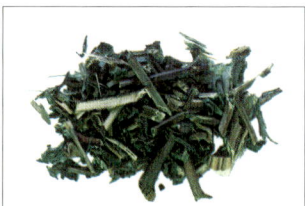

薄荷 疏散风热，清利头目，利咽解郁。是用于风热感冒的首选药。体虚多汗者不宜用

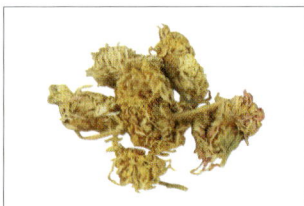

菊花 疏散风热，明目解毒。是一味明目降压的常用药

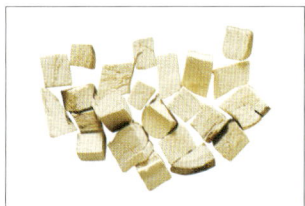

葛根 解肌退热，生津止渴。含有黄酮类成分，能扩张冠状动脉血管和脑血管，能降血糖

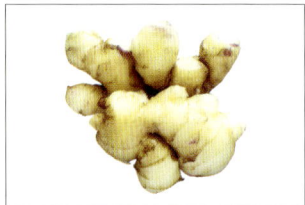

生姜　通畅神明，痰嗽呕吐，开胃健脾

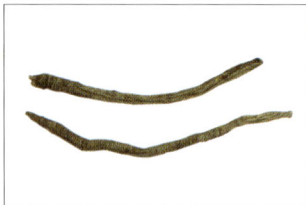

防风　除头晕，骨节痹痛，诸风口噤

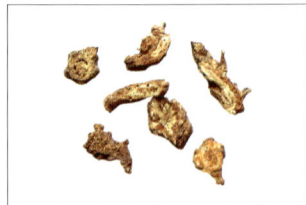

羌活　祛风除湿，舒筋活血

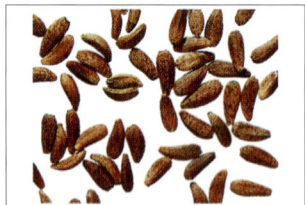

牛蒡子　除疮毒、咽痛，瘾疹风热

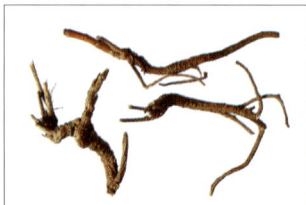

柴胡　泻肝火，寒热往来，疟疾

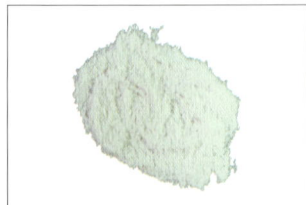

石膏　泻胃火，发渴头痛，解肌立妥

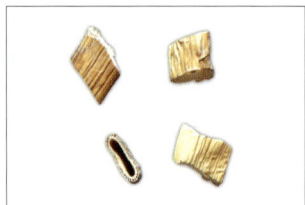

芦根　清热生津，烦渴呕吐，肺痈尿频

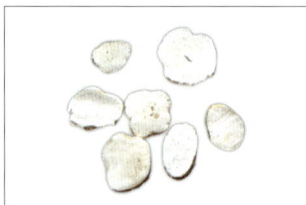

天花粉　止渴祛烦，排脓消毒，善除热痰

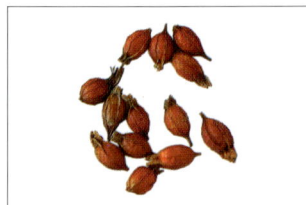

栀子　清热泻火，凉血解毒。生栀子泻火，炒栀子止血。脾胃虚寒者不宜用

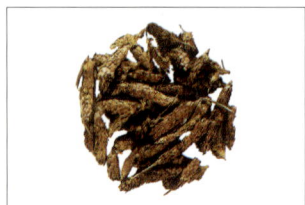

夏枯草　清肝火，散郁结，降血压。脾胃虚弱者慎用

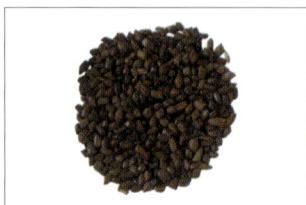

决明子　清肝明目，润肠通便。与菊花一起泡水喝能降压。脾胃虚弱者不宜用

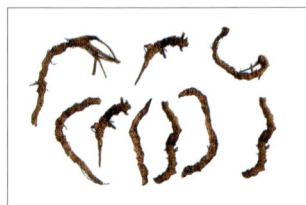

黄连　清热燥湿，泻火解毒。是治疗腹泻的首选药物

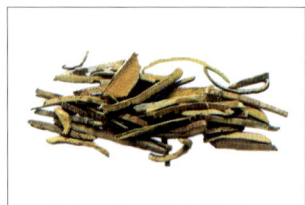

黄柏　清热燥湿，泻火解毒。易损伤胃气，脾胃虚寒者忌用

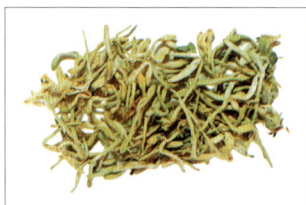

银花　清热解毒，疏散风热。是一味抗病毒的良药

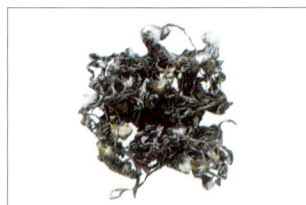

蒲公英　清热解毒，消肿散结。外用可治疗乳腺炎

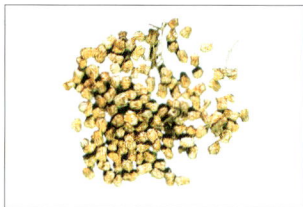

野菊花 清热解毒，利咽止痛。煎汤外洗可治疗湿疹和皮肤瘙痒

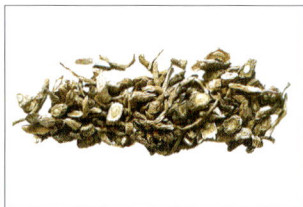

板蓝根 清热解毒，凉血利咽。是一味抗病毒的特效药。脾胃虚寒者忌用

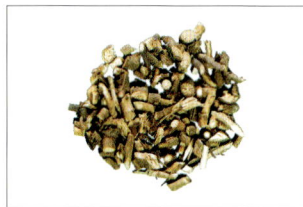

山豆根 清热解毒，利咽消肿。是一味治疗咽炎的良药

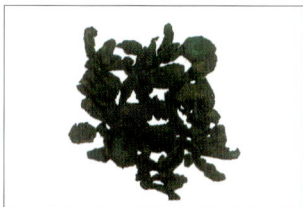

生地黄 清热凉血，养阴生津。脾虚便溏者不宜使用

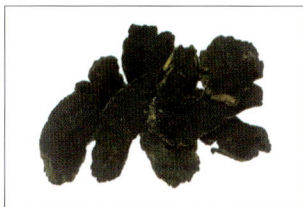

玄参 清热凉血，滋阴解毒。脾胃虚寒者不宜服用

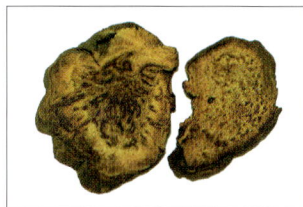

大黄 清热泻火，止血化瘀，解毒攻积。生大黄泻下力较强，酒制大黄活血作用较强，大黄炭则用于出血性疾病

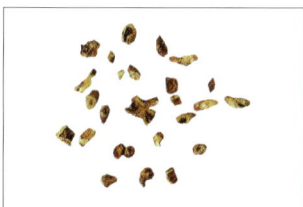

黄芩 泻肺火，清大肠，湿热皆可

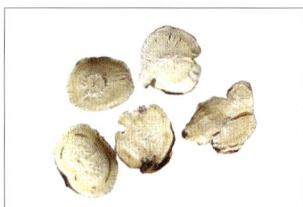

苦参 痈肿疮疥，下血肠风，眉脱赤癞

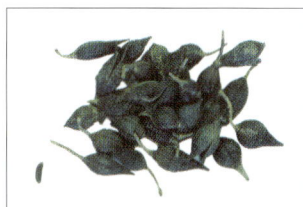

连翘 能消痈毒，气聚血凝，湿热堪逐

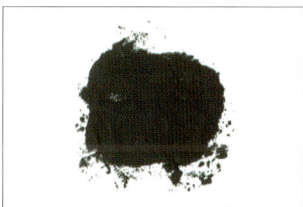

青黛 能平肝木，惊痫疳痢，兼除热毒

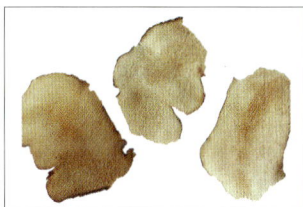

土茯苓 利湿解毒

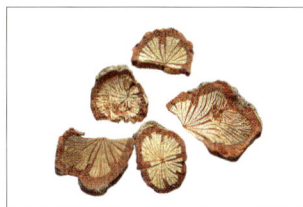

大血藤 消肿解毒，肠痈乳痈

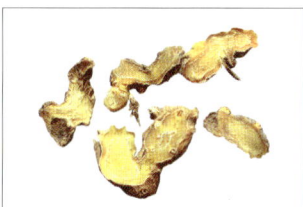

射干 逐瘀通经，喉痹口臭、痈毒

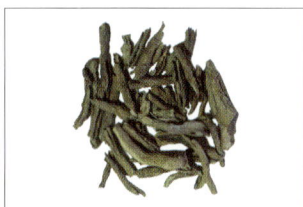

地骨皮 解肌退热，有汗骨蒸，强阴凉血

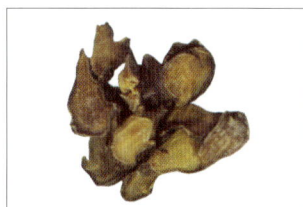

独活 颈项难舒，两足湿痹，诸风能除

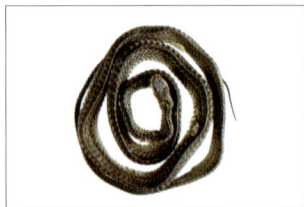

乌梢蛇　祛风，通络，止痉

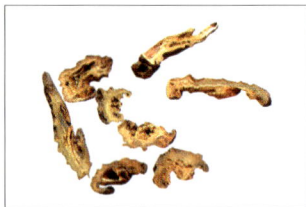

木瓜　湿肿脚气，霍乱转筋，足膝无力

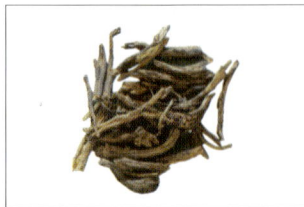

秦艽　除湿荣筋，肢节风痛，下血骨蒸

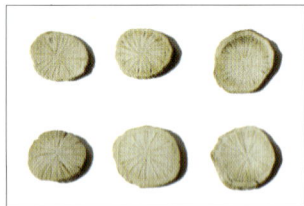

防己　风湿脚痛，热积膀胱，消痈散肿

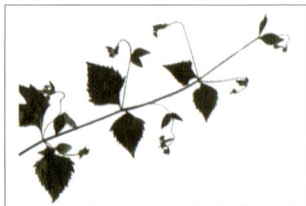

豨莶草　追风除湿，聪耳明目，乌须黑发

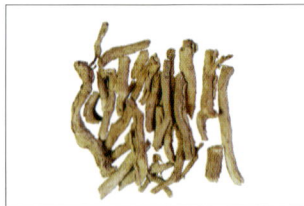

五加皮　祛痛风痹，健步坚筋，益精止沥

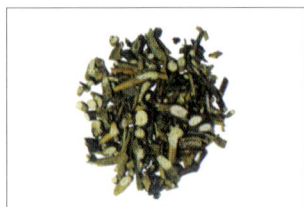

桑寄生　风湿腰痛，止漏安胎，疮疡亦用

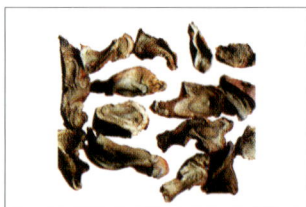

狗脊　腰背膝疼，风寒湿痹

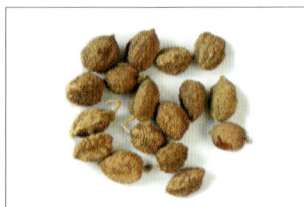

砂仁　化湿行气，温中止呕。是一味助消化的良药

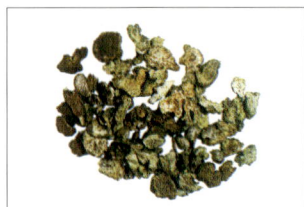

苍术　燥湿健脾，祛风湿

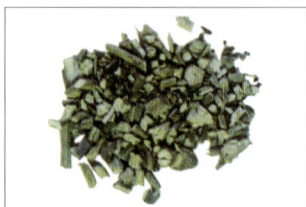

藿香　止呕吐，发散风寒，霍乱为主

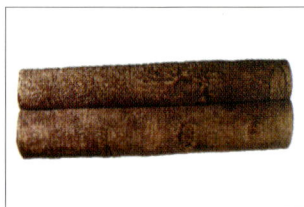

厚朴　消胀泄满，痰气泻痢，其功不缓

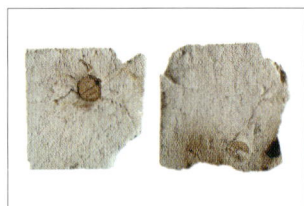

茯神　利水渗湿，健脾安神

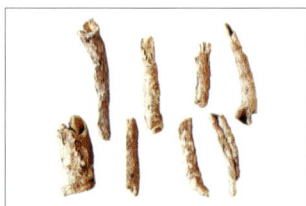

香加皮　利水消肿，祛风湿，强筋骨

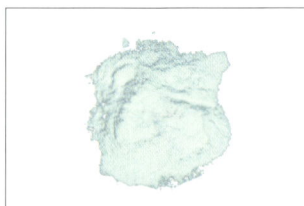

滑石　解渴除烦，湿热可疗

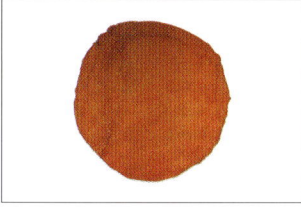

海金沙 利尿通淋，止痛

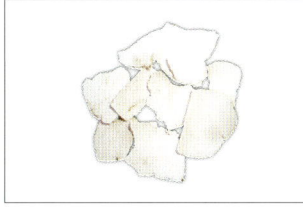

茯苓 利水渗湿，健脾安神。是一味作用平和的抗衰老良药

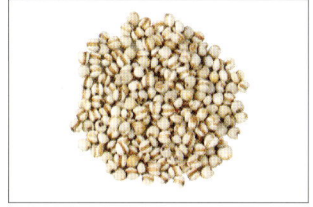

薏苡仁 利水渗湿，健脾除痹，清热排脓。是一味利湿美容的良药，具有较强的抗癌作用

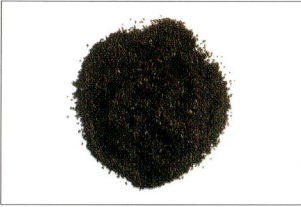

车前子 利尿通淋，止泻，明目，清肺化痰，降压。含有黏液质，煎煮时要用纱布包起来

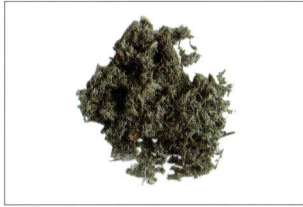

茵陈 清热利湿，利胆退黄。血虚萎黄患者慎用

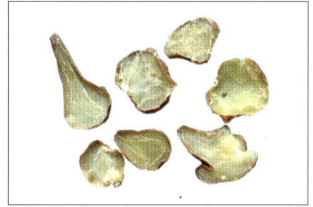

附子 四肢厥冷，回阳救逆

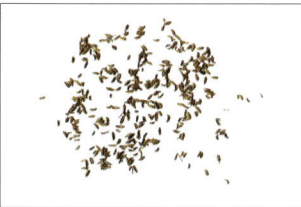

小茴香 除疝气，腹痛腰疼，调中暖胃

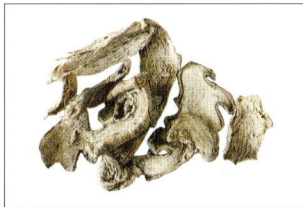

干姜 温中散寒，回阳通脉，温肺化饮

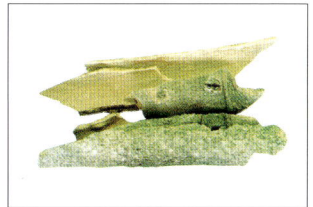

肉桂 补火助阳，散寒止痛，温经通脉。是一味调味中药

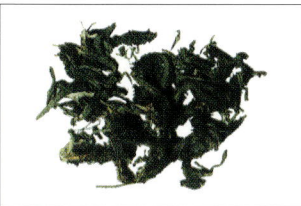

甘松 行气止痛，开郁醒脾

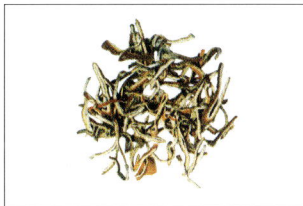

橘皮 理气健脾，燥湿化痰。用于止咳温胃

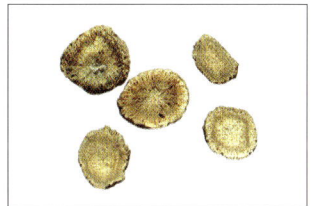

木香 散滞和胃，诸风能调，行肝泻肺

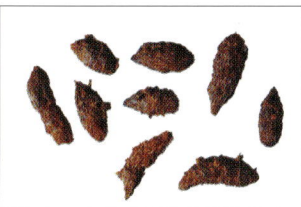

香附 开郁，止痛调经，消宿食

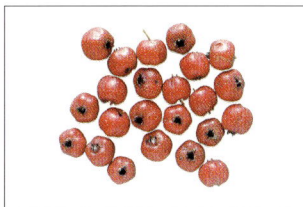

山楂 消食化积，行气散瘀。是一味消食降脂降压的常用中药

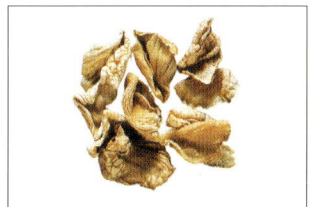

鸡内金 消食健胃，涩精止遗。用于饮食积滞、小儿疳积等

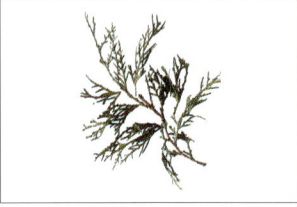

侧柏叶 凉血止血，化痰止咳。止血多炒炭用；化痰止咳生用。外用可治烫伤或脱发

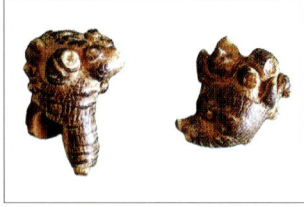

三七 活血止血，化瘀定痛。是一味止血化瘀的良药

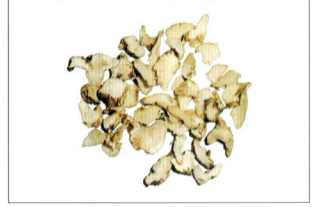

白及 收敛止血，消肿生肌。内服可止血，外用可消炎。是一味美容常用药

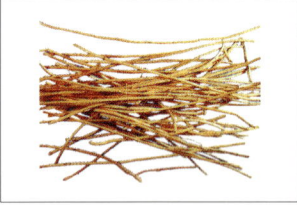

白茅根 通关逐瘀，止吐衄血，客热可去

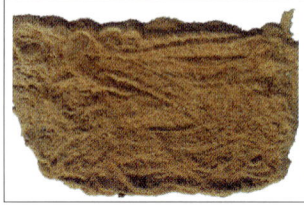

蒲黄 逐瘀止崩，止血须炒，破血用生

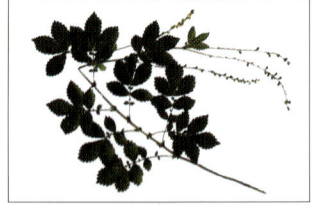

仙鹤草 收敛补虚，出血可止，劳伤能愈

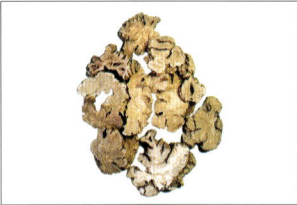

川芎 活血通经，祛风止痛。凡阴虚火旺、多汗及月经过多者应慎用

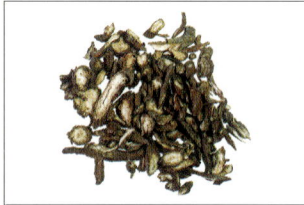

丹参 活血调经，凉血消肿。是一味治疗动脉硬化、冠心病的要药

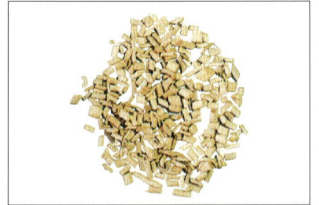

牛膝 活血通经，补肝肾，利水通淋。是一味补肾壮骨的良药。活血通经宜生用；补肾宜酒制后用

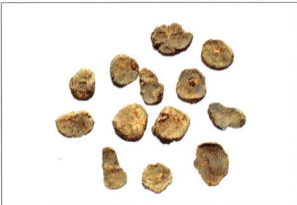

延胡索 通经活血，跌仆血崩

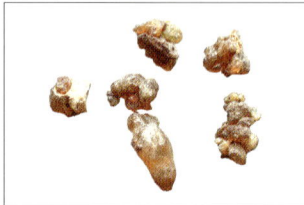

乳香 疗诸恶疮，生肌止痛

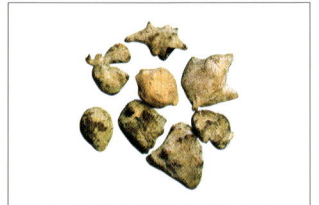

五灵脂 血滞腹痛，止血用炒，行血用生

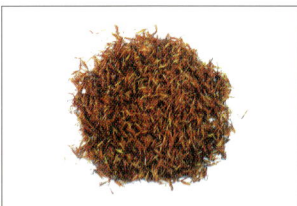

红花 消瘀热，多则通经，少则养血

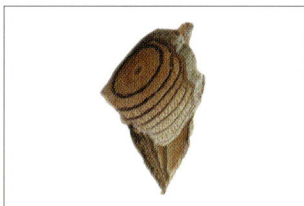

鸡血藤 补血，月经不调，麻木酸痛

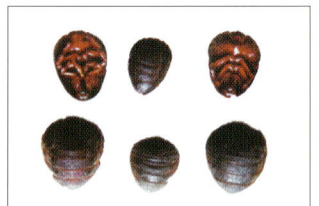

土鳖虫 行瘀通经，破瘕消癥，接骨续筋

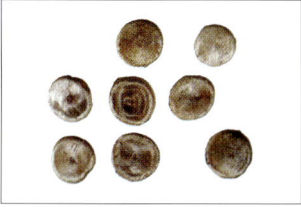

马钱子 消肿通络，喉痹痈疡，瘫痪麻木

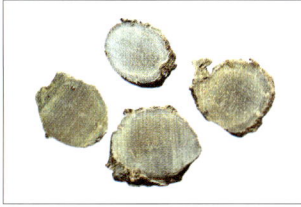

莪术 善破痃癖，止渴消瘀，通经最宜

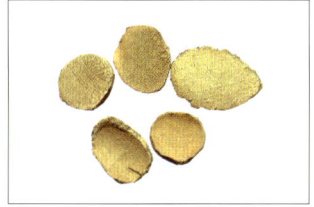

三棱 利血消癖，气滞作痛，虚者当忌

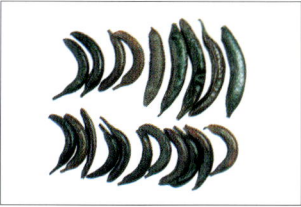

皂荚 通窍祛痰，祛风杀虫。用于止痰喘、开窍等。外用可治皮癣、乌发。内服剂量过大可引起呕吐、腹泻

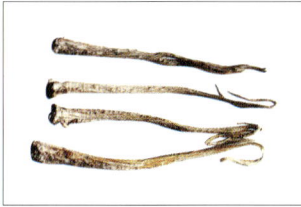

桔梗 宣肺化痰，利咽，排脓。用于咽痛、咳嗽痰多

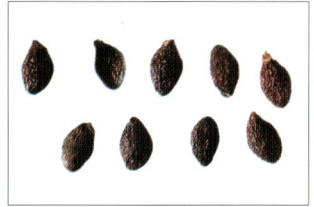

胖大海 清肺化痰，利咽开音，润肠通便

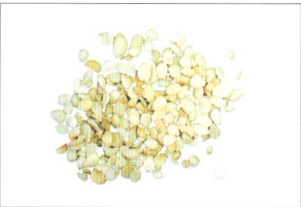

苦杏仁 止咳平喘，润肠通便。用于咳嗽、气喘等。有小毒，用量不宜过大

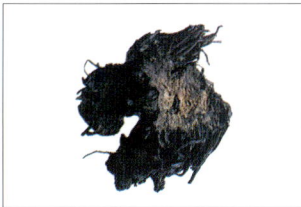

紫菀 润肺化痰止咳。外感咳嗽用生品；肺虚久咳用蜜炙品

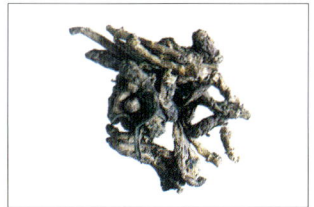

款冬花 润肺止咳化痰。外感咳嗽用生品；肺虚久咳用蜜炙品

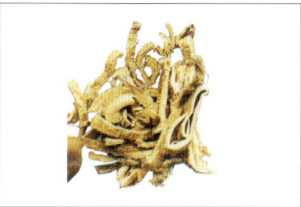

桑白皮 泻肺平喘，利水消肿。泻肺利水、平肝清火用生品；肺虚久咳用蜜炙品

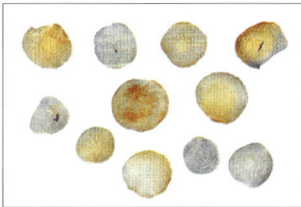

半夏 健脾燥湿，痰厥头痛，嗽呕堪入

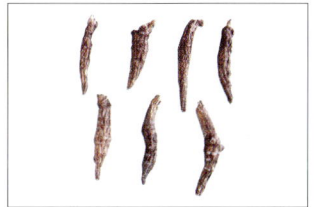

禹白附 治面百病，血痹风疮，中风痰症

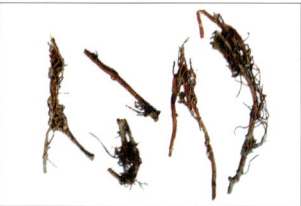

白前 降气下痰，咳嗽喘满，服之皆安

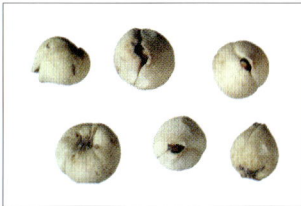

川贝母 止嗽化痰，肺痈肺痿，开郁除烦

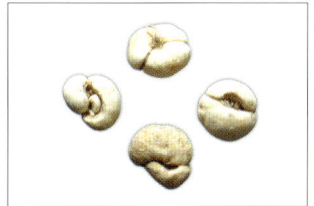

浙贝母 止嗽化痰，肺痈肺痿，开郁除烦

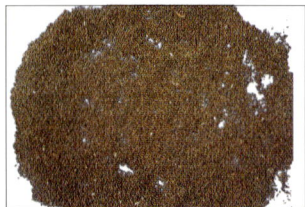

紫苏子 驱痰降气，止咳定喘，更润心肺

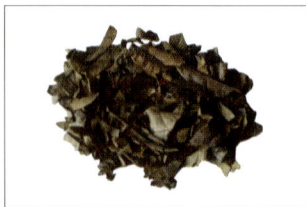

枇杷叶 便理肺脏，吐哕不止，解酒清上

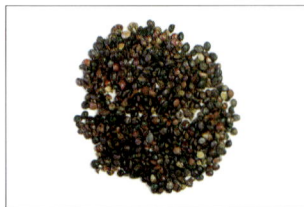

酸枣仁 养心益肝，安神，敛汗。是一味防治神经衰弱的良药

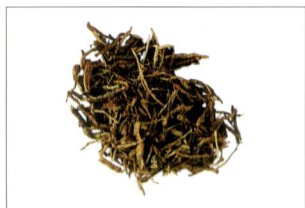

远志 宁心安神，祛痰开窍，消散痈肿。有胃炎及胃溃疡者慎用

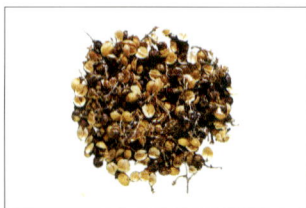

合欢 安神解郁，活血消肿

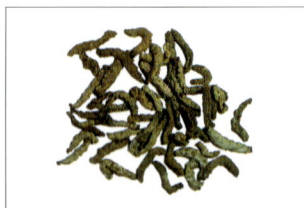

僵蚕 息风止痉，祛风止痛，化痰散结。散风热宜生用；其他宜炮制后用

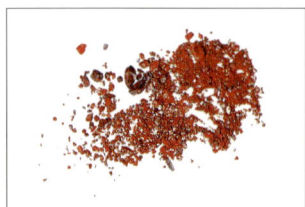

朱砂 镇心养神，祛邪解毒，定魄安魂

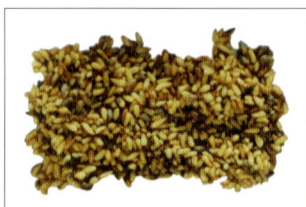

柏子仁 补心益气，敛汗润肠，疗惊悸

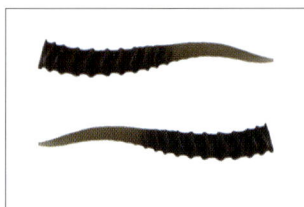

羚羊角 明目清肝，祛惊解毒，神志能安

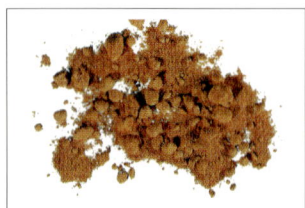

牛黄 治风痰，安魂定魄，惊痫灵丹

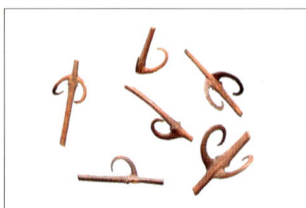

钩藤 疗儿惊痫，手足瘈疭，抽搐口眼

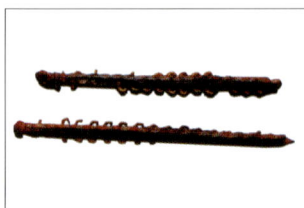

蜈蚣 蛇虺恶毒，镇惊止痉，堕胎逐瘀

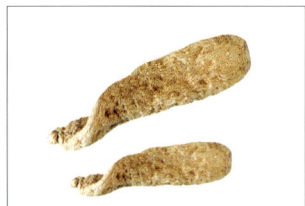

天麻 息风止痉，平肝通络。是一味祛风湿、止痹痛的良药

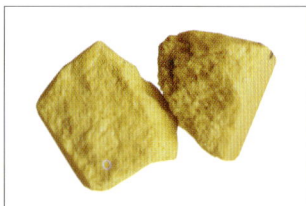

硫黄 扫除疥疮，壮阳逐冷，寒邪敢当

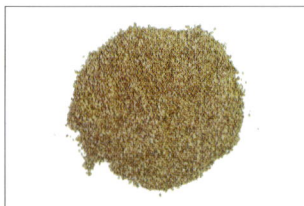

蛇床子 下气温中，恶疮疥癞，逐瘀祛风

老中医方药治百病 (赠光盘)

范 颖 马 骥 主编

辽宁科学技术出版社

·沈 阳·

主　编　范　颖　马　骥
副主编　卢　健　乔　铁
编　委　张红梅　陈　金　刘立克　刘美思　于彩娜　张　林
　　　　李　然　韩　玉

图书在版编目(CIP)数据

老中医方药治百病 / 范颖，马骥主编. —沈阳：辽宁
科学技术出版社，2012.4
ISBN 978-7-5381-7260-7

Ⅰ. ①老… Ⅱ. ①范… ②马… Ⅲ. ①方剂—汇编
Ⅳ. ①R289.2

中国版本图书馆 CIP 数据核字（2011）第 255739 号

出版发行：辽宁科学技术出版社
　　　　　（地址：沈阳市和平区十一纬路 29 号　邮编：110003）
印 刷 者：辽宁彩色图文印刷有限公司
经 销 者：各地新华书店
幅面尺寸：168mm×236mm
印　　张：10
插　　页：8
字　　数：200 千字
印　　数：1~4000
出版时间：2012 年 4 月第 1 版
印刷时间：2012 年 4 月第 1 次印刷
责任编辑：寿亚荷
封面设计：翰鼎文化 / 达达
版式设计：袁　舒
责任校对：李　霞

书　　号：ISBN 978-7-5381-7260-7
定　　价：35.00 元（赠光盘）

联系电话：024-23284370
邮购热线：024-23284502
E-mail:dlgzs@mail.lnpgc.com.cn
http://www.lnkj.com.cn
本书网址：www.lnkj.cn/uri.sh/7260

目 录

第一部分 认识方药

第一章 中药基本知识 ………… 2
1. 认识中药 …………… 2
2. 中药要经过处理后才能使用
………… 2
3. 掌握中药的性味、归经有
利于指导用药 ……… 3
4. 中药的配伍 …………… 3
5. 中药的禁忌 …………… 3
6. 中药的用量与用法 …… 4

第二章 中药配方基本知识 …… 6
1. 了解中药配方 ………… 6
2. 中药配方与治法 ……… 6
3. 常用八大治法 ………… 6
4. 组方原则 ……………… 7
5. 剂型 …………………… 7
6. 煎药方法 ……………… 7
7. 服药方法 ……………… 8

第二部分 常见病症的方药调理

第三章 内科常见病症 ……… 10
1. 感冒 …………………… 10
2. 咳嗽（慢性支气管炎）… 12
3. 哮喘 …………………… 14
4. 胃痛（胃炎、胃溃疡）… 16
5. 呕吐（附：呃逆）…… 19
6. 便秘 …………………… 21
7. 泄泻（腹泻）………… 23

8. 痢疾 …………………… 24
9. 噎膈 …………………… 26
10. 腹痛（胃肠胀气、消化
不良）………………… 27
11. 痞满（食积）………… 29
12. 心悸（心律失常）…… 31
13. 胸痹（冠心病、心绞痛）… 32
14. 中风（脑出血）……… 35
15. 失眠 ………………… 37
16. 郁证（抑郁症）……… 39
17. 胁痛（胆囊炎、胆石症）… 41
18. 黄疸（肝炎）………… 43
19. 眩晕（高血压、头痛）… 45
20. 积聚（胃脘、胸腹
肿块）………………… 47
21. 头痛 ………………… 48
22. 瘿病（甲状腺肿大、甲状
腺功能亢进）………… 50
23. 臌胀（胸水、腹水）… 52
24. 水肿（肾病）………… 53
25. 淋证（尿路感染）…… 56
26. 癃闭（小便困难）…… 58
27. 遗精 ………………… 59
28. 阳痿 ………………… 61
29. 虚劳 ………………… 63
30. 消渴（糖尿病）……… 67
31. 汗证（自汗、盗汗）… 69
32. 颤证（帕金森病）…… 70
33. 腰痛 ………………… 72
34. 痹证（关节炎）……… 74

第四章 外科常见病症 ········ 78
　1. 疖 ················ 78
　2. 疔 ················ 79
　3. 痈 ················ 81
　4. 附骨疽 ············ 82
　5. 乳癖（乳腺增生）····· 84
　6. 蛇串疮（带状疱疹）········ 85
　7. 足癣 ·············· 87
　8. 湿疹 ·············· 89
　9. 白癜风 ············ 90
　10. 白疕（银屑病）····· 92
　11. 粉刺（痤疮）······· 94
　12. 瘾疹 ············· 96
　13. 酒渣鼻 ··········· 97
　14. 冻疮 ············· 99
　15. 烧伤 ············· 101
　16. 臁疮（下肢静脉曲张）····· 103
　17. 痔 ·············· 105
第五章 妇科常见病症 ······· 108
　1. 月经过多 ·········· 108
　2. 月经过少 ·········· 110
　3. 月经先期 ·········· 112
　4. 月经后期 ·········· 113
　5. 月经先后无定期 ··········· 115

　6. 闭经 ·············· 117
　7. 崩漏 ·············· 119
　8. 痛经 ·············· 122
　9. 带下病 ············ 124
　10. 胎漏、胎动不安（先兆
　　　流产）··········· 126
　11. 滑胎（习惯性流产）····· 128
　12. 产后缺乳 ·········· 129
　13. 阴痒（外阴瘙痒）········ 131
第六章 儿科常见病症 ········ 133
　1. 肺炎喘嗽 ·········· 133
　2. 食积 ·············· 135
　3. 厌食 ·············· 137
　4. 遗尿 ·············· 139
　5. 鹅口疮 ············ 141
第七章 五官科常见病症 ······ 143
　1. 脓耳（中耳炎）········· 143
　2. 耳鸣、耳聋 ········· 144
　3. 鼻渊（各种鼻炎）······· 146
　4. 风热乳蛾（扁桃体炎）····· 148
　5. 喉痹（咽喉炎）········· 150
　6. 口疮 ·············· 152
　7. 针眼（麦粒肿）········· 153
　8. 圆翳内障（白内障）········ 154

第一部分　认识方药

第一章　中药基本知识

第二章　中药配方基本知识

第一章　中药基本知识

1. 认识中药

中药是按我国中医药理论认识并应用于临床的、传统药物的总称。中药的认识和使用是以中医理论为基础，具有独特的理论体系和应用形式。

2. 中药要经过处理后才能使用

中药的处理叫炮制，炮制是药物在应用前或制成各种剂型以前必要的加工处理过程，包括对原药材进行一般修治整理和部分药材的特殊处理。

中药炮制的目的：消除、降低药物的毒性或副作用；改变药物的性能，以适应病情需要；增强药物的疗效；便于制剂和贮藏。

炮制法大致可分为修制、水制、火制、水火共制以及其他制法等五类。

（1）修制：包括清洁、粉碎和切制。

（2）水制：用水或其他液体辅料处理药材的方法为水制法。水制的目的主要是清洁药物、软化药物、调整药性。常用的有洗、淋、泡、漂、润、水飞等。

（3）火制：包括炒、炙、煅、煨等。

①炒：有清炒法：炒黄、炒焦、炒炭等，如焦栀子、大黄炭、炒王不留行等；有固体辅料炒法：如土炒白术、麸炒枳壳、米炒斑蝥等；或与砂、滑石、蛤粉同炒，习称为烫，如砂炒穿山甲、蛤粉炒阿胶等。

②炙：用液体辅料拌炒药物，使辅料渗入药物组织内部，以改变药性，增强疗效或减少副作用的炮制方法称为炙。通常使用的液体辅料有蜜、酒、醋、姜汁、盐水、童便等。如蜜制黄芪、甘草可增强补中益气作用；蜜炙百部、款冬花可增强润肺止咳作用；酒炙川芎可增强活血之功；醋炙香附可增强疏肝止痛之效；盐炙杜仲可增强补肾功能；酒炙常山可减轻催吐作用等。

③煅：将药物用猛火直接或间接煅烧，使质地松脆，易于粉碎，充分发挥疗效。坚硬的矿物药或贝壳类药多直接用火煅烧，以煅致红透为度，如紫石英、海蛤壳等。间接煅是置药物于耐火容器中密闭煅烧，至容器底部药透为度，如制血余炭、棕榈炭等。

④煨：利用湿面粉或湿纸包裹药物，置热火灰中加热至面或纸焦黑为度，可减轻药物的烈性和副作用，如煨生姜、煨甘遂、煨肉豆蔻等。

（4）水火共制：包括煮、蒸、淬、㸔等。

①煮：是用清水或液体辅料与药物共同加热的方法。如醋煮芫花可减低毒性，酒煮黄芪可增强清肺热的功效。

②蒸：是利用水蒸气或隔水加热药物的方法。如酒蒸大黄可缓和泻下作用。有些

药物经反复蒸、晒，才能获得适合医疗需要的作用。如何首乌经反复蒸晒后不再有泻下作用而能补肝肾，益精血。

③淬：是将药物煅烧红后，迅速投入冷水或液体辅料中，使其酥脆的方法。如醋淬自然铜、鳖甲，黄连煮汁淬炉甘石等。

④焯：是将药物快速放入沸水中短暂潦过，立即取出的方法。常用于种子类药物的去皮和肉质多汁类药物的干燥处理。如焯杏仁、桃仁以去皮；焯马齿苋、天门冬以便于晒干贮存。

(5) 其他制法：常用的有发芽、发酵、制霜及法制等。如稻、麦的发芽；发酵法制取神曲、淡豆豉；巴豆的去油取霜；西瓜的加工制霜；法制半夏等。

3. 掌握中药的性味、归经有利于指导用药

中药性能是药物治病的多种多样的特性和功能的统称。主要有性、味、升降浮沉、归经、有毒无毒等方面。

(1) 四性：又称四气，是指药物所具有的寒、热、温、凉四种不同的药性。药物的寒、热、温、凉是从药物作用于机体所发生的反应概括出来的，是与疾病的寒、热性质相对而言的。

(2) 五味：是指药物所具有的辛、甘、酸、苦、咸五种基本药味。五味是药物的属性，五味与药物的医疗作用之间有着若干规律性的联系，不同的滋味有着不同的治疗作用。正如《黄帝内经》所说："辛甘发散为阳，酸苦涌泄为阴，咸味涌泄为阴，淡味渗泄为阳。"《本草备要》明确指出："凡药酸者能涩能收，苦者能泻能燥能坚。甘能补能和能缓，辛能散能润能横行，咸者能下能软坚，淡者能利窍能渗湿，此五味之用也。"

(3) 升降浮沉：是药物作用于人体的几种趋向，是与疾病所表现的趋向相对而言的。各种疾病在部位上常有表、里、上、下之不同，病机变化上亦有表里出入、上下升降之异，因此，能针对病情，改善或消除这些病症的药物，也就相应地表现出升降浮沉的性质。

(4) 归经：是以脏腑经络的理论为基础，以所治疾病为依据，而总结归纳出来的药物作用部位和作用范围。

4. 中药的配伍

配伍是指按病情需要和药性特点有目的地、有选择地将两味以上药物配合同用。配伍的目的在于：①增强药物的疗效；②抑制或消除药物的毒副作用；③扩大药物的适用范围；适应复杂病情的需要，从而达到全面兼顾治疗的目的。

5. 中药的禁忌

(1) 配伍禁忌：目前医药界共同认可的配伍禁忌有"十八反"和"十九畏"。"十八反"即是有18种中药不能互相在一起使用；"十九畏"即是有19种中药不能

一起使用。

十八反：甘草反甘遂、大戟、海藻、芫花；乌头反贝母、瓜蒌、半夏、白蔹、白及；藜芦反人参、沙参、丹参、玄参、苦参、细辛、芍药。

十九畏：硫黄畏朴硝，水银畏砒霜，狼毒畏密陀僧，巴豆畏牵牛，丁香畏郁金，川乌、草乌畏犀角，牙硝畏三棱，官桂畏赤石脂，人参畏五灵脂。

(2) 妊娠用药禁忌：指妇女妊娠期除中断妊娠、引产外，禁忌使用的药物。分为禁用与慎用两大类。

①禁用药：大多系剧毒药，或药性作用峻猛之品及堕胎作用较强的药。如水银、砒霜、雄黄、轻粉、斑蝥、马钱子、蟾酥、川乌、草乌、藜芦、胆矾、瓜蒂、巴豆、甘遂、大戟、芫花、牵牛子、商陆、麝香、干漆、水蛭、虻虫、三棱、莪术等。

②慎用药：主要是活血祛瘀药、行气药、攻下药、温里药中的部分药物性质滑利之品。如牛膝、川芎、红花、桃仁、姜黄、牡丹皮、枳实、枳壳、大黄、番泻叶、芦荟、芒硝、附子、肉桂、冬葵子、滑石、薏苡仁等。

(3) 服药时的饮食禁忌：治疗疾病时，应根据病情的性质忌食某些食物，以利于疾病的早日痊愈。一般而言，应忌食生冷、辛热、油腻、腥膻、有刺激性的食物。此外，根据病情的不同，饮食禁忌也有区别。如热性病者应忌食辛辣、油腻、煎炸类食物；寒性病者应忌食肥肉、脂肪、动物内脏及烟、酒；肝阳上亢、头晕目眩、烦躁易怒者等应忌食胡椒、辣椒、大蒜、白酒等辛热助阳之品；脾胃虚弱者应忌食油炸黏腻、不易消化的食物；疮疡、皮肤病患者，应忌食鱼、虾、蟹等腥膻发物及辛辣刺激性食品。

另外，在服某些药时，不可同时吃某些食物，以免降低疗效，甚或发生毒性反应。服用甘草、黄连、桔梗、乌梅等药时忌食猪肉；服用鳖甲忌食苋菜；服用常山忌食葱；服用地黄、何首乌忌食葱、蒜、萝卜等。

6. 中药的用量与用法

(1) 用药量：称为剂量，一般是指每一味药的成人一日量，也有的是指在方剂中药与药之间的比较分量，即相对剂量。中药的计量单位，古代有重量（铢、两、钱、斤等）、度量（尺、寸）、容量（斗、升、合等）、数量（枚、条、片、个、团）等多种计量方法，用来量取不同的药物。

明清以来，普遍采用16进位制，即1斤＝16两＝160钱。现在我国对中药生药计量采用公制，即1千克＝1000克。为了处方和配药，特别是古方的配用，需要进行换算，按规定以如下近似值进行换算：1两（16进位制）＝30克；1钱＝3克；1分＝0.3克；1厘＝0.03克。

确定剂量大小的依据、剂量是否得当，是能否确保用药安全、有效的重要因素之一。临床上主要依据所用药物的性质、临床运用的需要以及患者的具体情况等来确定中药的具体用量。

一般来说，花叶类质轻的药物，用量宜轻（无毒药一般用量为 3 ~ 10 克）；金石、贝壳类质重的药物，用量宜重（无毒药一般用量为 10 ~ 30 克）；鲜品一般用量也较大（无毒药一般用量为 30 ~ 60 克）。

临床用药时，由于用药目的不同，同一药物的用量可不同。如槟榔，用以消积、行气、利水，常用剂量为 6 ~ 15 克；而用以杀姜片虫、绦虫时，即须用到 60 ~ 120 克。即使是利用药物的同一功效，也可能因为用药目的不同而使用不同剂量。如泻下药牵牛子，用以通便导滞，用量宜轻；若用以峻下逐水，则用量宜重。

在具体使用中药时，应结合年龄大小、性别、体质强弱、病程长短、病势轻重、生活习惯、季节气候及居处的自然环境等加以斟酌药量。一般来说，病急病重者用量宜重；病缓病轻者用量宜轻。如病重药轻，犹如杯水车薪，药不能控制病势；若病轻药重，诛伐太过，药物也会损伤正气。

（2）中药的用法：一般药物，无论饭前或饭后服，服药与进食都应间隔 1 小时左右，以免影响药物与食物的消化吸收与药效的发挥。此外，为了使药物能充分发挥作用，有的药还应在特定的时间服用：如安神药用于治失眠，宜在睡前 30 分钟至 1 小时服药；缓下剂亦宜睡前服用，以便翌日清晨排便；涩精止遗药也应晚间服一次药；截疟药应在疟疾发作前两小时服药，急性病则不拘时服。

第二章　中药配方基本知识

1. 了解中药配方

中药配方就是方剂，是指中医在辨证审机、确立治法的基础上，按照组方原则，选择合适药物，酌定适当剂量，规定适宜剂型及用法等，最后完成的药物治疗处方。方剂是中医理法方药的重要组成部分。

2. 中药配方与治法

中药配方是祖国医学中理、法、方、药的重要组成部分，理、法、方、药是辨证论治的全部过程。中医治病首先是"辨证"，即根据疾病所表现的症候，分析、辨别疾病当前阶段的病因、病机、病性、病位等，然后才能"论治"。"论治"就是在辨证清楚的基础上，对该病确定恰当的治疗方法，在治法的指导下选用适宜的药物组成方剂。中药配方组成后，它的功用、主治必须而且一定是与治法相一致的。

从祖国医学的形成和发展来看，治法是在积累了相当医疗经验的基础上总结出来的，是后于方药的一种理论。但是当治法已由经验总结上升为理论之后，就成为指导遣药组方和运用成方的指导原则。

3. 常用八大治法

(1) 汗法：是用药后发汗的方法，通过开泄皮肤毛孔，宣发肺气，以促进汗出，使邪气随汗而解。适用于外感风、寒、暑、湿、燥、火所致的表证。使用注意：表邪已入里者不可用。

(2) 吐法：是通过宣壅开郁和涌吐的方法，以祛除停留在咽喉、胸膈、胃脘等部位的痰涎、宿食、毒物的一种治疗方法。适用于痰涎壅阻咽喉、顽痰停滞胃脘、饮食停滞胃脘或误食毒物尚在胃中。使用注意：部位在咽喉、胸膈、胃脘，离胃入肠不可用。

(3) 下法：是通过泻下通便，将积聚在体内的宿食、燥屎、冷积、瘀血、水饮等有形实邪排出体外的一种治疗方法。适用于燥屎内结便秘，食积于胃，体内瘀血等。

(4) 和法：通过和解与调和作用，以疏解邪气、调整脏腑功能的一种治疗方法。适用于邪在半表半里；脏腑、阴阳、表里失和之证。

(5) 温法：通过温里、祛寒、回阳、通脉等作用，以消除脏腑经络寒邪的一种治疗方法。适用于寒瘀导致的胃脘痛、月经不调、痛经等。

(6) 清法：通过清泄气分、透营转气、凉血散血、泻火解毒等作用，以清除体内温热火毒之邪，治疗里热证的一种方法。适用于体热导致的痤疮。

(7) 补法：通过补益、滋养人体的气血阴阳，或加强脏腑功能，主治因气、血、阴、阳不足或脏腑虚弱所引起的虚证的一种治疗方法。适用于脏腑、阴阳、气血的各种虚证。

(8) 消法：通过消食导滞和消坚散结作用，消除体内因气、血、痰、水、虫、食等久积而成的有形之痞结癥块的一种治疗方法。适用于气、血、痰、湿、食等所致的癥瘕、积聚、痞块等。

4. 组方原则

方剂的组成不是单纯药物的堆积，而是有一定的原则和规律。古人用"君、臣、佐、使"四个部分加以概括，用以说明药物配伍的主从关系。一个疗效确实的方剂，必须是针对性强、组方严谨、方义明确、重点突出、少而精悍。现将"君、臣、佐、使"的含义分述如下：

君药：是起主要治疗作用的药物，是方中不可缺少的主药。一般效力较强，药量较大。

臣药：是辅助君药加强治疗主病或主证的药物，同时还可是针对兼病或兼证起主要治疗作用的药物。

佐药：是配合君臣药加强治疗作用或用以治疗次要病症的药物。

使药：有两种意义：①引经药：即能引方中诸药以达病所的药物；②调和药：即具调和诸药作用的药物。

有些简单的方剂，除了主药外，其他成分不一定都具备。如左金丸，只有主药黄连和佐药吴茱萸；独参汤，只有主药人参。复杂的方剂主药可有两味或两味以上，臣、佐、使药也可有两味或多味。

5. 剂型

剂型是根据临床使用中草药治疗各种疾病的需要，将药物制成一定大小或不同形状的制剂，并随着中西医结合的不断发展，中草药的剂型日益增多，传统的剂型在质量上、工艺上也有很多改革，常用剂型有汤剂、散剂、丸剂、膏剂、丹剂、片剂、冲剂、酒剂、茶剂、露剂、锭剂、条剂、搽剂、栓剂、胶囊剂、糖浆剂、口服液、注射剂等剂型。

6. 煎药方法

(1) 一般煎法

①煎药用具：以沙锅、陶瓷类器皿为好。

②煎药用水：以水质纯净为原则，如自来水等。用水量可视药量、药物质地及煎药时间而定，一般以漫过药面3~5厘米为宜。每次煎得量100~150毫升即可。

③煎药火候：急火煎谓之"武火"，慢火煎谓之"文火"。一般先用武火，沸腾后

即用文火。同时，要根据药物性味及所需时间的要求，酌定火候。

(2) 特殊煎法

①先煎：介壳与矿物类药物，因质地坚实，药效成分难于煎出，应打碎先煎，煮沸后 20 分钟左右，再下其他药。如龟板、鳖甲、代赭石、石决明、生牡蛎、生龙骨等。

②后下：气味芳香的药物，以其挥发油取效的，煎四五分钟即可，以防其有效成分走散。对所有后下药物，都应先进行浸泡再煎，如薄荷、砂仁等。

③包煎：某些煎后药液浑浊，或对咽喉有刺激作用以及易于粘锅的药物，要用纱布包好，再放入锅内与其他药同煮。如赤石脂、滑石、旋覆花等。

④另炖或另煎：某些贵重药物为了避免其有效成分被其他药物吸收，可切片另煎取汁，再与其他药液和服，亦可单独服用。如人参（隔水炖 3 小时）；羚羊角、犀角切成薄片另煎 2 小时取汁服，或水磨汁或成细末调服。

⑤熔化（烊化）：胶质、黏性大而且容易溶解的药物，应单独熔化，趁热与煎好的药液混合均匀。

⑥冲服：某些芳香或贵重药物，不宜加热煎煮的，应研为细末，用药液或温水冲服。散剂、丹剂、自然药汁、芳香或贵重药物，以冲服为宜。如牛黄、麝香、沉香末、肉桂末、田三七、紫雪丹、六神丸等。

(3) 注意事项

①煎药之前，将药用冷水浸泡一段时间，使药物充分湿润，以便有效成分易于煎出。

②一般药物均可同煎。煮沸后即改为文火。再煎 15～20 分钟。煎药时防止药汁外溢及过快熬干。煎药时不宜频频打开锅盖，以尽量减少易挥发成分的丢失。如为味厚的滋补药品，如熟地、首乌等，煎煮时间宜稍长，使有效成分更多地被煎出；清热、解表、芳香类药物煎时宜稍短，以免有效成分损失或药性改变。

7. 服药方法

服药方法是否恰当，对疗效亦有一定的影响。

(1) 服药时间：病在上焦或对胃肠有刺激宜食后服；病在下焦宜食前服；补益药与泻下药宜清晨空腹服；安神药宜临卧服；急性重病应不拘时服；慢性病应按时服。

(2) 服药方法：服用汤剂，一般每日 1 剂，煎 3 次取汁，合并，分 2～3 次服，以温服为宜。但热证者可冷服；寒证者可热服；发汗药宜趁热顿服，服后加盖衣被，以利发汗；服药易吐者，可先服姜汁，再服药；不能口服者，可鼻饲或灌肠；病情重或老年、儿童酌情增减。

第二部分　常见病症的方药调理

第三章　内科常见病症

第四章　外科常见病症

第五章　妇科常见病症

第六章　儿科常见病症

第七章　五官科常见病症

第三章　内科常见病症

1. 感冒

感冒临床表现为鼻塞、流涕、喷嚏、咳嗽、头痛、恶寒发热、全身不适。四时皆有，冬春为多。轻者感受当令之气，通称"伤风"；重者感受非时之邪，称为"重伤风"。时行感冒是感受时行病毒，有较强的传染性，属感冒之重证。

【治疗感冒的实用小药方】

(1) 五神汤：荆芥9克，苏叶9克（洗净），茶叶6克，生姜9克。煎煮，滤汁去渣，加入红糖30克，搅拌使糖溶解。1日内分数次服用。适用于风寒感冒。

(2) 桑菊饮：将霜桑叶和杭白菊，还有冰糖适量，用冷水冲洗一下，然后放入沙锅中煮开即可，将药液过滤，只喝药汁。适用于风热感冒。

(3) 菊花芦根茶：菊花6克，芦根21克。水煎（或开水沏），代茶饮。

(4) 薄荷茶：薄荷10克，广藿香10克，苏叶10克，生姜3克。用沸水冲泡5分钟后频频饮用。

(5) 板蓝根20克，大青叶10克，连翘20克，芦根20克，金银花10克，蒲公英10克，第1次煎煮8分钟，第2次煎煮4分钟，用小火合并药汁，每日1剂。

【预防调护的小贴士】

生活上应慎起居，适寒温，在冬春之际尤当注意防寒保暖，盛夏亦不可贪凉露宿；注意锻炼，增强体质，以御外邪；在流行季节，应尽量少去人口密集的公共场所，防止交叉感染；室内可用食醋熏蒸，作空气消毒，以预防传染。

治疗感冒的方药一般不宜久煎，避免药性耗散；宜温热服，服药后应避风加盖衣被；或进热粥、米汤以助药力，以使遍身微微汗出为宜，出汗过多，易伤正气，过少则邪气不能外解，达不到治疗目的。若痰多咳重，出现胸闷的症状，就一定要到医院请医生诊治。

【安全用药的知心语】

(1) 勿滥吃抗生素：绝大多数感冒是由病毒引起的，服用抗生素对病毒性感冒不仅毫无作用，还会导致耐药。因此，不要滥吃抗生素，感冒后最好去医院做个血常规检查，以判断属于哪种类型的感冒。

(2) 不要拖着不看病：由于感冒是一种自限性疾病，对多数年轻人来说，忍上几天的确能自愈，但久拖不治也可能会延误病情，甚至导致心肌炎、肾炎、中耳炎等。特别是当症状持续一周以上不见缓解，如对症用药后依然高烧不退，要及时去医院。

(3) 切忌随便输液：有些人觉得"感冒输液好得快"。其实，并没有数据表明输液后能让感冒好得更快。药物直接进入血液所带来的风险比口服药大，可能会增加药物不良反应的发生率。

常用的治疗感冒中成药

药名	主治	用法用量
荆防感冒冲剂	风寒感冒，症见头痛、身痛、恶寒、无汗、鼻塞、流涕等	开水冲服，每次1袋，每日3次
通宣理肺丸	风寒感冒，症见恶寒明显、头痛鼻塞、咳嗽较重、周身酸痛等。类似西医的感冒、急性支气管炎	口服，每次2丸，每日2~3次（忌食生冷黏腻食品）
正柴胡饮颗粒	风寒感冒初起，症见发热恶寒、无汗、头痛、鼻塞、喷嚏、咽痒咳嗽、四肢酸痛。类似西医的流感初起、轻度上呼吸道感染等	开水冲服，每次10克，每日3次（孕妇、糖尿病患者禁服）
银翘解毒丸	风热感冒起初，症见恶寒发热、头痛咽痛、四肢酸痛、鼻塞流涕、口渴咳嗽等。类似西医的流行性感冒、急性扁桃体炎、上呼吸道感染等	口服，每次1~2丸，每日2~3次（忌食辛辣油腻之物）
桑菊感冒片	温病初起，症见恶寒发热、头晕头痛、咳嗽痰白、咽干痒痛等。类似西医的感冒、急性支气管炎等症	口服，每次2~3片，每日2~3次（忌食辛辣油腻之物）
感冒清热冲剂	伤风感冒，症见头痛、身倦发热、口干恶寒、鼻塞流涕、头目不爽等。类似西医的流行性感冒、扁桃体炎等	热开水冲服，每次1~2袋，每日2次
板蓝根冲剂	风热感冒初起，症见恶寒发热、咽红肿痛、口干欲饮等。类似西医的病毒性感冒、扁桃体炎、流行性腮腺炎等症	热开水冲服，每次1袋，每日2~3次，小儿减半
抗感解毒颗粒	风热感冒，症见发热、咳嗽、咽痛等	开水冲服，每次10克，每日3次（孕妇、风寒感冒者、糖尿病患者禁用）
双黄连软胶囊	风热感冒，症见发热、咳嗽、咽痛	口服，每次5粒，每日3次
苦甘颗粒	风热感冒及风温肺热引起的恶风、发热、头痛、咽痛、咳嗽、咳痰、气喘等	开水冲服，每次8克，每日3次（孕妇、糖尿病患者禁服）
抗病毒口服液	风热感冒，流行性感冒	口服，每次10毫升，每日2~3次（孕妇、哺乳期妇女禁用）
羚羊感冒片	流行性感冒，症见伤风咳嗽、头晕发热、咽喉肿痛	口服，每次4~6片，每日2次（孕妇禁用）
桂枝合剂	风寒感冒表虚证，症见恶寒发热、头痛汗出、鼻鸣干呕、口不渴、苔薄白、脉浮等	口服，每次10~15毫升，每日3次（孕妇、表实无汗或温病发热、口渴者禁服）
金蒿解热颗粒	风热感冒挟暑者，症见微感风寒、头痛身重、咽痛咳嗽或胸闷脘胀	开水冲服，每次8克，每日3次（糖尿病患者禁服）
藿香正气软胶囊	外感风寒、内伤湿滞证，症见发热恶寒、头痛、胸膈满闷、脘腹疼痛、舌苔白腻等。类似西医的急性胃肠炎、夏季感冒等	口服，每次2~4粒，每日2次（阴虚火旺者忌服；忌食生冷油腻）

续表

药　名	主　治	用法用量
复方穿心莲片	风热感冒，症见咽喉疼痛	口服，每次4片，每日3次
参苏丸	气虚感冒，症见恶寒发热、头痛、鼻塞、无汗、咳嗽痰多、胸闷呕恶、气短倦怠等。类似西医的上呼吸道感染、急性支气管炎等	口服，每次6～9克，每日2～3次，小儿酌减（忌食生冷油腻之物）
体虚感冒合剂	体虚感冒，症见乏力、鼻塞流涕	口服，每次10~20毫升，每日3次。预防每次10毫升，每日2次

2. 咳嗽（慢性支气管炎）

咳嗽是指外感或内伤等因素，导致肺失宣肃，肺气上逆，冲击气道，发出咳声或伴咳痰为临床特征的一种病症。咳嗽是内科中最为常见的病症之一，发病率甚高，据统计慢性咳嗽的发病率为3%～5%，在老年人中的发病率可达10%～15%，尤以寒冷地区发病率更高。中医中药治疗咳嗽有较大优势，积累了丰富的治疗经验。

【治疗咳嗽的实用小药方】

(1) 杏苏姜糖饮：紫苏10克，杏仁10克，生姜10克，红糖10克。将紫苏与杏仁捣成泥，生姜切片加水煎煮，取汁去渣，调入红糖再稍煮片刻，令其溶化，每日分2～3次饮用。

(2) 苦杏仁6～10克，生姜3片，白萝卜100克。上药打碎后加水400毫升，文火煎至100毫升，可加少量白糖调味，每日1剂，分次服完。

(3) 银花薄荷煎：金银花20克，薄荷5克，蜜糖少量。先煎煮金银花，取汁约2小碗，药成前，下薄荷约煎3分钟，贮瓶内，分次与蜜糖冲匀饮用。

(4) 梨、生姜、白蜜各适量。梨、生姜分别取汁后混合，加白蜜调服。

(5) 用新鲜熟木瓜1个，去皮蒸熟，加少量蜜糖吃，适用于痰热咳嗽。

(6) 橘皮30克煎取浓汁，去渣，然后加入粳米50～100克煮粥。或将橘皮晒干，研为细末，每次用3～5克调入已煮沸的稀粥中，再同煮为粥，适用于痰湿咳嗽。

【预防调护的小贴士】

咳嗽的预防，重点在于提高机体卫外功能，增强皮毛腠理适应气候变化的能力，遇有感冒及时治疗。若常自汗出者，必要时可予玉屏风散服用。咳嗽时要注意观察痰的变化；咳痰不爽时，可轻拍其背以促痰液咳出，饮食上慎食肥甘厚腻之品，以免碍脾助湿生痰；若属燥、热、阴虚咳嗽者，忌食辛辣动火食品；各类咳嗽都应戒烟，避免接触烟尘刺激。

【安全用药的知心语】

规范治疗谨记两大原则：①必须重视分辨咳嗽的性质，尤其重视咳嗽的寒热属性。一般来讲，咳嗽起因于感受风寒，如淋雨、受寒等，表现为咳嗽不停，咳痰量多，色白质稀如泡沫，伴有畏寒怕冷，遇冷咳嗽加剧，多属寒性咳嗽，在治疗上当选用药性温热具有散寒止咳作用的药物。如咳嗽与受寒无明显关系，呈阵发性咳嗽，咳痰不畅，量少色黄，伴有咽痛口干，多为热性咳嗽，治疗上当选用药性寒凉具有清热化痰止咳作用的药物。②了解和分清止咳药物的性质和适应对象，有针对性地选用。

常用的治疗咳嗽中成药

药　名	主　治	用法用量
止咳丸	外感风寒所致的咳嗽痰多、喘促胸闷、周身酸痛或久咳不止以及老年支气管炎所致的咳嗽	口服，每次 6 克，每日 2 次（儿童、孕妇及哺乳期妇女、糖尿病患者禁服）
急支颗粒	感冒后咳嗽，支气管炎咳嗽	口服，每次 4 克，每日 3～4 次
麻苏止咳颗粒	中、轻度外感风寒，肺气不宣所致的咳嗽、咳痰、恶寒发热、头痛无汗、肢体酸痛、鼻塞声重	开水冲服，每次 15 克，每日 3 次（孕妇、糖尿病患者禁服）
止咳平喘糖浆	风热感冒引起的咳喘，症见气粗痰多、周身不适、咽痛	口服，每次 10～20 毫升，每日 3 次（孕妇、糖尿病患者禁服）
三子止咳膏	痰湿咳嗽、咳痰	口服，每次 10 克，每日 3 次（孕妇、糖尿病患者禁服）
克咳胶囊	咳嗽，喘急气短	口服，每次 3 粒，每日 2 次（儿童、孕妇及哺乳期妇女禁用）
枇杷止咳胶囊	咳嗽，支气管炎咳嗽	口服，每次 2 粒，每日 3 次（儿童、孕妇及哺乳期妇女禁用）
蛇胆川贝枇杷膏	风热犯肺引起的咳嗽、痰多、胸闷、气喘	口服，每次 15 毫升，每日 3 次（糖尿病患者禁服）
橘红胶囊	痰湿咳嗽，症见痰不易出、胸闷口干	口服，每次 5 粒，每日 2 次（孕妇禁用）
二陈丸	痰湿咳嗽，症见咳嗽痰多、胸膈胀满、恶心呕吐、纳呆、头晕、心悸等症。类似慢性气管炎、肺气肿等	口服，每次 6～9 克，每日 3 次，空腹温开水送服
黛蛤散	肝经火热上炎所致的咳嗽喘急、痰黏稠或痰中带血、眩晕耳鸣、口渴等	口服，每次 9～15 丸，每日 2 次，布包入汤剂，或温开水调服（避免气恼，忌食厚味）
虫草川贝膏	阴虚久咳及痰热咳嗽	口服，每次 15 毫升，每日 3 次（糖尿病患者及痰热阻肺喘证者禁服）
恒制咳喘胶囊	气阴两虚，阳虚痰阻所致的咳嗽痰喘、胸脘满闷、倦怠乏力	口服，每次 2～4 粒，每日 2 次（孕妇禁用）
固本咳喘片	慢性支气管炎缓解期	口服，每次 3 片，每日 3 次
复方梨汁润肺茶	脾肺两虚所致的咳嗽、咳痰、气短	口服含化或冲服，每次 1 袋，每日 3 次（孕妇禁用）

药　名	主　治	用法用量
百合固金丸	肺肾阴虚所致的咳嗽、痰中带血、咽喉干痛，或自汗盗汗，或潮热、手足烦热、便秘尿赤等。类似西医的肺结核、慢性支气管炎等	口服，每次9克，每日2～3次（忌油腻、腥冷、辛辣、烟酒）
银杏露	慢性支气管炎咳嗽，症见排痰不爽、久咳气喘	口服，每次10~15毫升，每日3～4次（孕妇禁用；糖尿病患者禁服）
黄龙止咳颗粒	肺肾气虚，痰热郁肺所致的咳嗽	开水冲服，3岁以下每次3克；4～7岁每次6克；8～14岁每次10克；成人每次10～20克，每日3次（孕妇、糖尿病患者禁服）
强力枇杷露	支气管炎咳嗽	口服，每次15毫升，每日3次（儿童、孕妇、哺乳期妇女、糖尿病患者禁服）
蛤蚧养肺丸	肺气虚所致的咳嗽、精神不振、四肢疲倦	口服，每次1丸，每日2～3次（孕妇、糖尿病患者禁服）

3. 哮喘

哮喘又称为哮病、哮证，是一种发作性的痰鸣气喘的疾病。哮喘并非反复发作的疾病，有发作期，也有缓解期。发作时主要表现为喉间哮鸣有声，甚至喘息不能平卧，并且哮必兼喘。哮喘是临床常见病，常有明显的过敏史或家族史；多发生在气候变化，由热转寒，及深秋、冬春寒冷季节；任何年龄都可发病，50%的患者在12岁以前发病，其中部分可在青春期后缓解，缓解后遇诱因也可再次发病，另有30%的患者在40岁以前发病。另外，儿童哮喘存在性别差异，男女比例为1.5：1～3.3：1，成人后发病无明显性别差别。部分哮喘患者在发病前有先兆症状，可见鼻痒、咽痒、流涕、喷嚏、咳嗽、恶心、呕吐、胸闷、腹胀、情绪不宁等。

【治疗哮喘的实用小药方】

(1) 麦芽姜汁南瓜膏：麦芽300克，姜汁15毫升，南瓜1个。将南瓜去子、洗净、切块，加麦芽与适量清水同煮至烂熟，用纱布绞取其汁，再浓煎至一半，倒入姜汁，以文火熬成膏状，每晚服50克。

(2) 川椒目粉：将川椒目研末，装入胶囊，每次3克，每日2~3次口服。

(3) 地龙粉：干地龙研末，装胶囊，每次3克，每日2~3次。

(4) 五味子蛋：五味子250克，生鸡蛋7枚。将五味子和生鸡蛋同时放入温水中，水面要浸过鸡蛋，泡7～10天，待蛋皮软化后，用滤出的药水把鸡蛋煮熟。去皮吃蛋，成人睡前吃1枚蛋，小儿减半，7天服用1次，3次为1个疗程。

(5) 韭菜炒鸡蛋：鲜韭菜250克，鸡蛋4枚。将鲜韭菜洗净、切碎，鸡蛋去壳、打匀，加少许生油、食盐同炒熟，佐餐食用。

(6) 川芎生姜羊肉汤：羊肉 500 克，川芎 50 克，生姜 30 克。将羊肉、川芎、生姜混合后加少量盐及黄酒，同煮 2 小时，入八角茴香，炖透后去药渣，饮汤食肉，每晚 1 次，冬季尤佳，适量为度，本方对老年性哮喘伴有肺气肿、肺心病者尤佳。

【预防调护的小贴士】

哮喘患者需注意保暖，防止感冒，避免寒冷空气的刺激。此外，要根据自身情况，进行适当的体育锻炼，以逐步增强体质。

饮食方面宜清淡，忌肥甘油腻、辛辣甘甜，防止生痰生火；禁食海膻发物，避免烟尘异味。保持心情舒畅，避免不良情绪的影响，劳逸适当，防止过度疲劳。平时可常服玉屏风散、肾气丸等，以调护正气，提高抗病能力。

对于过敏性哮喘，要查明过敏原，远离过敏原。

【安全用药的知心语】

(1) 得了哮喘，一定要接受规范化治疗，那么，80%的哮喘是可以控制的，可以像正常人一样工作和生活。

(2) 激素在哮喘发作期的治疗有举足轻重的作用，但很多患者对激素抱有抗拒或过分依赖两种错误态度。研究证实，吸入性皮质激素是相对较为安全的，其不良反应轻微，主要是一些局部反应，如口咽部念珠菌感染、声音嘶哑等，可以通过储雾罐和药后漱口得以避免，可以长期使用。

常用的治疗哮喘中成药

药 名	主 治	用法用量
麻杏止咳糖浆	支气管炎咳嗽及喘息	口服，每次 15 毫升，每日 3 次（孕妇、糖尿病患者禁服）
紫荼颗粒	寒性咳嗽	开水冲服，每次 12 克，每日 2 次（孕妇、糖尿病患者禁服）
苏子降气丸	气逆痰阻之咳嗽喘息、胸膈满闷、咽喉不利、头昏目眩、腰痛脚软、肢体倦怠等症。类似西医的慢性支气管炎、支气管哮喘、肺气肿、肺源性心脏病等有上述表现者	口服，每次 6 克，每日 2 次，空腹温开水送服（阴虚舌红、无苔者忌用；忌食生冷、肥腻饮食）
咳喘宁	支气管哮喘，咳嗽，老年痰喘	口服，每次 2~4 片，每日 2 次（儿童、孕妇、哺乳期妇女、高血压及心脏病患者禁服）
橘红痰咳冲剂	痰湿引起的咳喘、痰饮等，症见咳嗽白痰、喘息不得卧、喉中痰鸣、苔白脉滑之象。类似西医的支气管炎、支气管哮喘、肺气肿、肺源性心脏病、矽肺等	口服，每次 1 袋，每日 2 次，温开水冲服
哮喘冲剂	肺热哮喘，症见咳嗽气喘、胸闷、痰黏、痰白色或黄色、不易咳出或有发热等。类似西医的支气管哮喘、喘息性支气管炎等	口服，每次 1 包，每日 2 次；病重者，每次 2 包或加服 1 次，开水冲服（哮喘伴有肺源性心脏病、冠状动脉粥样硬化、高血压或甲状腺功能亢进者忌用）

续表

药　名	主　治	用法用量
海珠喘息定片	热痰阻于气道、肺失肃降所致的哮喘，症见咳嗽哮喘、胸膈满闷、烦躁不安。类似西医的支气管哮喘、慢性气管炎、哮喘性支气管炎	按说明服用（忌食生冷、辛辣、油腥、刺激性食物；甲状腺功能亢进、心律不齐或高血压并发症患者要慎用）
参贝北瓜膏	气阴两虚型哮喘，症见哮喘气急、咳嗽、津少、痰多等。类似西医的哮喘、慢性支气管炎等	口服，成人每次15克，每日服3次，开水冲服；小儿减半或遵医嘱（感冒初起者不宜服用）
青石冲剂	表寒里饮化热所致的咳喘，症见恶寒发热，咳嗽喘促，痰稀色白、量多或淡黄，舌淡红、苔滑润、脉浮数或滑数。亦可用于上呼吸道感染，急、慢性支气管炎	开水冲服，每次10克，每日3次，7岁以下儿童服用1/2量（干咳、虚咳者忌服）

4. 胃痛（胃炎、胃溃疡）

胃痛又称胃脘痛，是一种常见病、多发病，是由于多种原因所导致的气机郁滞、胃失所养所致，以上腹部各种类型的疼痛为主要表现，可见胀痛、灼痛、隐痛、刺痛等，常伴有恶心呕吐、胃脘痞闷、食欲不振、反酸嗳气、大便溏薄或秘结等症。

【治疗胃痛的实用小药方】

(1) 姜枣葱白粥：生姜 20 克，大枣 10 克，葱白 15 克，粳米 100 克，红糖适量。将大枣去核，粳米淘洗后共放锅中，加适量的水，煮粥，粥将熟时加入红糖、葱、姜末，再煮沸 5 分钟即可食用，每日 1 剂，分 2 次温服。

(2) 生姜红糖饮：鲜姜 3～5 片，红糖适量，以滚开水沏泡后，趁热饮服，服后取微汗。

(3) 内金莱菔子粥：鸡内金 10 克，莱菔子 10 克，粳米 100 克。将鸡内金、莱菔子炒黄研末备用，将粳米淘洗后放入锅中，加入适量的水，煮粥，粥将熟时加鸡内金、莱菔子末，再煮沸 5 分钟即可食用，每日 1 剂，分 2 次温服。

(4) 桂皮山楂汤：桂皮 6 克，山楂肉 10 克，红糖 30 克。先用水煎山楂肉 15 分钟，再加入桂皮，待山楂肉将熟时熄火，滤汁加入红糖，调匀，趁热饮服。

(5) 佛手玫瑰粥：玫瑰花 15 克，佛手 15 克，粳米 100 克。将玫瑰花和佛手切细丝，粳米淘洗后共同放入锅中，加盐调味，煮熟即可食用，每日 1 剂，分 2 次温服，有疏肝理气止痛的功效。

(6) 蒲公英百合粥：蒲公英 30 克，百合 15 克，冰糖 50 克，粳米 100 克。先将蒲公英冲洗干净，放锅内加水适量，煎煮 30 分钟，去渣留汁，再将百合、粳米分别淘洗后，放入蒲公英药汁中以文火煮粥，粥熟后加冰糖煮化即可食用，每日 1 剂，分 2 次温服，有清热和胃止痛的功效。

(7) 粳米 60 克，砂仁细末 5 克，粳米加水煮粥，待粥煮好后调入砂仁末，再稍煮沸，早晚服食。

【预防调护的小贴士】

对于患有胃痛的人，首先要纠正不良的饮食习惯，多食清淡食物，少食肥甘及各种刺激性食物；有吸烟嗜好者，应戒烟。其次，饮食定时定量，长期胃痛者，每日三餐或加餐均应定时，间隔时间要合理；急性胃痛者应尽量少食多餐，平时应少食或不食零食，以减轻胃的负担。此外，还应注意营养平衡，应多食富含维生素的食物；平素饮食宜软、温、暖，烹调宜用蒸、煮、熬、烩等方法，少吃坚硬、粗糙的食物；进食时要不急不躁，充分咀嚼后，慢慢咽下。

除了饮食外，在日常生活中，还需注意在气候变化时，防止因受寒而引起病情加重，如及时添加衣被、保持室内温暖、空气流通。慎用、忌用对胃黏膜有损伤的药物，如保泰松、消炎痛、阿司匹林、红霉素、四环素、水杨酸类、激素、碘胺、利血平等。经常保持愉快的心情，合理安排生活，保持正常的生活作息规律，避免劳累过度。

【安全用药的知心语】

（1）勿滥吃止痛药：止痛药止痛效果迅速，对于人们来说是很好的选择。但引起胃痛的原因有很多方面，其中胃溃疡、十二指肠溃疡或胃炎等都能引起胃痛，盲目服用止痛药，可使疼痛缓解，但也使人们忽略了导致疼痛的原因，而贻误病情。

（2）不可随时停药：通常情况下，我们所认为的"病已经好了"，只是症状缓解或消失了，而真正的病变并没有完全根除，所以还需继续用药，以彻底治愈疾病、巩固疗效。

常用的治疗胃痛中成药

药　名	主　治	用法用量
胃苏冲剂	气滞所致的胃脘胀痛。类似西医的浅表性胃炎和胃炎	口服，每次15克，每日3次，15天为1个疗程，可服1~3个疗程
良附丸	胃脘冷痛、呕吐噫气、胸胁胀痛、遇怒则甚，行经少腹胀痛，喜温喜按。类似西医的慢性胃炎、胃及十二指肠溃疡、慢性肝炎、肋间神经痛及盆腔炎、子宫内膜异位	口服，每次3~4.5克，每日2~3次（肝胃郁火或出血者不宜用）
香砂养胃丸	不思饮食、胃脘满闷或呕吐酸水、四肢倦怠等症的胃痛，慢性胃炎、胃神经官能症、胃及十二指肠溃疡	口服，每次9克，每日2次（忌食生冷、油腻食物）
温胃舒胶囊	胃脘冷痛，胀气，嗳气，纳差，畏寒，无力及萎缩性胃炎、慢性胃炎表现有上述症候者	开水冲服，每次10~20克，每日2次（胃大出血时忌用）
胃气痛片	胃寒疼痛，心腹闷郁，呕吐酸水，消化不良	口服，每次5片，每日2次，早晚服或痛时服用
气滞胃痛冲剂	肝郁气滞、胸痞胀满、胃脘疼痛等症。类似西医的慢性胃炎、消化性溃疡、慢性无黄疸型肝炎等	开水冲服，每次1袋，每日2~3次（气郁化火者不宜服用；孕妇慎用）
加味左金丸	肝胃不和引起的胸脘痞闷，急躁易怒，嗳气吞酸，胃痛少食等症	口服，每次6克，每日2次（忌生冷、辛辣及油腻饮食；孕妇及体虚无热者忌服）

药　名	主　治	用法用量
溃疡宁胶囊	胃脘灼热作痛、畏食辛热、吞酸口苦、脘腹胀痛，甚或黑便、大便干结、小便黄短等症。类似西医的胃及十二指肠溃疡、糜烂性胃炎等	口服，每次2粒，每日3次
三九胃泰胶囊	浅表性胃炎，糜烂性胃炎，萎缩性胃炎等	口服，每次2~4粒，每日2次
胃康灵胶囊	急慢性胃炎，胃溃疡，糜烂性胃炎，十二指肠溃疡及胃出血等症	口服，每次4粒，每日3次，饭后服用
军铃胃病冲剂	气滞型胃脘痛，症见胃脘胀痛、拒按、痛连两胁，并有定处，持久难忍，饭后或入夜尤甚，饮食不振，嗳气、反酸，呕血或有黑便，舌质淡红、紫暗或有瘀斑，脉弦涩等	温开水冲服，每次20克，每日3次，7天为1个疗程
金佛止痛丸	胃脘痛，月经痛，慢性浅表性胃炎引起的疼痛	口服，每次5~10克，每日2~3次（孕妇禁用；糖尿病患者及妇女月经过多者禁服）
阴虚胃痛颗粒	胃阴不足引起的胃脘隐隐灼痛，口干舌燥，纳呆，干呕，慢性胃炎、消化性溃疡见上述症状者	开水冲服，每次10克，每日3次
胃乐宁片	胃脘疼痛，痞满，腹胀及胃、十二指肠溃疡，慢性萎缩性胃炎等症	口服，每次4片，每日3次，或遵医嘱
附子理中丸	脾胃虚寒所致的胃脘痛，腹痛，呕吐泄泻，手足不温等症	口服，每次1丸，每日2~3次（孕妇慎用）
养胃舒胶囊	慢性胃炎所致的胃脘灼痛，手足心热，口干、口苦，纳差，消瘦等症	口服，每次3粒，每日2次（阳虚型慢性萎缩性胃炎患者不宜服用）
小建中合剂	中焦虚寒所致的胃脘痛及虚劳心悸，面色无华，舌淡苔白，脉虚细或沉迟等症	口服，每次20~30毫升，每日3次，用时摇匀
胃宁冲剂	慢性浅表性胃炎及慢性萎缩性胃炎引起的上腹痛、胀痛、纳差等症，并可预防胃癌，作为胃癌的辅助治疗之用	饭前开水冲服，每次20克，每日3次
香砂六君丸	脾胃气虚、湿阻痰聚、气滞胃逆所引起的胃脘痛、呕吐、消化不良、嗳气食少、头晕肢乏、面色萎黄、口淡多痰、时吐清水或大便溏泄等症。	口服，每次6~9克，每日2~3次（忌生冷食物）
保和丸	各种消化不良、食积停滞、胸腹痞满、腹胀时痛、嗳腐吞酸、不思饮食、恶心呕吐、大便泄泻恶臭诸症	口服，每次6~9克，每日2次，小儿酌减（体虚无积滞者忌服）
神曲胃痛片	胃酸过多，胃痛，消化不良，食欲不振	咀嚼服，每次2~4片，每日3次（胃溃疡、十二指肠溃疡患者慎用，或遵医嘱）
香砂平胃颗粒	伴有恶心呕吐、食欲不振等症的胃脘胀痛，类似于西医的慢性胃炎、胃肠功能紊乱患者	开水冲服，每次10克，每日2次（脾胃虚弱者慎用；孕妇、年老虚弱及糖尿病者忌用）

5. 呕吐（附：呃逆）

呕吐是一种常见的消化系统疾病或症状，是由于胃失和降、气逆于上所致的胃内容物（食物、痰涎、水饮）从口吐出为主要表现的一种病症。中医认为有声有物为呕，有物无声为吐，有声无物为干呕。

【治疗呕吐的实用小药方】

（1）姜茶：红茶5克，干姜1克，赤砂糖20克。将红茶、干姜入锅，加入适量的水，用旺火煮至沸腾，再转回小火煎煮20～30分钟，放入赤砂糖，再煮3～5分钟即可。

（2）萝卜叶茶：白萝卜叶100克，将白萝卜叶捣烂取汁，用开水冲，代茶饮。

（3）小半夏汤：半夏6克，生姜3片。水煎服，每日2次。

（4）苓桂术甘汤：茯苓12克，桂枝9克（去皮），白术6克，炙甘草6克。水煎服，每日2次。

（5）乌梅茶：乌梅12克，冰糖适量。将乌梅与冰糖用水同煎，代茶饮。

（6）参姜小米粥：人参10克，生姜10克，小米100克。将人参、生姜研末，同小米共煮为稀粥。

【预防调护的小贴士】

对于易发呕吐的人来说，只要在日常生活中多加注意，合理调护，呕吐是可以预防的。首先，要做到生活有节，起居有常，避免风寒暑湿秽浊之邪的入侵。其次，要保持心情舒畅，避免精神情绪刺激，对肝气犯胃者，更应注意。

饮食要定时定量，呕吐轻者应给易消化的流质或半流质食物，少量多次进食；对脾胃素虚者，饮食不宜过多，勿食生冷瓜果，禁服寒凉药物；对胃热者，忌食肥甘厚腻、辛辣香燥、醇酒等，禁服温燥药物，戒烟；呕吐不止者应卧床休息，密切观察病情变化；对顽固性呕吐，应先禁食4～6小时，多次小量饮用凉开水或糖水。

【安全用药的知心语】

（1）不可盲目止呕：吐了就该止呕，似乎是天经地义的，但切记，发生呕吐时，万万不可盲目止呕。有的呕吐，如胃有痈脓、痰饮、食滞、毒物等有害之物而出现的呕吐，是我们身体的自我保护性行为，是邪之去路，邪去则呕吐自止，因此不能急于止呕，甚至应该探吐，让患者尽可能多地吐出体内有毒的食物，也不可降逆止呕，以免留邪，加重病情。

（2）正确服用药物：服药时，尽量选择刺激性气味小的药物，否则会随服随吐，更伤胃气。服药方法，应以少量频服为佳，以减少胃的负担。根据患者情况，以热饮为宜，可加入少量生姜或姜汁，服药宜缓，采取少量多次服法，必要时可服一口、停一下，然后再服，以免难下呕吐，逆而复出。

常用的治疗呕吐中成药

药　名	主　治	用法用量
藿香正气水	外感风寒、内扰胃府所致的呕吐、胸脘满闷、恶心呕吐或泄泻、舌苔白腻、脉濡缓。类似西医的胃肠型感冒、流行性感冒、急性肠胃炎等	口服，每次 5～10 毫升，每日 2 次（阴虚火旺者忌服；忌食生冷油腻）
保和丸	各种消化不良、食积停滞、胸腹痞满、腹胀时痛、嗳腐吞酸、不思饮食、恶心呕吐、大便泄泻恶臭诸症	口服，每次 6～9 克，每日 2 次，小儿酌减（体虚无积滞者忌服）
保济丸	腹痛泄泻、噎食嗳酸、恶心呕吐、肠胃不适、消化不良、晕船晕车、四时感冒、发热头痛。类似西医的胃肠型感冒、急性胃肠炎等	研碎冲服，开水或清茶送服，每次半瓶至 1 瓶，每 4 小时 1 次；3 岁以下儿童减半
小半夏合剂	水停中脘，胃气上逆，呕吐不渴	口服，每次 10～15 毫升，每日 3 次
腹可安片	急性胃肠炎、消化不良引起的腹痛、腹泻、呕吐	口服，每次 4 片，每日 3 次
理中丸	脾胃虚寒之脘腹痛，呕吐泄泻及病后喜唾涎沫与阳虚失血、便血、崩漏等病症	口服，每次 1 丸，每日 2 次（忌食生冷食物）
附子理中丸	脾胃虚寒所致的胃脘痛、腹痛、呕吐泄泻、手足不温等症	口服，每次 1 丸，每日 2～3 次。（孕妇慎用）
香砂和中丸	脾胃不和，不思饮食，胸满腹胀，恶心呕吐，噫气吞酸	口服，每次 6～9 克，每日 2～3 次（孕妇禁用）

附：呃逆

呃逆，即打嗝，是指胃气上逆动膈，喉间频频作声，声短而频，令人不能自止的一种病症。通常情况下，呃逆是一个常见的生理现象，是由横膈膜痉挛收缩引起的，有的则屡屡发生，持续时间较长，则为病理性呃逆。呃逆古称"哕"，又称"哕逆"。

【治疗呃逆的实用小药方】

（1）单味砂仁：砂仁 2 克，放入口中，慢慢细嚼，将嚼碎药沫随唾液咽下，每日 3 次。

（2）镇呃汤：旋覆花 9 克，代赭石 9 克，芒硝 9 克，大黄 6 克，厚朴 6 克，柿蒂 5 个，公丁香 3 克，水煎服。

（3）柿蒂梅花粥：粳米 50 克，柿蒂 3 个，生姜 3 片，白梅花 3 克。将粳米洗净煮粥，水沸后加柿蒂、生姜，粥快熟时加入白梅花，再煮片刻后捞出柿蒂生姜渣即可。

（4）生姜大枣粥：生姜 8 克，粳米或糯米 100 克，大枣 2 枚。将生姜洗净切成薄片或细粒，加入洗净的粳米或糯米中，放入大枣，同煮成粥。

【预防调护的小贴士】

常用的止呃方法为深呼吸，几次深呼吸，往往在短时内即能止住呃逆。呃逆频繁时，可自己或请旁人用手指用力压迫两侧的少商穴。自行压迫时，可两手交替进行。其他还有一些民间疗法，如干吃一匙糖、弯身喝水、憋气或吐气、吃饭时不说话、憋气喝水、用力拉舌头、咀嚼并吞咽干面包、用水漱喉咙、吸吮碎冰块、冰敷横膈膜处等，也有一定的疗效，可以一试。

【安全用药的知心语】

(1) 明确呃逆发生的原因：少数呃逆见于脑肿瘤或脑中风患者，这种呃逆是由于脑的呼吸中枢受到了损害。因此，要明确病因，再进行治疗。

(2) 正确使用药物：对令人烦恼的顽固性呃逆，可用少量0.5%的普鲁卡因作膈神经封闭，但需注意避免呼吸抑制和气胸；也可用心痛定10毫克舌下含服，若半小时内仍呃逆不止，可追服10毫克，但重复给药要在24小时内不超过100毫克。

常用的治疗呃逆中成药

药 名	主 治	用法用量
丁蔻理中丸	脾胃虚寒，脘腹挛痛，呕吐泄泻，消化不良	口服，每次1丸，每日2次
凉膈散	上、中二焦邪热亢盛之口舌生疮、面赤唇焦、咽痛鼻衄、便秘尿赤、胸膈烦热	口服，每次9~15克，每日2次（脾胃虚寒、大便溏薄者忌用；孕妇慎用）
理中丸	脾胃虚寒之脘腹痛，呃逆泄泻及病后喜唾涎沫与阳虚失血、便血、崩漏等病症	口服，每次1丸，每日2次（忌食生冷食物）
附桂理中丸	脾胃虚寒，腹痛泄泻，寒痰咳喘，阴证霍乱等。用于脾胃虚寒，痰饮内停，中焦失运，呕吐食少，腹痛便溏，脉来迟细者	口服，每次10克，每日2次，温开水送服（伤风感冒及实热者忌用）
附子理中丸	脾胃虚寒所致的胃脘痛、腹痛、呃逆泄泻、手足不温等症	口服，每次1丸，每日2~3次（孕妇慎用）

6. 便秘

便秘是以大便干结不通，或排便时间延长，或便质虽不干而排出困难，甚至脘腹胀满为主要症候特征。常伴有腹痛，头晕头胀，脘闷嗳气，食欲减退，睡眠不安，心烦易怒，左下腹部可扪及条索状包块等症状。多起病缓慢，逐渐加重，病程冗长。

【治疗便秘的实用小药方】

(1) 香蕉粥：香蕉200克，粳米50克。将香蕉去皮，切薄片，将粳米淘洗干净，加水适量加热至沸，煮为稀粥，端锅前10分钟放入香蕉，至米花开，汤液黏即可。

(2) 爆炒地瓜叶：地瓜叶500克，花生油30克。将地瓜叶洗净，淋水，将花生油加热至七成，放入姜丝、蒜瓣、地瓜叶，翻炒两下，加入食盐适量，翻炒2分钟，入盘即可。

(3) 芪蜂蜜饮：黄芪30克，陈皮10克，蜂蜜30克。将黄芪、陈皮加水煮20分钟，取汁300毫升，对入蜂蜜搅匀即可，可作早餐饮料服用，每日1次。

(4) 大枣五仁泥：麻子仁100克，松子仁100克，柏子仁100克，杏仁100克，黑芝麻100克，大枣500克。将大枣加水适量，煮熟，去皮仁，制成枣泥，将以上五仁捣碎，与枣泥混匀，密闭备用，每日早晚各食1小匙。

【预防调护的小贴士】

首先，要加强精神与生活方式调理，做到起居有时，规律生活，养成定时排便的习惯，每日坚持按时蹲厕，以维持肠蠕动节律，特别是能够促使结肠的蠕动维持稳定节律，对缓解便秘极为重要。

其次，饮食不可过于细腻，应多进食粗粮如玉米、糙米、红薯等；多食蔬菜、水果以促进胃肠蠕动。保持精神愉快，积极运动锻炼，以提高机体器官功能，增强肠蠕动能力，尤其要加强腹肌的锻炼，以助排便，防治便秘。

【安全用药的知心语】

(1) 科学使用缓泻药：一般来说，缓泻药仅适用于偶然便秘或短暂便秘者；无器质性疾病的单纯便秘者，不宜长期用缓泻药，以免养成依赖性。此外，还要注意用药时间，缓泻药的应用不宜连续超过7天。

(2) 注意用药禁忌：乳果糖属于西药非处方药，可用于急性及慢性便秘或习惯性便秘，但糖尿病、半乳糖血症患者禁用；一些中成药颗粒剂含糖，糖尿病患者亦应禁用。此外，孕妇、小儿、年老体弱患者，应在药师或医师指导下慎重服用。

常用的治疗便秘中成药

药　名	主　治	用法用量
麻仁丸	肠胃燥热、脾虚便秘，如虚人及老人；肠燥便秘、习惯性便秘、痔疮出血、痔疮便秘等	口服，每次6~9克，每日1~2次（年老、体弱者不宜久服；孕妇忌服）
更衣丸	由肠胃燥热、肠液匮乏或肝旺火亢、热伤津液而致的大便燥结不通。类似西医的直肠性便秘、结肠性便秘、习惯性便秘等	温开水送服，每次5~6克，每日1次（孕妇忌服）
润肠丸	实热便秘	空腹口服，每次6~9克，每日1~2次（孕妇、体弱及虚寒性便秘患者不宜服用）
清宁丸	胃肠湿热或上焦火盛，或湿热下注所致的头痛、咽喉肿痛、口舌生疮、头晕耳鸣、目赤牙痛、腹痛胀满、大便秘结、小便淋痛，以及黄疸、痢疾、皮肤湿疹等症	口服，每次6克，每日2次（年老、体弱者及孕妇忌服）
牛黄上清丸	里热上攻、热毒蕴蓄所致的头痛眩晕、目赤耳鸣、咽喉肿痛、口舌生疮、牙龈肿痛、大便燥结之症	温开水送服，每次6克，每日2次（忌食辛辣食物；孕妇忌服）
通便灵胶囊	大便不通、口苦目赤、心烦易怒、苔黄、舌红及因大便燥结不行而引起的腹胀、腹痛，并可用治心肝火盛所致的失眠、多梦等症	口服，每次2粒，每日1~2次
润肠通秘茶	气血两虚型便秘患者的症状缓解	口服，每次1~2袋，每日3~4次，开水浸泡20分钟后服用（孕妇、糖尿病患者禁服）

续表

药　名	主　治	用法用量
双仁润肠口服液	阴虚及妇女产后血虚等所致的虚性便秘	口服，每次 10～20 毫升，每日 2 次，早晚分服（孕妇禁用；糖尿病便秘患者禁服）
桑葚膏	肝肾阴虚、律亏血燥所致的头晕目眩、健忘失眠、目暗耳鸣、须发早白、咽干口燥、胁痛、腰脊酸软、五心烦热、盗汗、遗精、女子月经量少、肠燥便秘等症	口服，每次 15～30 克，每日 2 次（脾胃虚寒泄泻者忌服）
五仁润肠丸	年老体弱、久病、产后、术后或热病后阴液未复而致的大便干燥便秘、脘腹胀满、食积不化	口服，每次 1 丸，每日 2 次（孕妇慎服或遵医嘱）
半硫丸	老年虚冷便秘，或寒湿久泻	温开水送服，每次 1.5～3 克，每日 1～2 次（孕妇忌服；老人气虚、产后血枯、肠胃燥热便秘，以及小儿便秘者忌服）
黄明胶	体虚便秘	口服，每次 10 克，每日 1～2 次，用绍酒或水炖化服。或入汤剂，打碎以煎好的药汁溶化后服

7. 泄泻（腹泻）

泄泻是以大便次数增多，粪质稀薄，甚至泻出如水样为临床特征的一种胃肠病症。一年四季均可发生，但以夏秋两季较为多见。

【治疗泄泻的实用小药方】

（1）用多年生长的枣树皮 100～150 克，洗净，加适量清水煎 30 分钟，得到约 200 毫升汤液，1 次服下，连服 2～3 次即可。

（2）每次用干马齿苋 25 克（鲜者 50 克），煎一碗水空腹服汤，每日 2 次，连用 3 天可消炎解毒，治久泻不愈特别有效。

（3）每次用大蒜两头，连皮放火内烧焦再煮一碗水空腹服汤，每日 2 次，连用 3 天可消炎解毒，治久泻不愈特别有效。

【预防调护的小贴士】

平时要养成良好的卫生习惯，不饮生水，忌食腐馊变质饮食，少食生冷瓜果；居处冷暖适宜；并可结合食疗健脾益胃。一些急性泄泻患者可暂禁食，以利于病情的恢复；对重度泄泻者，应注意防止津液亏损，及时补充体液。一般情况下可给予流质或半流质饮食。

【安全用药的知心语】

急性泄泻应注重祛除体内湿气，辅以健脾，如夏季可使用藿香正气水。慢性泄泻以脾虚为主，当予运脾补虚，辅以祛湿，如使用参苓白术散等。

常用的治疗泄泻中成药

药　名	主　治	用法用量
藿香正气水	寒湿泄泻，症见恶寒发热、头身困重疼痛、胸脘满闷、恶心呕吐或泄泻、舌苔白腻、脉濡缓	口服，每次 5 ~ 10 毫升，每日 2 次（阴虚火旺者忌服；忌食生冷油腻）
香茸正气胶囊	寒湿困脾所致的腹泻，恶心呕吐	口服，每次 3 粒，每日 3 次，3 天为 1 个疗程（孕妇禁用）
胃肠灵胶囊	中焦虚寒，寒湿内盛，脘腹冷痛，大便稀溏或泄泻	口服，每次 5 粒，每日 3 次（孕妇禁用；胃肠实热、便秘者禁服）
葛根芩连片	以清里热为主，虽针对外感表证未解、热邪入里、身热下痢而设，但对于热痢、热泻，不论有无表证皆可用之	口服，每次 3 ~ 4 片，每日 3 次（虚寒下痢者忌服）
金菊五花茶颗粒	大肠湿热所致的泄泻、痔血以及肝热目赤，风热咽痛，口舌溃烂	开水冲服，每次 10 克，每日 1 ~ 2 次（糖尿病患者禁服）
复方穿心莲片	风热感冒，咽喉疼痛，湿热泄泻	口服，每次 4 片，每日 3 次
保和丸	各种消化不良、食积停滞、胸腹痞满、腹胀时痛、嗳腐吞酸、不思饮食、恶心呕吐、大便泄泻恶臭诸症。小儿疳积，营养障碍、心痞腹胀、厌食吐泻者，亦可用本方治疗	口服，每次 6 ~ 9 克，每日 2 次，小儿酌减（体虚无积滞者忌服）
参苓白术散	脾胃虚弱、湿自内生之饮食不消、或吐或泻、面色萎黄、形体虚羸、四肢无力、胸脘胀满、苔白腻、脉虚缓	口服，每次 6 克，每日 2 次，枣汤调服，亦可作汤剂水煎服（实热证慎用；孕妇不宜服；忌食生冷食物）
卓丹止泻灵	消化不良、腹痛、腹泻等症。类似西医的单纯急性肠炎及慢性肠炎	口服，每次 20 毫升，每日 3 次
四神丸	脾肾虚寒的久泻、五更泄泻、腹痛不思饮食、食不消化，或肢冷、神疲乏力、舌质淡、苔薄白、脉沉迟无力等症	饭前服，每次 9 克，每日 1 ~ 2 次（湿热或湿滞所致的泄泻禁用）
肠胃宁片	脾肾阳虚所致的泄泻日久、大便不调、五更泄泻、时带黏液，伴有腹胀腹痛、胃脘疼痛、小腹坠胀、饮食不佳	口服，每次 4 ~ 5 片，每日 3 次（儿童、孕妇、哺乳期妇女禁用）
补脾益肠丸	脾虚泄泻症，症见腹泻腹痛、腹胀、肠鸣、黏液血便或阳虚便秘等，以及慢性结肠炎、溃疡性结肠炎、结肠过敏见有上述症候者	口服，每次 6 克，每日 3 次，30 天为 1 个疗程，一般连服 2 ~ 3 个疗程；重症加量或遵医嘱，儿童酌减（胃肠实热、感冒发热者慎用；忌食生冷、辛辣、油腻之物）

8. 痢疾

痢疾是夏秋季节常见的传染病之一，以腹痛、腹泻、里急后重、排赤白脓血便为主要临床表现的一种外感疾病。

【治疗痢疾的实用小药方】

(1) 马齿苋煎：取马齿苋 100～150 克，用冷水冲洗干净，然后放入沙锅中煮开即可服用。

(2) 止痢汤：穿心莲 12 克，鱼腥草 12 克，黄柏 6 克。水煎服，每日 1 剂。

(3) 姜茶：生姜 10 克，茶叶 10 克。生姜带皮切碎，与茶叶一起加水共煮，取汁，每日 1～2 剂，温饮。

(4) 绿茶蜜饮：绿茶 5 克，放入瓷杯，以沸水冲泡，加盖闷 5 分钟，调入蜂蜜适量，每日 3～4 次，趁热顿服。

(5) 黑木耳汤：黑木耳 50 克择洗干净，加水 1000 毫升，煮至木耳熟烂，以盐、醋拌食，喝汤，每日 2 次，有益气凉血止痢的功效。

(6) 山楂饮：山楂肉 200 克，炒黄研末，用糖水冲服，每次 6 克，每日 3 次。

【预防调护的小贴士】

得了痢疾，应该注意隔离治疗，个人食具、茶杯和洗漱用具都要单独使用，饭前便后要洗手，生活中要注意多饮水，保证充分的睡眠和休息，注意腹部保暖，切不可洗冷水澡。在饮食方面，要多吃富有营养、易于消化的饮食，多补充液体，如稀饭、米汤、菜汤、酸牛奶等。

当病情好转，腹泻基本停止后，要少食多餐，每日 4～6 次，可食用少渣饮食，如烤馒头干、面片、面包干、蒸蛋羹等，适当吃些鲜果汁、生苹果泥，要尽可能少吃或者不吃粗纤维食物、强烈刺激性食物、甜食、鲜牛奶、炼乳、汽水、豆腐、香蕉、梨、酒类、油炸类食物、雪糕及冰镇饮料。

【安全用药的知心语】

(1) 勿滥用抗生素：会导致肠道菌群失调，降低肠道的抗邪能力，引发其他的肠道病变。

(2) 不要随便服用止痛药缓解腹痛：临床上常用的止痛药有两种，一种是解热镇痛药，一种是解痉止痛药。解热止痛药在正常情况下，对胃黏膜有损害，在胃肠道黏膜有炎症时，服用这种止痛药，会加重病情。解痉止痛药能松弛肌肉而达到止痛的效果，但是肌肉一松弛，肠道蠕动就减慢，成了止泻药，过早地使用止泻药，会抑制毒素和细菌的排泄，使病情慢性化。

常用的治疗痢疾中成药

药 名	主 治	用法用量
黄连素片	痢疾杆菌所致的肠道感染	口服，每次 2～3 片，每日 2～3 次
穿心莲片	细菌性痢疾，慢性迁延性肝炎，尿道感染，急性扁桃体炎，咽喉炎，气管炎，结肠炎	口服，每次 5 片，每日 3 次，温开水送下
菌痢平片	肠胃食滞，寒热凝结引起的赤白痢疾脓血相杂，里急后重，腹痛下坠，不思饮食，身体倦怠，恶心呕吐	口服，每次 4～6 片，每日 3～4 次

续表

药　名	主　治	用法用量
消炎止痢丸	细菌性痢疾，阿米巴痢疾，肠炎腹泻，消化不良等	口服，每次 5~6 克，每日 2~3 次
久痢丸	湿热久痢，休息痢	口服，每次 1 袋，每日 2 次（忌生冷油腻食物）
止痢宁片	肠火，痢疾，表现为腹痛泻泄、下痢脓血、肛门灼热、里急后重者	口服，每次 4~5 片，每日 3 次
泻痢固肠丸	久痢久泻脱肛，腹胀腹痛	口服，每次 6~9 克，每日 2 次（忌食生冷油腻）
水杨梅片	细菌性痢疾，肠炎，泄泻，里急后重	口服，每次 4~6 片，每日 3 次

9. 噎膈

噎膈是由于食管干涩，食管、贲门狭窄所致的一类病症，临床以咽下食物梗塞不顺，甚则食物不能下咽到胃，食入即吐为主要表现。噎即吞咽食物时梗塞不顺；膈即食管阻塞，食物不能下咽到胃，食入即吐。

【治疗噎膈的实用小药方】

（1）活膈汤：威灵仙 30 克，白蜜 30 克，山慈姑 10 克。水煎，每 4 小时服 1 次。

（2）八仙膏：藕汁、姜汁、梨汁、甘蔗汁、萝卜汁、白果汁、竹沥、蜂蜜等份，和匀蒸熟，任意食之。

（3）治幽门痉挛方：代赭石 50 克，牛膝 50 克。共研成细末，分为 24 等份，口服，每日 3 次，每次 1 包。

（4）鹌蛋牛奶饮：鹌鹑蛋 5 枚，鲜牛奶 300 毫升，冰糖 20 克。先将冰糖溶入鲜牛奶中，煮沸牛奶，冲入蛋，搅拌成蛋花服食。

【预防调护的小贴士】

要注意生活规律和饮食调理，多吃新鲜水果蔬菜，不吃刺激性和霉烂食物，禁忌烟酒，饮食不宜过热。实证者，饮食宜细软、多汁，可选用乳类、蛋类、肉糜、碎菜等，禁忌辛辣、煎烤及烟酒刺激之品。阴虚者多用豆浆、甲鱼、淡菜、银耳、鸭蛋之类；阳虚者多选瘦猪肉、羊肉、牛肉、鸽肉、乳制品、豆制品、鸡蛋等，忌食生冷瓜果。

此外，还要保持口腔清洁，做好口腔护理，及时处理呕吐物及痰涎；保持二便通畅，必要时给予润肠通便药物。正气虚弱易外感者，还应特别注意保暖。估计可能发展至滴水不下、病情恶化时，宜早日进行鼻饲或胃造瘘，以保证饮食入胃，保持营养供给。

【安全用药的知心语】

（1）及早检查，确定病性：噎膈的病变范围较广，故应及早做相关检查，明确疾病的性质。食道痉挛属于功能性疾病，治疗以调理气机、和胃降逆为主。食道炎、贲门炎属于炎症性疾病，治予清热解毒、理气和胃之法。食道癌、贲门癌则为恶性肿瘤，早期无转移及严重并发症，应积极采用手术治疗，配合中药益气扶正、化痰活血、解毒散结。

（2）勿伤津损胃：在治疗过程中，必须注意固护津液及胃气。疾病初期，不可多用辛散香燥之药，以免耗损阴津。后期津液枯槁，阴血亏损，应滋阴补血，但不可过用滋腻之品，以固护胃气。养阴可选沙参、麦冬、天花粉、玉竹等，可配合生白术、生山药、木香、砂仁，以健脾益气、芳香开胃，但不能用生地、熟地等滋腻之品。

常用的治疗噎膈中成药

药　名	主　治	用法用量
开胸顺气丸	饮食内停，气郁不舒所致的胸胁胀满，胃脘疼痛	口服，每次 3～9 克，每日 1～2 次（孕妇禁用；年老体弱者慎用）
清涎快膈丸	噎膈反胃，胸胁胀闷，痰涎多，咽喉不利	口服，每次 1.5～3 克，每日 3 次
橘半枳术丸	脾虚食滞，不思饮食，消化不良，呕吐痰饮	口服，每次 6 克，每日 1～2 次（孕妇禁用）
丁沉透膈丸	胃脘疼痛，气郁结滞，胸膈痞闷，嗳气吐酸，消化不良	口服，每次 10 克，每日 2 次（孕妇忌服；阴虚胃热，胃酸缺乏者禁用）
通幽润燥丸	胃肠积热，幽门失润引起；脘腹胀满，大便不通	口服，每次 1～2 丸，每日 2 次（孕妇忌服；年老体弱者慎服）
噎膈丸	噎膈，咽炎，吞咽不利，咽喉干燥；亦可用于食管黏膜上皮不典型增生及食管癌的辅助治疗	口服，每次 1 丸，每日 3 次，细嚼后徐徐咽下

10. 腹痛（胃肠胀气、消化不良）

腹痛是指由于脏腑气机不利、经脉气血阻滞、脏腑经络失养引起的一种常见的脾胃肠病症，以胃脘以下、耻骨毛际以上部位发生疼痛为主要临床表现。

【治疗腹痛的实用小药方】

（1）花椒炒鸡蛋：花椒粉 10 克，鸡蛋 1 枚。在锅内放少许香油，油熟后放入花椒粉，略炒片刻，打入鸡蛋炒熟即可食用，每日 2 次。

（2）蜀椒散寒汤：蜀椒 10 克，橘皮 10 克，生姜 10 克，水煎服。

（3）大黄：大黄 30 克，开水泡 30 分钟。去渣，分服，若无腹泻，可加入芒硝 10 克。

（4）二芽煎：生谷芽 15 克，生麦芽 15 克。水煎服，每次 40～60 毫升，每日 3 次，适用于米、面、肉等食物消化不良引起的腹痛。

（5）茴香红糖水：小茴香 10 克，水煎取汁，加红糖适量服饮。

(6) 丁香肉桂红糖煎：丁香10克，肉桂1克。水煎，加适量红糖调服，每日3次，可温中散寒。

【预防调护的小贴士】

腹痛多与饮食失调有关，平素宜饮食有节，注意饮食卫生，忌过食生冷瓜果、饮料、不洁食品，防止暴饮暴食，少食过于辛辣、油腻之品。要养成良好的饮食习惯，饭前洗手，细嚼慢咽，饭后不宜立即参加体育活动。

【安全用药的知心语】

(1) 切勿滥用止痛药：以免掩盖一些严重病变的病情，延误了诊治，甚至导致生命危险。

(2) 用药要因人而异：腹痛虽然常见，但病因病机复杂，不同年龄段的人腹痛的表现及其用药也不尽相同。儿童腹痛时，最好不要自己买药给孩子服用，应及时去医院就诊；孕妇、哺乳期妇女慎用山莨菪碱、普鲁本辛和颠茄等止痛；老年人因腹肌较弱，反应较差，腹痛常不典型，有时病情已很严重，但仍感觉不到，因此老年人腹痛不能随便服药，而应去医院检查、治疗。

常用的治疗腹痛中成药

药　名	主　治	用法用量
乌梅丸	蛔厥、久痢、厥阴头痛或脾胃虚引起的胃脘痛、肢体瘦弱	口服，每次2丸，每日2～3次（孕妇忌服）
小建中合剂	中焦虚寒所致的胃脘痛及虚劳心悸、面色无华、舌淡苔白、脉虚细或沉迟等症。类似西医的胃及十二指肠溃疡、急慢性胃炎、神经衰弱、冠心病、风湿性心脏病等	口服，每次20～30毫升，每日3次，用时摇匀
附子理中丸	脾胃虚寒所致的胃脘痛，腹痛，呕吐泄泻，手足不温等症	口服，每次1丸，每日2～3次（孕妇慎用）
附桂理中丸	肾阳衰弱，脾胃虚寒，脘腹冷痛，呕吐泄泻，手足不温	口服，每次1丸，每日2～3次，姜汤或温开水送服（孕妇慎用）
保和丸	各种消化不良、食积停滞、胸腹痞满、腹胀时痛、嗳腐吞酸、不思饮食、恶心呕吐、大便泄泻恶臭诸症。小儿疳积，营养障碍、心痞腹胀、厌食吐泻者，亦可用本方治疗	口服，每次6～9克，每日2次，小儿酌减（体虚无积滞者忌服）
枳实导滞丸	脾胃虚弱、气滞食积所致之脘腹胀痛、不思饮食、大便秘结及痢疾里急后重之症。类似西医的胃下垂、胃肌无力、慢性胃炎、胃神经官能症等有上述表现者	口服，每次6～9克，每日2次（忌食生冷食物）
开胸顺气丸	饮食不节、积滞内停、气郁不舒所致的胸腹痞满胀痛、胃脘疼痛、呕吐恶心以及赤白痢疾、里急后重等症	口服，每次1丸，每日2次（孕妇及气虚者忌用）
金佛止痛丸	胃脘气痛，月经痛，慢性浅表性胃炎引起的疼痛	口服，每次5～10克，每日2～3次（孕妇禁用；糖尿病患者及妇女月经过多者禁服）

药 名	主 治	用法用量
七香止痛丸	脘腹气滞疼痛	口服，每次 3~6 克，每日 2 次，小儿酌减
延胡止痛片	气滞或气滞血瘀所致的胃痛、胸痹痛、胁痛、头痛及月经痛等多种疼痛。类似西医的胃炎、胃及十二指肠溃疡、肋间神经痛、血管神经性头痛、三叉神经痛、月经痛	口服，每次 4~6 片，每日 3 次（阴虚火旺者慎用）
九气拈痛丸	脘腹疼痛，两胁胀满，食欲不振，嗳气泛酸，倒饱嘈杂，大便溏薄等。类似西医的急慢性胃炎、神经性胃痛、胃及十二指肠溃疡、胃扩张、胃下垂、慢性腹泻、肋间神经痛、慢性肝炎、冠心病初起等有上述见症者	口服，每次 6~9 克，每日 2 次，温开水送服（胃热引起的疼痛，不宜使用；忌食生冷、油腻之物；孕妇禁服）
越鞠保和丸	气郁停滞，倒饱嘈杂，胸腹胀痛，消化不良	口服，每次 6 克，每日 1~2 次

11. 痞满（食积）

痞满是由表邪内陷，饮食不节，痰湿阻滞，情志失调，脾胃虚弱等导致中焦气机阻滞，脾胃功能失调，升降失常，胃气壅塞而成的一种临床较常见的脾胃病症。表现为胸脘痞塞，满闷不舒，按之柔软，触之无形，压之不痛，视之无胀大之形。痞满按部位可分为胸痞、心下痞等，其中心下痞又称胃痞。

【治疗痞满的实用小药方】

（1）麦冬栀子粥：麦冬 20 克，栀子 10 克，桑叶 10 克，粳米 100 克。将上药加水同煎取汁，再用粳米煮粥，粥成后加入药汁煮沸，凉后服用。

（2）生芦根粥：新鲜芦根 30 克，竹茹 20 克，粳米 100 克，生姜 2 片。将新鲜芦根洗净，切成小段，与竹茹同煎取汁，加入粳米煮粥，粥欲熟时，入生姜稍煮即可。

（3）包菜粥：包菜 150 克，大米 100 克。将包菜洗净、切碎，与大米一起放入锅中，加水适量，煮粥，待粥熟后加入调味品即可。

（4）薏苡仁粥：薏苡仁 60 克，粳米 100 克。将薏苡仁捣碎，与粳米一同煮粥，温食。

（5）萝卜生姜粥：萝卜 250 克，生姜 1 块，大米 100 克。将萝卜、生姜洗净，均匀切片，加清水适量，入大米同煮粥。

（6）山药羊肉粥：鲜山药 300 克，羊肉 25 克，粳米 250 克。将鲜山药、羊肉煮烂，加入粳米，加水适量煮粥，早晚各 1 碗，功可温中散寒、健脾和胃。

【预防调护的小贴士】

痞满患者要重视生活调摄，尤其是饮食与精神方面的调摄。要做到饮食有节，以少食多餐、营养丰富、清淡易消化为原则，切忌粗硬饮食，不宜过饱过饥，食宜清淡，勿恣食生冷、肥甘、辛辣食物，力戒烟酒，忌喝浓茶，以免损伤脾胃，滞气酿痰。还要保持精神愉快，调节情志，避免精神刺激、忧思恼怒及精神紧张，以免气机郁滞。此外，要起居有常，预防风寒、湿热之邪的侵袭；避免劳累，注意劳逸结合，病情较重时，需适当休息；应适当参加体育锻炼，以增强体质，调畅气机。

【安全用药的知心语】

导致痞满的原因很多，可能是功能性的，也可能是器质性的，不管是哪种，都应积极进行治疗，根除病因或原发病。理想的治疗方法是在正确认识和了解疾病、合理膳食、调整工作节奏、平衡心理的基础上，积极采用药物治疗。

常用的治疗痞满中成药

药　名	主　治	用法用量
猴头菇片	脾气亏虚所致的胃脘部痞满胀闷、反酸、打嗝、胀气、面色淡白、萎黄、易疲劳、大便溏薄等	口服，每次1粒，每日1次
胃苏冲剂	气滞型胃脘胀痛	开水冲服，每次15克，每日3次（糖尿病者忌服）
保济丸	腹痛腹泻、嗳食嗳酸，恶心呕吐，肠胃不适，消化不良，舟车晕浪，四时感冒，发热头痛	口服，每次1.85~3.7克，每日3次
保和丸	各种消化不良、食积停滞、胸腹痞满、腹胀时痛、嗳腐吞酸、不思饮食、恶心呕吐、大便泄泻恶臭诸症。小儿疳积，营养障碍、心痞腹胀，厌食吐泻者，亦可用本方治疗	口服，每次6~9克，每日2次，小儿酌减（体虚无积滞者忌服）
胃乃安丸	肠炎腹泻，脘腹胀满，食积乳积，菌痢等症	口服，每次20粒，每日3次；1岁内每次4~6粒，每日2~3次；1~3岁每次6~12粒，每日3次；3岁以上酌加
胃宁冲剂	慢性浅表性胃炎及慢性萎缩性胃炎引起的上腹痛、胀痛、纳差等症，并可预防胃癌，作为胃癌的辅助治疗之用	饭前开水冲服，每次20克，每日3次
枳实导滞丸	脾胃虚弱、气滞食积所致之脘腹胀痛、不思饮食、大便秘结及痢疾里急后重之症。类似西医的胃下垂、胃肌无力、慢性胃炎、胃神经官能症等有上述表现者	口服，每次6~9克，每日2次（忌食生冷食物）
柴胡疏肝丸	肝气不舒，胸胁痞闷，食滞不清，呕吐酸水	口服，每次1丸，每日2次
气滞胃痛冲剂	肝郁气滞、胸痞胀满、胃脘疼痛等症。类似西医的慢性胃炎、消化性溃疡、慢性无黄疸型肝炎等	开水冲服，每次1袋，每日2~3次（气郁化火者不宜服用；孕妇慎用）
越鞠丸	气、血、火、痰、湿、食六郁所致的胸腹痞闷、脘腹胀痛、胸胁疼痛、饮食不化、呕恶嗳气、嘈杂吞酸或兼有精神抑郁、情绪不宁等症。类似西医的胃肠神经官能症、胃溃疡、十二指肠溃疡、慢性胃炎、传染性肝炎等	口服，每次6克，每日2次

药　名	主　治	用法用量
香砂六君丸	脾胃气虚、湿阻痰聚、气滞胃逆所引起的胃脘痛、呕吐、消化不良、嗳气食少、头晕肢乏、面色萎黄、口淡多痰、时吐清水或大便溏泄等症。类似西医的胃溃疡、十二指肠溃疡、慢性胃炎、慢性肝炎、慢性胆囊炎、妊娠反应、胃下垂等	口服，每次6～9克，每日2～3次（忌生冷食物）
人参健脾丸	脾胃虚弱，消化不良，食欲不振，脘胀呕恶，腹痛便溏，小儿疳积	口服，每次2丸，每日2次，小儿酌减

12. 心悸（心律失常）

心悸是指气血阴阳亏虚，或痰饮瘀血阻滞，心失所养，心脉不畅，引起心中急剧跳动，惊慌不安，不能自主为主要表现的病。主要症候特征是：①心慌不安，心跳剧烈，不能自主。②或一过性、陈旧性，或持续时间较长，或一日数次发作，或数日一次发作，时轻时重，反复发作，缠绵难愈。③脉象或数或迟。发病或加重常与饮食、情志、起居、冷暖等诱因有关。

【治疗心悸的实用小药方】

（1）酸枣仁30～45克，粳米100克。把酸枣仁捣碎，浓煎取汁，再用粳米加水适量同煮，待米半生半熟时，对入枣仁汁再煮为粥。晚餐时温热服食。

（2）乌豆50克，桂圆肉15克，大枣50克。加清水3碗煎至2碗，早晚分服。

（3）当归75克，生姜75克，羊瘦肉1000克，大料、桂皮少许。文火焖至肉烂熟，去药渣，食肉服汤，每次适量。对于心动过缓、传导阻滞者效果好。

（4）人参末3克，冰糖少量，粳米100克。同入沙锅煮粥，早晚空腹分服。适用于各种心律失常。

（5）人参3～5克。水煎饮汤食参，亦可用人参片适量嚼服，每日1味，每日2次。本方适用于各种心律失常。

（6）人参3～5克（或党参15克），麦冬10克。水煎，饮汤食参，每日2剂。本方适用于各种心律失常。

（7）灵芝末1.5～3克。开水送服，每日2~3次。本方适用于早搏，房颤，房室传导阻滞。

【预防调护的小贴士】

要保持心情愉快，避免情志内伤。饮食有节，起居有常，劳逸有度，饮食不宜过饱，宜少食辛辣油腻，要保证一定的休息时间。注意寒暑变化，避免外邪侵袭而诱发心悸，或使病情加重。

【安全用药的知心语】

（1）症状轻者可不用药：偶发的心悸，而无其他症状，不影响循环功能，可在情绪激动、紧张、焦虑、忧郁、吸烟饮酒过多、饮浓茶咖啡等情况下诱发。一般不必服用抗心律失常药。

（2）针对原发病治疗：对伴发于器质性心脏病者，需到医院对其原发病进行治疗。除器质性心脏病外，其他器质性疾病，如发热、贫血、甲状腺功能亢进、电解质紊乱等也可引起心悸，关键在于纠治原发病。

常用的治疗心悸中成药

药　名	主　治	用法用量
定心丸	心血不足、惊悸、怔忡、失眠、夜多噩梦、心烦不安、神疲、体倦等症。类似西医的神经衰弱和某些心脏病见有上述症状者	温开水送服，每次1丸，每日2次（本品不可过量长期服用，以防汞中毒）
归脾丸	心脾两虚所致的气短心悸，失眠多梦，头昏头晕，血虚萎黄，肢倦乏力，食欲不振，紫斑，肌衄，齿衄，鼻衄及月经不调等症	口服，每次1丸，每日3次，温开水空腹送服（忌过劳及思虑过度）
安神丸	心神不宁，惊悸失眠，惊悸心烦等症	口服，每次20粒，每日2次
柏子养心丸	心气不足，心血亏虚而致的心神不安，心悸易惊，失眠多梦，健忘，精神困倦，气短自汗等症	口服，每次9克，每日2次（忌食辛辣食物）
炙甘草合剂	气虚血少之心悸，脉结代，胸痹，气短羸瘦，虚热咳嗽等症。类似西医的冠心病、心律失常、贫血、甲状腺功能亢进、神经官能症、病毒性心肌炎、风湿性心脏病等见有上述表现者	口服，每次15～25毫升，每日3次（发热、舌红绛者忌用）
天王补心丹	心阴不足之失眠多梦、心悸不宁、健忘迷惑及五心烦热、口舌生疮、大便干燥等症。类似西医的神经衰弱、心脏病、心律不齐、甲状腺功能亢进、更年期综合征见上述表现者	口服，每次9克，每日2次（脾胃虚寒，胃纳欠佳，痰湿留滞者不宜用）
朱砂安神丸	胸中烦热，心悸不宁，失眠多梦，记忆力减退等症。类似西医的神经衰弱、精神分裂症、癫痫等见有上述表现者	口服，每次9克，每日2次（忌食辛辣油腻及刺激性食物，忌烟酒；因消化不良、胃脘嘈杂所致的怔忡不安、不眠等忌服；孕妇忌服；本药不宜多服或久服，儿童尤不宜久用）
安神补心丸	肝肾阴亏、血不养心所致之心悸、失眠、头晕等症	口服，每次1粒，每日3次，温开水送服（忌食辛辣）
心宝丸	心血瘀阻、心气亏虚所致的胸痹痛。类似西医的冠心病及其他心脏病引起的心绞痛、心肌缺血、心功能不全见有上述表现者	口服，每次1～2丸，每日1～3次（孕妇及妇女经期慎用）

13. 胸痹（冠心病、心绞痛）

胸痹是威胁中老年人生命健康的重要疾病之一，是由于正气亏虚，饮食、情志、寒邪等引起的以痰浊、瘀血、气滞、寒凝痹阻心脉所致的一种心系病症。主要表现为胸口或左胸部发作性憋闷、疼痛。轻者偶发短暂轻微的胸部沉闷或隐痛，重者疼痛剧烈，或呈压榨样绞痛，严重者心痛彻背，背痛彻心，常伴有汗出肢冷、心悸、惊恐不安、气短、呼吸不畅，甚至喘促、面色苍白等。可由劳累、饱餐、寒冷及情绪激动而诱发，也可在无明显诱因或安静状态下发病。

【治疗胸痹的实用小药方】

（1）瓜蒌薤白方：瓜蒌 1 枚（捣碎），薤白 12 克，白酒适量（约 60 毫升），水煎服。

（2）芦根生姜方：新鲜芦根 30 克，竹茹 20 克，粳米 100 克，生姜 2 片。将鲜芦根洗净，切成小段，与竹茹同煎取汁，加入粳米煮粥，粥欲熟时，入生姜稍煮即可。

（3）麦冬栀子粥：麦冬 20 克，栀子 10 克，桑叶 10 克，粳米 100 克。将上药加水同煎取汁，再用粳米煮粥，粥成后加入药汁煮沸，凉后服用。

（4）海藻昆汤布：海藻 30 克，昆布 30 克，木耳 15 克，黄豆 200 克。将上述食物共炖煮，加少量调味品，即可服食，可长期服食。

（5）丹参茶：丹参 9 克，绿茶 3 克。将丹参制成粗末，与绿茶一起放入杯中，以沸水冲泡 10 分钟，代茶饮。

（6）参芪羹：人参 6 克，黄芪 10 克，鸡蛋 1~2 枚。将人参与黄芪同煎沸 10 分钟，连药带汁入碗中，混入鸡蛋搅匀，上笼蒸，至羹即可，早晚各吃 1 碗，连服 10 天。

（7）人参三七炖鸡：人参 10 克，三七 5 克，鸡肉 100 克。将人参、三七与鸡肉共放入炖盅内，隔水炖 1 小时即可服食。

【预防调护的小贴士】

首先要注意防寒保暖，避免寒冷刺激。其次，不可过度劳累，发作期应立即卧床休息，缓解期要注意适当休息，坚持力所能及的活动，做到动中有静，保证充足的睡眠；饮食，宜清淡，食勿过饱，不可暴饮暴食，不可过食肥甘厚味及烟酒等刺激性食物，应戒烟，少饮酒，宜多吃水果及富含纤维食物，低盐饮食，保持大便通畅。还要调畅情志，避免过于激动或喜怒忧思无度，保持心情平静愉快。最后，还要加强体育锻炼，最适宜的运动方式是散步、打太极拳、做气功等。

【安全用药的知心语】

（1）及时用药：很多患者总是根据症状来决定用药与否。症状轻或不明显时，就自行停药；症状重时又重新服用。殊不知在某种程度上，这种情况严重加大了心脏负荷，表面上看似节约了，事实上对健康极为不利。

（2）保证用药剂量：一般来讲，治疗胸痹药物的保健服用量或者说是维持量，应该是治疗量的 2/3。而要使药物产生一定的治疗保健效果，必须保证用药剂量。

（3）切忌突然停药：药物进入血液并维持稳定的血药浓度是需要一个过程的，只有在药物被人体吸收后才能改善病情，这个过程，需要至少 4 周时间。

常用的治疗胸痹中成药

药　名	主　治	用法用量
苏冰滴丸	冠心病、胸闷、心绞痛、心肌梗死。也可用于中风所致的突然昏迷、牙关紧闭、不省人事以及中暑所致昏迷等症	病发时立即吞服或含服，每次2～4粒，每日3次
冠心苏合香丸	冠心病、心绞痛、胸闷、心肌梗死等，中医辨证属于"寒闭"者	口服，每次1～2粒，每日1～3次，也可于临睡前或发病时服用（热郁神昏、气虚津伤者禁用；孕妇忌服）
失笑散	一切瘀血积滞所致的痛经、闭经、产后恶露不尽等症。亦可用于血瘀胸痹证。类似西医的更年期综合征、冠心病属于血瘀症候者，以及宫外孕、肿瘤等	口服，每次6～9克，每日1～2次，布包煎服
舒冠片	冠心病、心绞痛、动脉粥样硬化、高脂血症及抗血栓形成	口服，每次4～6片，每日3次
活血通脉胶囊	癥瘕痞块、血瘀闭经，跌打损伤见有眩晕、胸闷、心痛、体胖等属于痰瘀凝聚者。现代多用于冠心病、心绞痛、急性心肌梗死、高脂血症、脑血栓、肾动脉硬化、肾病综合征等	口服，每次2～4粒，每日3次（孕妇忌服）
复方丹参片	心脉瘀阻所致的胸痹心痛、冠心病属气滞血瘀者	口服，每次4片，每日3次（单纯气阴两虚者慎用）
速效救心丸	冠心病、胸闷、憋气、心前区疼痛，可缓解心绞痛	含服，每次4~6粒，每日3次；急性发作时每次10~15粒
环心丹	胸痹心痛、心悸气短。对心绞痛、心肌梗死、心律不齐及可疑隐性冠心病等有较好疗效	口服，每次2粒，每日2～3次，饭后温水送服；急性发作时宜嚼碎含化，每次3粒
复方丹参注射液	胸痹证。现代多用治冠心病、冠状动脉供血不足、心肌梗死、心绞痛者	静脉点滴，每次10～16毫升，用5%葡萄糖注射液100～500毫升稀释后应用，每日1次（血分有热者禁用）
炙甘草合剂	气虚血少之心悸、脉结代、胸痹、气短羸瘦、虚热咳嗽等症。类似西医的冠心病、心律失常、贫血、甲状腺功能亢进、神经官能症、病毒性心肌炎、风湿性心脏病等有上述表现者	口服，每次15～25毫升，每日3次（发热、舌红绛者忌用）
洋参胶囊	气阴两虚之烦倦口渴、劳伤失精、气虚咳嗽、痰血、潮热盗汗、腰酸遗精、头晕目眩、耳鸣耳聋、手足心热、午后颧红等症。类似西医的神经衰弱、糖尿病、冠心病等	口服，每次2粒，每日2次，温开水送服；小儿减半
参附注射液	元气大亏、阳气暴脱，出现手足厥逆、汗出、呼吸微弱、脉微等症。类似西医的心力衰竭、休克、心律失常等症	静脉点滴，一般用量为40～100毫升加入10%葡萄糖注射液250～500毫升中缓慢静滴，每日80～200毫升（病情稳定后不可多用，以免助火伤阴耗血）

续表

药　名	主　治	用法用量
活心丹	冠心病、心绞痛、心肌缺血及心功能不全等	口服，每次 1～2 丸，每日 1～3 次温开水送服（孕妇、月经期、身体虚弱者慎用）
心通口服液	气阴两虚、痰瘀交阻型胸痹，症见心痛、心悸、胸闷气短、心烦乏力、脉沉细弦滑或结代等。类似西医的冠心病、心绞痛	口服，每次 10～20 毫升，每日 2～3 次（孕妇禁用；服后有反酸者可于饭后服用）

14. 中风（脑出血）

中风，又名卒中，是由于阴阳失调，气血逆乱，上犯于脑所致的以突然昏仆、不省人事，伴有半身不遂、口舌㖞斜、言语不利，或不经昏仆，而仅以㖞僻不遂、偏身麻木为主要表现的一种病症。

【治疗中风的实用小药方】

（1）黄芪虾米海带汤：黄芪 6 克，虾米 24 克，海带 15 克，香菇 3 个，冬瓜 300 克。将上述用料洗净，海带剪成片，香菇对切，冬瓜削皮、切成长条状，锅加清水适量，放入黄芪、虾米、海带、姜片、葱段和香菇，煮沸后改小火，煮 30 分钟，放入冬瓜，煮片刻，加盐、味精调味后即可。

（2）冬瓜子饮：冬瓜子 30 克，红糖适量。将冬瓜子捣烂，加红糖适量，开水冲服。

（3）龟血炖冰糖：乌龟 3 只，冰糖适量。将乌龟斩头取血，加清水及冰糖适量，装碗，放入锅中隔水炖熟即可。

（4）淡菜皮蛋粥：淡菜 30 克，皮蛋 1 枚，粳米 100 克。将淡菜洗净，皮蛋切碎，与粳米一同放入锅中，加水 800 毫升，精制油适量，煮成稀粥，早晚空腹温服，可长期服用，也可预防中风。

【预防调护的小贴士】

首先，要重视中风先兆症状。中老年人经常出现一过性头晕，肢麻肉惕者，乃中风先兆，应引起重视，及早诊治，以防发生中风。中老年人平时要慎起居；参加适量的体育锻炼，如太极拳、气功、散步等；要保持心情舒畅，情绪稳定，避免精神刺激；饮食要清淡，避免过食肥甘厚味及嗜烟酗酒，多食瓜果蔬菜，保持大便通畅。

中风急性期病情极不稳定，短时间内可能出现各种变证，故应密切观察病情，及时掌握疾病动态，重点注意神志、气息、瞳神、脉象等的变化，并采取相应的应对措施。此外，中风的并发症较多，对预后转归影响很大，故应加强护理，预防并发症，要做到勤翻身，积极按摩受压的皮肤，改善局部血液循环，保持衣物、床单干燥平整，防止褥疮发生；常咳痰，保持呼吸道通畅，防止肺部感染、口腔感染等；进食以流质为主，进食速度宜慢，以防窒息等。

中风恢复期的患者，要在综合治疗的同时，积极进行功能锻炼，以促进瘫痪肢体的康复，防止肌肉萎缩，关节变形等。还要注意避免中风的复发。中风有明显的复发倾向，复发时病情往往较重，故对已有中风病史的患者，仍应加强预防调摄，以防为主。

【安全用药的知心语】

（1）及时吃药：在中风的预防性用药中，不少人都知道每晚睡前服用肠溶阿司匹林，但仅服1片（25毫克）。其实，目前国际公认的肠溶阿司匹林用量为每晚50~75毫克，即2~3片。如果药量不足，则达不到预防中风的目的。需要说明的是，"毫克"不等于"片"，需看清单位再用药。

（2）服药品种勿过多过杂：有过中风表现的人多惶恐不安，四处看病。有的医生给开了圣通平，有的医生给开了尼富达。其实，这些名称不同的药物都是心痛定，结果可能会因用药过量而导致中风。

（3）按时服药：一些老年人记忆力差，常忘记或重复服药。所以，建议中老年人将自己常服的降压药、降糖药、强心药等分开包装，注明服用日期及具体服用时间。或者把每日用药种类按时间写在纸上，贴在家庭醒目处作为备忘录。工作繁忙的人应备三套药，分别在办公室、家里、手提包内各一套，随时提醒自己服药。

常用的治疗中风中成药

药 名	主 治	用法用量
灯盏花注射液	偏瘫、失语等病症。对脑血栓形成、脑血管意外所致偏瘫等后遗症、冠心病、心绞痛有一定疗效	静脉点滴，每次15~20毫克加入5%~10%葡萄糖注射液500毫升中滴注，每日1次（脑出血急性期或有出血倾向者禁用）
脑血康口服液	改善脑缺氧，改善微循环障碍，降低血压，加速纤维蛋白溶解，增强吞噬细胞功能，促进血肿吸收等药理作用。为治疗高血压、脑出血的有效药物。脑血肿、脑血栓亦可用	口服，每次10毫升，每日3次，30天为1个疗程
清开灵注射液	风温、春温、暑温等热陷心包证及急黄（瘟黄、疫黄）等证。类似西医的中毒性肺炎、流行性脑炎、脑血管意外、中毒性痢疾、尿毒症、重症肝炎等	肌肉注射，每次1~2支，每日2~3次，或遵医嘱；静注，加入5%或10%的葡萄糖注射液中滴注（高热而出现休克，或血压偏低时禁用；有表证者勿用）
二十五味珍珠丸	中风，半身不遂，口眼㖞斜，昏迷不醒，神志紊乱，谵语发狂等	开水泡服：每次1克，每日1~2次（忌油腻、生冷、酸、腐、辛辣刺激性食物）
通关散	中风、风痰、痰原所致的牙关紧闭、痰涎上壅、神志不清、昏迷不醒等气机阻滞、清窍闭塞之证	每用少许吹鼻取嚏（脑实质性病变和孕妇忌用）

续表

药　名	主　治	用法用量
参附注射液	元气大亏、阳气暴脱，出现手足厥逆、汗出、呼吸微弱、脉微等症。类似西医的心力衰竭、休克、心律失常等症	静脉点滴，一般用量为40~100毫升加入10%葡萄糖注射液250~500毫升中缓慢静滴，每日80~200毫升（本品为峻补阳气以救暴脱之剂，用于急救，病情稳定后不可多用，以免助火伤阴耗血）
苏合香丸	中风寒闭、中恶之气郁、癫痫及胸痹心痛等病症，症见突然昏仆、不省人事、牙关紧闭，或口眼喎斜、半身不遂之症	口服，每次1丸，每日1~2次，姜汤或温开水送服（忌气恼及辛辣食物；孕妇忌服）
脑安胶囊	脑血栓形成急性期，恢复期；半身不遂、口舌喎斜、偏身麻木、口角流涎、脑供血不足、血管性头痛，预防中风	口服，每次2粒，每日2次，饭后及睡前服用均可；30天为1个疗程（出血性中风禁用）
华佗再造丸	瘀血或痰湿闭阻经络之中风瘫痪、拘挛麻木、口眼喎邪、言语不清等，以及缺血性中风、中风后遗症、胸痹、头痛、眩晕、风寒湿痹多用之	口服，每次8克，每日2次（孕妇忌服；服药期间如有燥热感，可用白菊花蜜糖水送服，或减半服用，必要时暂停服用1~2天）
偏瘫复原丸	气虚血瘀、风痰阻络引起的心脑血管疾病，症见中风瘫痪、半身不遂、口眼喎斜、痰盛气亏、言语不清、足膝水肿、腰膝无力、行步艰难、筋骨疼痛、手足肌肉拘挛见气虚之象及脑血栓引起的各种病症	口服，每次6克，每日2次，温开水或温黄酒送服（阴虚火旺、肝阳上亢者慎用或不用）
再造丸	中风、口眼喎斜、半身不遂、四肢麻木、关节疼痛、手足拘挛、言语不清、行走不便、痰瘀气闭等症	口服，每次1丸，每日2次（孕妇忌服）
强力天麻杜仲丸	中风引起的筋脉掣痛、四肢麻木、行走不便、腰腿酸痛、顽固性头痛	口服，每次5粒，每日1~2次
小活络丸	中风及痹证，症见一侧偏瘫、手足麻木不仁或疼痛，或四肢关节疼痛、屈伸不利等。类似西医的脑血管意外及中风后遗的半身不遂、风湿性关节炎、类风湿关节炎等	成人口服，每次1丸，每日2次（本药药力颇峻，只宜于体实者；阴虚有热者、孕妇均应慎用）
中风回春丸	中风偏瘫、口眼喎斜、半身不遂、肢体麻木等症	口服，每次1.7克，每日3次，温开水送服；30天为1个疗程，可连服2~3个疗程，或遵医嘱

15. 失眠

失眠是以不能获得正常睡眠为特征的一类病症，主要表现为睡眠时间、深度的不足，轻者入睡困难，或寐而不酣，时寐时醒，或醒后不能再寐，重者彻夜不寐，常影响人们的正常生活、工作、学习和健康。相当于现代医学当中的神经官能症、更年期综合征、慢性消化不良、贫血、动脉粥样硬化症等以不寐为主要临床表现的疾病。

【治疗失眠的实用小药方】

(1) 黄连竹叶汤：黄连 10 克，竹叶 5 克，水煎服。

(2) 酸枣仁粥：酸枣仁 5 克，粳米 100 克。将酸枣仁炒黄研末，粳米洗净，加水适量，煮粥，临熟，下酸枣仁末，再煮，空腹食用。

(3) 糖渍龙眼：鲜龙眼 500 克，白糖 50 克。将鲜龙眼去皮核，放入碗中，加白糖，上笼蒸，晾 3 次，至色泽变黑，拌白糖少许，装瓶即成，每次服龙眼肉 4 粒，每日 2 次。

(4) 安神梨：炒枣仁 10 克，雪梨 2 个，冰糖 15 克。将雪梨在近蒂处切下，将核挖出，拓宽四周，装入枣仁、冰糖，再将切下的梨蒂盖合，用竹签插牢，平放碗中蒸熟即可。

(5) 大枣葱白汤：大枣 15 枚，葱白 8 根，白糖 5 克。水煎，临睡前顿服。

【预防调护的小贴士】

养成良好的睡眠习惯是预防失眠的关键。要重视精神调摄，积极进行心理情志调整，克服过度紧张、兴奋、焦虑、抑郁、惊恐、愤怒等不良情绪，做到喜怒有节，保持精神舒畅，尽量以放松的、顺其自然的心态对待睡眠，反而能较好地入睡。晚餐要清淡，不宜过饱，更忌浓茶、咖啡及吸烟。睡前避免从事紧张和兴奋的活动，养成定时就寝的习惯。睡眠的环境要安宁，床铺要舒适，卧室光线要柔和，并努力减少噪声，去除各种可能影响睡眠的外在因素。

此外，还要注意睡眠卫生，建立有规律的作息制度，适当从事体力活动或体育锻炼，增强体质，持之以恒，促进身心健康。

【安全用药的知心语】

(1) 走出安眠药误区：一般人认为，失眠了就该用安眠药。对安眠药的使用，存在两种极端的态度。一是乱用、滥用，长期依靠安眠药达到睡眠目的；二是怕用，即使已有很严重的失眠，也不敢吃一片安眠药。事实上，一般短暂性或暂时性的失眠不一定需要看病、吃药，但若持续性失眠达 2~3 周以上，就要看医生用药了。

(2) 注意协同用药：持续性失眠者，多数伴有神经精神科疾病，最常见的是焦虑症和抑郁症，故安眠药常与抗焦虑药、抗抑郁药一起使用。

(3) 安眠药服用禁忌：孕妇、哺乳期妇女忌用安眠药；安眠药有头晕和走路不稳等副作用，可能会给年纪大、身体较弱者带来危险，因此年老体弱者慎用；安眠药主要在肝脏转化，由肾脏排出，因此肝肾疾病者不宜服用安眠药；安眠药能加深中枢抑制，因此呼吸道阻塞性疾病或睡眠呼吸暂停者不宜服用；急性闭角型青光眼及重症肌无力患者服安眠药会使症状急剧恶化；酒精和安眠药一样有抑制中枢神经作用，不要同时使用，以免过度抑制中枢神经。

常用的治疗失眠中成药

药　名	主　治	用法用量
归脾丸	心脾两虚所致气短心悸、失眠多梦、头昏头晕、血虚萎黄、肢倦乏力、食欲不振、紫斑、肌衄、齿衄、鼻衄及月经不调等症	口服，每次1丸，每日3次，温开水空腹送服（忌过劳及思虑过度）
安神口服液	虚烦不眠、心悸不安、头目眩晕等症	口服，每次1～2支，每日3～4次，用时摇匀
朱砂安神丸	胸中烦热、心悸不宁、失眠多梦、记忆力减退等症	口服，每次9克，每日2次（孕妇忌服）
天王补心丹	心阴不足之失眠多梦、心悸不宁、健忘迷惑及五心烦热、口舌生疮、大便干燥等症	口服，每次9克，每日2次（脾胃虚寒，胃纳欠佳，痰湿留滞者均不宜用）
五味子糖浆	头晕、失眠等神经衰弱症	口服，每次5～10毫升，每日3次
安神丸	心神不宁、惊悸失眠、惊悸心烦等症	口服，每次20粒，每日2次
养血安神糖浆	阴虚血少、头眩心悸、失眠健忘	口服，每次6克，每日3次。空腹温开水送服（脾气虚而大便溏软者忌服）
珍珠层粉	神经衰弱，咽喉炎	口服，每次1～2克，每日3～6克
灵芝双参口服液	气血两亏、心神不宁证，症见心悸、怔忡、腰膝酸软、失眠健忘。对神经衰弱有辅助治疗作用	口服，每次10毫升，每日2次，早饭和临睡前服用
神安胶囊	痰热扰心之失眠症，兼有口干、口苦	口服，每次4粒，每日2次，疗程1周（抑郁症、外感发热患者禁服）
枣仁安神液	心肝血虚、神经衰弱引起的失眠健忘、头晕头痛等症	口服，每次10毫升，每日2次
天麻灵芝合剂	肝肾不足引起的失眠，头晕，目眩，心悸，腰膝酸软，体虚乏力	口服，每次10毫升，每日2～3次（儿童、孕妇禁用）
磁朱丸	心肾阴虚，心阳偏亢，心悸失眠，耳鸣耳聋，视物昏花	口服，每次3克，每日2次

16. 郁证（抑郁症）

郁，即积、滞、蕴的意思，郁证是由于情志不舒、气机郁滞所致的一类病症。主要表现为心情抑郁、情绪不宁、胸胁胀痛、胸部满闷，或易怒善哭，或咽中如有异物梗阻、失眠等症。

【治疗郁证的实用小药方】

(1) **玫瑰花茶**：玫瑰花6～10瓣，将玫瑰花瓣放入杯中，冲入沸水，闷片刻，代茶饮。

（2）佛香梨：佛手 5 克，制香附 5 克，生梨 2 个。将生梨去皮，切开剜空，佛手、香附研末，放入剜空的梨中，合住，上锅蒸 10 分钟即可。

（3）草决明菊花茶：草决明 10 克，菊花 10 克。将草决明研碎，与菊花同放入杯中，沸水冲泡，闷片刻，代茶饮。

（4）凉拌芹菜藕片：芹菜 250 克，藕 200 克。将芹菜、藕洗净，斜切段和丝，用沸水焯过，待凉后拌和，放入适量盐、糖、味精、精制油，拌匀即可食用。

（5）甘麦大枣汤：甘草 10 克，浮小麦 30 克，大枣 15 克，熟枣仁 15 克，茯神 12 克，合欢花 12 克，水煎服。

（6）小麦粳米粥：小麦 100 克，粳米 100 克，红枣 10 枚，冰糖适量。将小麦淘洗干净，加清水 1000 毫升煮熟，去渣取汁，加入粳米、红枣和冰糖，慢熬成粥。

（7）党参龙眼炖乌骨鸡：党参 15 克，龙眼肉 12 克，大枣 5 枚，乌骨鸡肉 200 克。将上述食材共放入炖盅中，加水适量，隔水炖服。

（8）酸枣仁粥：酸枣仁末 15 克，粳米 100 克，将酸枣仁微炒片刻研末，以粳米加水煮粥至将熟时，加入酸枣仁末，再煮片刻即可。

【预防调护的小贴士】

避免忧思郁虑，防止情志内伤，是防止郁证的重要措施。郁证的发生与精神情志因素密切相关，因此要重视心理治疗和护理，保持积极乐观、知足常乐的良好心态，广交朋友，消除情志致病的因素，增强治病的信心。此外，还要建立规律的生活制度，养成良好的睡眠习惯，合理调整饮食，适当参加体力劳动和体育活动，增强体质。

【安全用药的知心语】

（1）及时用药：不少患者认为药物有副作用，不敢放心服药，更有一些人不接受或不遵医嘱用药，从而失去了最佳治疗时机。对于患者来说，只要对症，用药的受益是大于风险的。

（2）勿频繁换药：频繁换药等于自行放弃治疗，后果是小病拖成大病，新病号拖成了老病号，不仅延长和加重了疾病，而且造成了巨大的浪费。至于是否需要换药，应交给医生来判断。

（3）勿见好停药：不少患者一旦病情改善，就认为疾病已经治愈，因而自行停药，以致病情反复。维持治疗的时间应根据不同的情况而定，而不应自行停药。

常用的治疗郁证中成药

药　名	主　治	用法用量
越鞠丸	气、血、火、痰、湿、食六郁所致的胸腹痞闷、脘腹胀痛、胸胁疼痛、饮食不化、呕恶嗳气、嘈杂吞酸或兼有精神抑郁、情绪不宁等症	口服，每次 6 克，每日 2 次
柴胡疏肝丸	肝气不舒，胸胁痞闷，食滞不清，呕吐酸水	口服，每次 1 丸，每日 2 次

续表

药 名	主 治	用法用量
逍遥丸	肝郁、血虚、脾弱所引起的胁痛、郁证、低热、乳癖、月经不调等。症见两胁作痛、低热时冷、头痛目眩、口燥咽干、神疲食少，或月经不调、乳房作胀等	口服，每次6~9克，每日1~2次（忌辛辣、生冷食物；孕妇忌服）
丹栀逍遥丸	肝郁不舒之胸胁胀痛、烦躁易怒、头晕目眩、口燥咽干、午后烦热及妇女月经不调属肝郁化热者	口服，每次1丸，每日2次（虚寒证忌服）
解郁丸	肝郁气滞，心神不安所致的胸胁胀满，郁闷不舒，心烦心悸，易怒，失眠，多梦	口服，每次4克，每日3次（孕妇、外感患者禁服）
梅核气丸	梅核气，舌咽神经官能症，以及胸膈不舒、两胁胀满	含服或温开水化服，每次1丸，每日2次
更年康片	更年期妇女的脏燥虚劳等症。如妇女绝经期诸症、男子阳痿不举、神疲倦怠、烦躁易怒、失眠多梦、面黄肌瘦及婚久不孕等	口服，每次3片，每日3次，白开水送服（肝火旺盛、有实火者忌服）
更年安胶囊	更年期潮热汗出，眩晕耳鸣，烦躁失眠，血压增高	口服，每次3粒，每日3次
解郁安神颗粒	情志不舒，肝郁气滞等精神刺激所致的心烦、焦虑、失眠、健忘、更年期症候群	开水冲服，每次5克，每日2次（孕妇、哺乳期妇女禁用）
安神补心丸	肝肾阴亏、血不养心所致之心悸、失眠、头晕等症	口服，每次1粒，每日3次，温开水送服（忌食辛辣）
补气养血丸	心脾不足、气血两亏之形瘦神疲、惊悸健忘、食少便溏及病后虚弱等症	口服，每次9克，每日2次
人参养荣丸	心脾不足、气血两亏之形瘦神疲、面色㿠白、食少便溏、病后虚弱、头晕目眩、惊悸征忡、虚热自汗，或皮肤干燥、毛发脱落等症	口服，每次1丸，每日1~2次，温开水送服（心火亢盛、灼伤阴液所致的心悸失眠等忌用）
天王补心丹	心阴不足之失眠多梦、心悸不宁、健忘迷惑及五心烦热、口舌生疮、大便干燥等症	口服，每次9克，每日2次（脾胃虚寒，胃纳欠佳，痰湿留滞者，均不宜用）

17. 胁痛（胆囊炎、胆石症）

胁痛既是临床常见的疾病，也是临床常见的症状。胁是指侧胸部，腋以下至第十二肋骨部的统称。胁痛是以一侧或两侧胁肋部疼痛为主要表现的病症。

【治疗胁痛的实用小药方】

（1）橘叶饮：橘叶15克，柴胡15克，延胡索15克，川楝子15克，白芍15克，鸡内金15克，郁金30克，川芎10克，水煎服。

（2）鸡骨草煲瘦肉：鸡骨草30克，猪瘦肉100克。将鸡骨草与瘦猪肉共煲汤，加盐调味，吃肉饮汤。

（3）郁金三七花煲瘦肉：三七花15克，郁金10克，猪瘦肉100克。将上述物品同置锅中，共煲汤，加盐调味，吃肉饮汤。

（4）加味桃仁粥：桃仁 21 枚，生地 30 克，桂心 10 克，粳米 100 克。将桃仁去皮尖，桂心研末，将生地、桃仁、生姜用适量酒浸泡，绞取汁，加水煮粳米成粥，下桃仁等汁，煮沸，调入桂心末即成。

（5）猪肝豆腐汤：猪肝 80 克，豆腐 250 克。将猪肝洗净、切薄片，豆腐切厚片，待锅中水沸，放入豆腐，加盐少许，煮沸后入肝片，煮 3～5 分钟，调味即成。

【预防调护的小贴士】

胁痛的发生多与肝胆密切相关，在预防时，需注意调节情志，保持心情舒畅；避免外邪，防止湿热；调理饮食，勿过食甘肥辛辣酒热；增强体质，避免外伤。

如果已患胁痛，需注意休息，防止过劳；舒达情志，以使肝气流畅；饮食要清淡，忌食甘肥酒热；积极治疗，促使早日康复。

【安全用药的知心语】

（1）查明原发病：导致胁痛的原因有很多，如胆囊炎、肝炎、肋间神经痛、干性胸膜炎、局部外伤等。在你决定止痛之前，一定要先弄清胁痛发生的具体原因，针对原发病进行治疗，原发病治愈了，胁痛自会消失。

（2）辨证用药：如前所述，不同证型的胁痛发病的病机不同，治疗方法固然也不相同，在治疗前一定要先辨证，然后再用药。老年人机体反应性差，小儿对症状表述不清，因此，老人和儿童一旦出现胁痛，必须到医院就诊，请专业人士辨证论治。

（3）重视急性疼痛，不可忽略慢性疼痛：急性胁痛可能意味着比较严重的急性疾病，如急性胆囊炎、胰腺炎等，这些疾病必须住院治疗，甚至手术治疗的，不加以重视会贻误病情，甚至危及生命。慢性疼痛也不容忽视，长期的慢性疼痛，同样说明脏腑出现了病变，必须加以治疗、控制。

常用的治疗胁痛中成药

药　名	主　治	用法用量
柴胡疏肝丸	肝气不舒，胸胁痞闷，食滞不清，呕吐酸水	口服，每次 1 丸，每日 2 次
舒肝丸	肝郁气滞，胸胁胀满，胃脘疼痛，嘈杂呕吐，嗳气泛酸	口服，每次 6 丸，每日 2～3 次（孕妇慎用）
逍遥丸	肝郁、血虚、脾弱所引起的胁痛、郁证、低热、乳癖、月经不调等。症见两胁作痛、低热时冷、头痛目眩、口燥咽干、神疲食少，或月经不调、乳房作胀等	口服，每次 6～9 克，每日 1～2 次（忌辛辣、生冷食物；孕妇忌服）
舒肝颗粒	肝气不舒的两胁疼痛，胸腹胀闷，月经不调，头痛目眩，心烦意乱，口苦咽干，以及肝郁气滞所致的面部黧黑斑（黄褐斑）	口服，每次 1 袋，每日 2 次，用温开水或姜汤送服（孕妇禁用；糖尿病患者禁服）
和络疏肝片	慢性迁延性肝炎，慢性活动性肝炎及早期肝硬化	饭后温开水送服，每次 5 片，每日 3 次，或遵医嘱，小儿酌减（孕妇慎用）

药　名	主　治	用法用量
五灵止痛胶囊	因气滞血瘀、邪闭所致的胸胁痛、胃脘痛、痛经、腹痛，亦可用于扭挫伤、骨折等痛症	口服，每次1~2粒，痛时服用
金胆片	急慢性胆囊炎、胆石症，也可用于胆道感染	口服，每次5片，每日2~3次（孕妇慎用）
复方胆通	急慢性胆囊炎，胆道感染	口服，每次2片，每日3次，温开水送服
参柴颗粒	慢性肝炎、肝胃不和所致的胃脘、胁肋疼痛、呕吐泛酸、烦躁、口苦、胃纳减少、神疲乏力等症	口服，每次1袋，每日3次；儿童酌减。1~3个月为1个疗程
慢肝解郁胶囊	迁延性肝炎、慢性肝炎属于肝气郁结、肝脾不和、虚实夹杂症候者	成人口服，每次4粒，每日3次（肝肾阴虚者忌服）
乙肝扶正胶囊	乙型肝炎属肝肾两虚者	成人口服，每次4粒，每日3次（肝胆湿热及气滞血瘀症候忌服）
鸡骨草丸	急性黄疸型病毒性肝炎、慢性活动性肝炎、慢性迁延性肝炎	口服，每次4粒，每日3次

18. 黄疸（肝炎）

黄疸是指由于肝失疏泄，胆汁外溢，或血败不华于色，引发的以目黄、身黄、小便黄为主要临床表现的一种病症。其中尤以目睛黄染为主要诊断依据，若只有身黄而目不黄，则不属于黄疸。

【治疗黄疸的实用小药方】

(1) 鸡骨草煲红枣：鸡骨草60克，红枣8枚。水煎，代茶饮。

(2) 溪黄草煲猪肝：溪黄草60克，猪肝50克，水煎服。

(3) 茵陈粳米粥：茵陈30克，粳米50克，白糖适量。将茵陈洗净，煎水，去渣，留汁，用茵陈药液与粳米同煮粥，待粥将熟时，加入白糖适量，煮1~2沸即成。

(4) 黄花菜炖羊肉：黄花菜30克，羊肉250克。将羊肉洗净切块，放入沙锅内，加水适量，炖至七成熟，加黄花菜、葱、生姜、酱油、黄酒，继续炖至肉熟烂即可。

(5) 泥鳅炖豆腐：泥鳅500克，豆腐250克。将泥鳅去头尾、肠杂，洗净，加水适量，小火清炖至五成熟，加入豆腐和食盐，小火炖熟，佐餐食用。

(6) 参麦地黄汤：太子参30克，麦冬15克，生地黄15克，五味子10克，陈皮5克，生姜10克，大枣10枚，瘦猪肉100克。将瘦猪肉洗净，切成小块，其余用料洗净，生姜拍烂，全部放入锅内，加水适量，文火煮2小时，加盐调味，随量饮用。

(7) 参归羊肉汤：党参15克，当归10克，枸杞子15克，生姜10克，大枣10枚，羊肉150克。将羊肉洗净，切成小块，其余用料全部洗净，生姜拍烂，全部放入锅内，加水适量，文火煮3小时，加盐调味，随量饮用。

【预防调护的小贴士】

首先，要讲究卫生，避免食入不洁食物，注意饮食节制，勿过嗜辛热甘肥食物，戒酒类饮料。有传染性的患者，从发病之日起至少隔离 30~45 天，餐具要消毒。注意起居有常，顺应四时变化，以免正气损伤，邪气乘袭。

在发病初期，急性患者须绝对卧床休息，恢复期和转为慢性久病患者，可适当参加体育活动。保持心情愉快舒畅，进食富于营养而易消化的饮食，禁食辛热、油腻、酒辣之品，防止助湿生热，碍脾运化。密切观察脉证变化，若出现黄疸颜色加深，或出现斑疹吐血、神昏痉厥，属病情恶化之兆；如出现神志恍惚、烦躁不安，为正气欲脱之征象，均需及时救治。

【安全用药的知心语】

(1) 不可过用苦寒之品：黄疸的治疗以清热利湿为主，苦寒攻下药为常用药物，但需中病即止，以防损伤脾阳。此外，热重者要注意清热护阴，防止利湿太过，重伤阴液；湿重者要化湿护阳，防止苦寒太过，损其阳气。

(2) 慎重用药：有的人总以为有病就一定要吃药，吃了药才有安全感，其实不然，有些黄疸患者是不需要用药的。不恰当的用药不但不安全，往往还会引起药物性肝炎或其他相关的药物不良反应。用药一定要在医生的指导下进行。

常用的治疗黄疸中成药

药　名	主　治	用法用量
复方茵陈糖浆	肝胆湿热证，胁肋胀痛，恶心呕吐，纳呆腹胀，大便溏泄，小便短赤，或见黄疸、舌质红、苔黄腻、脉弦数或滑数；急性传染性肝炎见上述症候者	口服，每次 20 毫升，每日 2 次
茵栀黄口服液	湿热黄疸。类似西医急性、迁延性、慢性和重症肝炎（I 型）及其他型重症肝炎的综合治疗	口服，每次 10 毫升，每日 3 次
鸡骨草丸	急性黄疸型病毒性肝炎，慢性活动性肝炎，慢性迁延性肝炎	口服，每次 4 粒，每日 3 次
茵陈五苓丸	脂肪肝，传染性肝炎等	口服，每次 6 克，每日 2 次
清开灵注射液	风温、春温、暑温等热陷心包证及急黄（瘟黄、疫黄）等证。类似西医的中毒性肺炎、流行性脑炎、脑血管意外、中毒性痢疾、尿毒症、重症肝炎等	肌肉注射，每次 1~2 支，每日 2~3 次，或遵医嘱；静注，加入 5%或 10%的葡萄糖注射液中滴注（高热而出现休克，或血压偏低时禁用；有表证者勿用）
茵陈五疸丸	湿热黄疸，周身水肿，遍身发黄，小便赤黄、小便不利	口服，每次 6 克，每日 1~2 次
消炎利胆片	急性胆囊炎、胆道炎及肝胆结石并发感染	口服，每次 6 片，每日 3 次
澳泰乐冲剂	肝胆湿热、肝脾不和之证，类似西医的甲、乙型肝炎及各种慢性肝炎、急性黄疸型肝炎的治疗	饭后温开水冲服，每次 1 袋，每日 3 次，30 天为 1 个疗程（忌食辛辣、油炸之物；忌饮酒）

药　名	主　治	用法用量
急肝退黄胶囊	急性黄疸型肝炎，身目俱黄，发热或无热，食欲不振，胸脘痞满，小便短少而黄，舌苔黄腻	口服，每次4粒，每日3次
茵白肝炎冲剂	急性黄疸型肝炎，对湿热型慢性肝炎也有效	开水冲服，每次30克，每日2次

19. 眩晕（高血压、头痛）

眩晕是指因清窍失养引起的以头晕、眼花为主要症状的一类病症，眩即眼花，晕是头晕，两者常同时并见，故统称"眩晕"。轻者闭目可止，重者如坐车船，旋转不定，不能站立，伴有恶心、呕吐、汗出、面色苍白等症状，严重者甚至突然仆倒，不省人事。

【治疗眩晕的实用小药方】

（1）鸡骨草煲红枣：鸡骨草60克，红枣8枚。水煎，代茶饮。

（2）芹菜苦瓜汤：芹菜250克，苦瓜30克。将芹菜、苦瓜用沸水烫2分钟，切碎绞汁，加砂糖适量，开水冲服。

（3）平肝化痰汤：法半夏18克，车前草18克，夏枯草18克，生代赭石45克，水煎服。

（4）车前粳米粥：车前子15克（另包），粳米60克，玉米粉适量。将车前子煎水去渣，入粳米煮粥，玉米粉用冷水溶和，调入粥内煮熟吃。

（5）桃仁莲藕汤：桃仁10克，莲藕250克。将莲藕洗净，切成小块，加桃仁和清水适量，煮汤，调味，饮汤食莲藕。

（6）乌鸡粳米粥：乌鸡1只，黄芪15克，粳米100克。将乌鸡剖洗干净，浓煎鸡汁，黄芪煎汁，与粳米共煮粥，早晚趁热服食。

【预防调护的小贴士】

眩晕的发生，多与饮食不节、劳倦过度、情志失调等因素有关。因此，预防眩晕，要避免和消除能导致眩晕发生的各种内、外致病因素。要保持心情舒畅，情绪稳定，防止七情内伤；饮食有节，防止暴饮暴食、过食肥甘醇酒及过咸伤肾之品，尽量戒烟戒酒；注意劳逸结合，避免体力和脑力的过度劳累，防止房劳过度；坚持适度参加体育锻炼，增强体质。

眩晕患者要保持心情愉悦，增强战胜疾病的信心。还要保证充足的睡眠，注意劳逸结合。发作时应卧床休息，闭目养神，少做或不做旋转、弯腰等动作，以免诱发或加重病情。重症患者要密切注意呼吸、血压、神志、脉搏等变化，发现异常，要及时处理。饮食上以清淡易消化为宜，多吃蔬菜、水果，少食海腥发物，忌烟酒、油腻、辛辣之品。虚证眩晕者应适当增加营养。

【安全用药的知心语】

（1）不可自己想当然地用药：有些人一出现眩晕，就认为是高血压、颈椎病或其他的什么原因，而自行服药。眩晕的治疗切不能想当然，不对症的治疗，只能延误病情，加重经济负担。

（2）全面考虑：能引起眩晕的疾病很多，如耳源性眩晕、颈性眩晕、高血压、低血压、高黏血症、睡眠呼吸暂停综合征、自主神经功能紊乱、脑外伤、脑瘤、贫血、心肌缺血、药物中毒、耳硬化症等。值得注意的是，部分人的眩晕病因并不是单一的，往往是多个病因同时存在。为此，要全面考虑引起眩晕的病因，再进行治疗，才会有效。

常用的治疗眩晕中成药

药　名	主　治	用法用量
左归丸	真阴肾水不足，不能滋养营卫，渐至衰弱，或肾阳不足之头晕目眩、耳鸣、腰膝酸软无力、遗精盗汗、骨蒸潮热等属于精髓内亏、津液枯涸的病症	口服，每次9克，每日2~3次，饭前温开水送服（脾虚便溏、胃弱痰多者慎用）
杞菊地黄丸	肝肾阴虚所致的头目眩晕、视物模糊，或枯涩眼痛、迎风流泪、羞明畏光，或耳鸣耳聋、潮热盗汗等症	口服，每次1丸，每日2次（忌食酸冷食物）
清热明目茶	头眩，头痛，目赤目糊	连袋用开水泡服，每次1袋（外感者禁服）
槐菊颗粒	对阴虚阳亢证所致的头晕目眩，面赤口干，烦躁易怒，大便干结等症有改善作用	温开水冲服，每次3克，每日3~4次（孕妇禁用；外感者禁服）
天麻钩藤颗粒	肝阳上亢、高血压等所引起的头痛、眩晕、耳鸣、眼花、震颤、失眠	开水冲服，每次10克，每日3次，或遵医嘱
天麻首乌片	肝肾阴虚、肝阳上亢所致的头痛，头晕，肝血不足，毛发失荣之脱发、白发，以及精血亏虚所致的耳聋耳鸣、青盲等症	口服，每次6片，每日3次，温开水送服（忌食辛辣厚味）
全天麻胶囊	头痛眩晕、失眠多梦、肢体麻木、小儿惊风、癫痫抽搐、三叉神经痛、颅脑外伤综合征、高血脂、高血压等	口服，每次2粒，每日3次，2周为1个疗程
脉君安	高血压、冠心病、颈项强痛、头昏头痛、失眠心悸、耳鸣健忘、烦躁不安、四肢麻木等症	口服，每次4~5片，每日3~4次；若血压降至正常范围后，每次2~3片，每日2~3次维持治疗
降压冲剂	高血压	开水冲服，每次18克，每日2~3次
归脾丸	心脾两虚所致气短心悸、失眠多梦、头昏头晕、血虚萎黄、肢倦乏力、食欲不振、紫斑、肌衄、齿衄、鼻衄及月经不调等症	口服，每次1丸，每日3次，温开水空腹送服（忌过劳及思虑过度）
十全大补丸	气血两虚之面色苍白、气短心悸、食欲不振、头晕自汗、体倦乏力、四肢不温、妇女月经不调，以及疮疡由于气血两虚而不能透发或疮疡溃破后脓液清稀日久不愈者	口服，每次1丸，每日3次（内有实热者不宜服用）
人参养荣丸	心脾不足、气血两亏之形瘦神疲、面色晄白、食少便溏、病后虚弱、头晕目眩、惊悸怔忡、虚热自汗或皮肤干燥、毛发脱落等症	口服，每次1丸，每日1~2次，温开水送服（心火亢盛、灼伤阴液所致的心悸失眠等忌用）

药 名	主 治	用法用量
眩晕宁颗粒	痰湿中阻、肝肾不足引起的头昏、头晕	开水冲服，每次 8 克，每日 3～4 次（孕妇、外感者及糖尿病患者禁服）
陈夏六君子丸	脾胃虚弱，食少不化，腹胀胸闷，气虚痰多	口服，每次 1 丸，每日 2～3 次

20. 积聚（胃脘、胸腹肿块）

积，即积累之意；聚，即聚散之意。积聚是由于正气亏虚，脏腑失和，气滞、血瘀、痰浊蕴结腹内而致的一种病症。临床以腹内结块，或胀或痛为主要特征，积与聚往往不能截然分开，每因气聚，久则痰浊、气血凝着成积，故常以积聚并称。

【治疗积聚的实用小药方】

（1）羊肝菠菜粥：羊肝 200 克，菠菜 50 克，大米 100~150 克。将羊肝洗净、切片，菠菜洗净、切段，与大米同置锅中，加水适量，同煮粥，早晚服用。

（2）紫草薏米粥：紫草 10 克，白芍 15 克，薏苡仁 50 克。将紫草和白芍水煎取汁，与薏苡仁同煮为粥，加入白糖适量，调匀即可，早晚服用。

（3）虎杖根酒：虎杖根 150 克，酒 100 毫升。将虎杖根细挫，以酒浸泡 7 天，去渣，饮酒，每日 2 次，每次 50～100 毫升。

（4）大黄皂角膏：大黄 250 克，皂角 250 克，葱 250 克，生姜 250 克，大蒜 250克。将上述药材捣烂，水煎，去渣，再熬成膏，以黑为度，贴病处。

（5）吴茱萸硝石方：吴茱萸 11 克，硝石 40 克，生姜 36 克，黄酒 100 毫升。将吴茱萸、硝石（打碎）与生姜一同浸泡在黄酒中 6 天，取上清液即可，先服 1 剂 15毫升，不止痛再服。

【预防调护的小贴士】

在护理中，应经常在精神上开导患者，使之舒情解郁，消除思想负担，建立战胜疾病的信心，积极配合治疗。积聚患者一般脾胃运化功能较弱，故饮食上应少食肥甘厚味及辛辣刺激之品，食物宜新鲜、清淡可口而又富于营养，多吃新鲜蔬菜，禁烟，忌食油炸类食品。注意劳逸适度，避免过劳；病重者需卧床治疗，但要注意防止褥疮。平时应注意锻炼身体，如有胃脘痛、胁痛、泄泻、便血等病症，应尽早检查，及时治疗。

【安全用药的知心语】

（1）辨证论治：理论上积聚合称一个病症，但是积和聚既有联系又有区别。聚证病在气分，以疏肝理气、行气消聚为基本治疗治则，重在调气；积证病在血分，以活血化瘀、软坚散结为基本治法，重在活血。此外，还要辨别积块的位置，在什么部位，大小、软硬程度如何，以及早发现病变，并针对性加强治疗措施。

（2）中西医结合治疗：不可夸大中医药的作用，也不可忽略中医中药的作用。西医过度治疗，无形中扩大了手术范围，不该手术的手术了；中医夸大疗效，就忽略了综合治疗和个体化治疗，影响了患者的恢复和生活质量。

常用的治疗积聚中成药

药　名	主　治	用法用量
木香顺气散	食积、腹痛、气郁等症。其基本指征是胸膈痞闷、脘腹胀满、呕吐恶心、停食纳呆、嗳气吞酸、舌质红、苔白腻、脉沉滑等	口服，每次9克，每日2～3次（阴液亏损者及孕妇慎用）
六君子丸	各种原因所致的脾胃气虚之食量不多、神疲倦怠、咳嗽痰多、胸腹胀满、大便溏薄等症	口服，每次9克，每日2次，温开水送服（有外感者慎用；忌食生冷及不易消化的食物）
人参鳖甲煎丸	久病不愈，痞块攻痛，风湿痰气，癥瘕	饭前口服，每次3克，每日3次
大黄䗪虫丸	瘀血内停，腹部肿块，肌肤甲错，目眶黯黑，潮热羸瘦，经闭不行等	口服，每次1～2包，重症2～3包，每日2次，小儿酌减（有出血倾向者慎用；孕妇禁用；皮肤过敏者停用）
大黄化瘀丸	癥瘕积聚，饮食停滞，气积腹胀，血瘀经闭	口服，每次6克，每日2次，服药半小时后加服绿豆汤（孕妇忌服）
八珍丸	气血两虚之面色萎黄、食欲不振、四肢乏力、语声低微、头晕心悸、面色苍白或萎黄及月经不调、赤白带下等症	口服，每次9克，每日3次，空腹温开水送服（忌过劳、寒凉，慎房事；体实有热者忌服）
五瘕丸	各种积聚，痞块胸膈满闷，两胁攻心作痛，妇女月经不调、闭经	临睡时口服，每次3克，每日1次（忌食生冷油腻物；孕妇及感冒者忌服）

21. 头痛

头痛是指头部脉络绌急或失养，清窍不利所引起的一种病症。临床以头部疼痛为主要症状，一般来说，可由外感或内伤所致。由外邪致病者，为外感头痛；由脏腑内伤致病者，属内伤头痛。此外，头痛可单独出现，也可出现于多种急慢性疾病之中。

【治疗头痛的实用小药方】

(1) 羊川芎煮蛋：川芎6克，大葱5根，鸡蛋2枚。将川芎、大葱和鸡蛋同放锅内，加水煮，鸡蛋熟后，去壳，再煮片刻，吃蛋喝汤。

(2) 生姜茶：生姜3片，茶叶2克，红糖适量，水煎服。

(3) 桑菊豆豉粥：桑叶10克，菊花10克，淡豆豉15克，粳米50～100克。将桑叶、菊花、淡豆豉煎取药汁，粳米煮粥，至烂熟，加入药汁，稍煮即可食。

(4) 藿香荷叶粥：藿香15克，荷叶30～50克，白芷5克，粳米100克，冰糖适量。将荷叶洗净，与藿香、白芷共煎取汁，放入粳米，煮粥，调入冰糖，温服。

(5) 夏枯草粥：夏枯草30克，菊花15克，决明子10克，粳米100克，冰糖少许。将决明子干炒，微有香气，取出冷却，与菊花、夏枯草同煎取汁，去渣，与粳米同煮粥，粥将熟时，加入冰糖，稍煮即可。

(6) 芹菜粥：芹菜 120 克，粳米 250 克。将芹菜洗净、切碎，与粳米同煮成粥服用。

(7) 陈皮茶：陈皮 6 克，茶叶 3 克。将陈皮水煎取液，趁热沏茶，代茶饮。

(8) 川芎红花茶：川芎 3～6 克，红花 3 克，茶叶 3～6 克。将上物水煎取汁，待茶饮。

【预防调护的小贴士】

许多因素都可以诱发头痛，在生活起居中要注意调护，避免这些因素对身体的侵袭，慎起居，调理饮食，调畅情志等在一定程度可以预防头痛发作。

注意气候的影响，暴风雨、明亮耀眼的阳光、寒冷、雷声等风、寒、湿、热的气候变化均可诱发头痛，应注意避风寒、保暖，注意室内通风，不暴晒，不淋雨，防止诱发致病。养成规律的睡眠，适当进行运动，加强工作的计划性、条理性，注意劳逸结合，避免劳欲过度，注意眼睛调节。内伤头痛与内伤积损有关，故应调情志，避免情志过激，保持情绪的稳定和乐观。

【安全用药的知心语】

(1) 头痛慎服止痛药：头痛往往潜藏着许多疾病。如近视、远视、散光、青光眼等，用眼时间过长会引起头痛；副鼻窦炎、中耳炎也会引起头痛；中毒、各种急性传染病、高血压、神经衰弱等也可引起头痛；脑血管痉挛、中风、脑膜炎、脑肿瘤等也会引起头痛。所以当头痛发作时，除非十分明确就是感冒头痛外，不宜长期自购止痛药随便服用。应在医生的指导下，针对不同的病因进行治疗。

(2) 结合头痛部位选用引经药：如两颞部疼痛用川芎、柴胡；前额头痛用白芷；眉棱骨疼痛用蔓荆子；巅顶痛用吴茱萸；因外感而巅顶痛用藁本；全头痛用羌活、防风；头痛连及项背用葛根。但不可拘泥。

常用的治疗头痛中成药

药 名	主 治	用法用量
川芎茶调冲剂	风邪头痛，或有恶寒、发热、鼻塞。用于头痛、偏头痛，预防脑血栓发作、脑血栓形成以及改善脑血管疾病后遗症	饭后用温开水或浓茶冲服，每次 1 袋，每日 2 次；儿童酌减
芎菊上清丸	外感风邪引起的恶风身热，偏正头痛，鼻流清涕，牙疼喉痛	口服，每次 6 克，每日 2 次（体虚者慎用）
藿香正气水	感冒、呕吐、泄泻、霍乱、湿阻等病，症见恶寒发热、头身困重疼痛、胸脘满闷、恶心呕吐或泄泻、舌苔白腻、脉濡缓	口服，每次 5～10 毫升，每日 2 次（阴虚火旺者忌服）；忌食生冷油腻
复方羊角胶囊	肝旺风盛、血瘀络阻引起的偏正头痛、血管性头痛、紧张性头痛，也可主治神经痛	口服，每次 1.25 克，每日 2～3 次

药 名	主 治	用法用量
天麻钩藤颗粒	肝阳上亢，高血压等所引起的头痛、眩晕、耳鸣、眼花、震颤、失眠	开水冲服，每次10克，每日3次，或遵医嘱
全天麻胶囊	头痛眩晕、失眠多梦、肢体麻木、小儿惊风、癫痫抽搐、三叉神经痛、颅脑外伤综合征、高血脂、高血压等	口服，每次2粒，每日3次，2周为1个疗程
脑立清丸	肝阳上亢引起的头晕目眩，耳鸣口苦，心烦难寐及高血压等症	口服，每次10丸，每日2次（孕妇及体弱虚寒者忌服）
天麻丸	素体肝肾不足之头昏头痛、手足筋脉挛痛、四肢麻木、腰腿疼痛；步履艰难，以及中风后遗半身不遂等症	口服，每次1丸，每日2~3次（孕妇忌用）
人参养荣丸	心脾不足、气血两亏之形瘦神疲、面色㿠白、食少便溏、病后虚弱、头晕目眩、惊悸怔忡、虚热自汗或皮肤干燥、毛发脱落等症	口服，每次1丸，每日1~2次，温开水送服（心火亢盛、灼伤阴液所致的心悸失眠等忌用）
大补元煎丸	肝肾不足，气血两亏，精神疲惫，心悸健忘，头晕目眩，四肢酸软	口服，每次9克，每日2次（忌食生冷、辛辣食物）
太极通天口服液	偏头痛、神经性头痛、紧张性头痛。可预防脑出血发作、脑血栓形成及改善脑血管疾病后遗症（缺铁性脑血管疾病、脑出血后遗症瘫痪等）	口服，每次10毫升，每日2~3次（出血性脑血管病发作时禁用；孕妇忌服）
脑心通	头痛、头晕、耳鸣、记忆力减退等症	口服，每次4~6粒，每日3次（孕妇忌服）
养血清脑颗粒	血虚肝亢所致头痛、眩晕眼花、心烦易怒、失眠多梦等	口服，每次1袋，每日3次
脑震宁冲剂	脑外伤所致的头晕、头痛、失眠健忘等症。本方专为脑震荡而设	开水冲服，每次10~20克，每日2次
正天丸	各种头痛（神经性头痛、血管性头痛、偏头痛、紧张性头痛、颈椎型头痛、经前头痛）、三叉神经痛、月经痛等	口服，每次6克，每日2~3次
天麻头风灵胶囊	顽固性头痛，长期手足麻木，慢性腰腿酸痛	口服，每次4粒，每日2次
清脑复神液	神经衰弱、失眠、顽固性头痛、脑震荡后遗症所致头痛、眩晕、健忘、失眠等症	口服，轻症每次1支，重症每次2支，每日2次（孕妇及对酒精过敏者慎用）

22. 瘿病（甲状腺肿大、甲状腺功能亢进）

瘿病是由于情志内伤，饮食及水土失宜等引起的以致气滞、痰凝、血瘀壅结颈前为基本病机的一类疾病，临床以颈前喉结两旁结块肿大为主要特征。中医又称为瘿、瘿气、瘿囊、瘿瘤、影袋等。

【治疗瘿病的实用小药方】

（1）海星煲瘦肉：海星1个，猪瘦肉60克，红枣5枚。将海星洗净斩块，猪瘦肉切块，红枣去核，一起放进锅内，煲汤，至熟，加盐，饮汤吃肉，常服有效。

（2）紫菜煲贴贝：紫菜 15 克，干贴贝（淡菜）60 克。将紫菜洗净，干贴贝清水浸透，同入瓦锅内，加清水适量，同煲，调味，吃肉饮汤。

（3）昆布牡蛎粥：牡蛎 15 克，昆布 15 克，海藻 15 克，粳米 60 克，红糖适量。将牡蛎打碎，昆布和海藻洗净切碎，将牡蛎入锅，加水适量，煎煮 30 分钟，加入昆布和海藻，再煎 30 分钟，去渣取汁，加入淘洗干净的粳米，加水适量，大火煮沸，改小火煮成稠粥，调入红糖即成。

（4）绿豆海带汤：海带 30 克，绿豆 60 克，陈皮 6 克，大米 30 克，红糖 60 克。将海带泡软、洗净、切丝，与大米、绿豆、陈皮同煮粥，至绿豆开花，加入红糖溶匀即可服食。

【预防调护的小贴士】

瘿病的发生与情志和饮食密切相关，因此，应保持精神愉快，防止情志内伤；注意饮食调摄，经常食用海带、加碘食盐。

除此之外，得了瘿病，还要密切观察瘿肿的形态、大小、软硬及活动度等方面的变化。如瘿肿经治不消，增大变硬，应高度重视，防止恶变。

【安全用药的知心语】

（1）对症使用碘剂：[131]碘治疗，量小会复发，量大会造成永久甲状腺功能减退，还存在日久对身体辐射致病的风险。因此，只有确系碘缺乏引起的瘿病，含碘药物才可以大量使用，若属甲状腺功能亢进之症，使用时则需慎重。

（2）结合其他治疗手段：单纯的西药治疗，虽然效果还可以，但容易形成依赖性、抗药性，容易复发，长期服用副作用又比较大。其他的治疗手段包括手术治疗、放疗等，需在医生指导下选择使用。

常用的治疗瘿病中成药

药 名	主 治	用法用量
小金片	阴疽初起，皮色不变，肿硬作痛，多发性脓肿，瘰瘤，瘰疬，乳岩，乳癖	口服，每次 2～3 片，每日 2 次
芋苈丸	痰核瘰疬	口服，每次 9 克，每日 2 次，儿童酌减
五海丸	瘿瘰初起	口服，每次 1～2 丸，每日 3 次
五海瘿瘤丸	痰核瘿瘤，瘰疬，乳核	口服，每次 1 丸，每日 2 次（孕妇忌服；忌食生冷、油腻、辛辣食物）
复方甲亢宁片	肝阳上亢、气阴两虚型甲状腺功能亢进	口服，每次 10 片，每日 3 次
甲亢丸	因内伤七情，忧思恼怒，日久酿成痰气郁结的瘿瘤	口服，每次 1 丸，每日 2 次
消瘿五海丸	淋巴结结核，地方性甲状腺肿大	口服，每次 1 丸，每日 2 次，小儿酌减（孕妇忌服，忌与甘草同用）
甲亢灵片	目胀心悸、汗多、烦躁易怒等症状的甲状腺功能亢进	口服，每次 4～6 片，每日 3 次

23. 臌胀 (胸水、腹水)

臌胀是难治病症之一，是指因肝脾受伤，疏泄运化失常，气血交阻，导致水气内停的一种疾病。临床以腹部胀大如鼓，皮色苍黄，脉络暴露为主要表现。臌意为腹部外形膨大如鼓，腹皮绷紧，是臌胀的外在表现；胀是指患者自觉腹部胀满的症状。

【治疗臌胀的实用小药方】

(1) 消臌散：西洋参 30 克，三七 30 克，鸡内金 60 克。将上药共研为细末，开水送服，每次 30 克，每日 1 次。

(2) 莱菔砂仁丸：莱菔子 90 克，砂仁 30 克，粳米适量。将莱菔子捣烂，加水适量，时时拌搅，30 分钟后取出莱菔子渣备用，另取汁加砂仁浸泡 12 小时，取出晒干，再浸入莱菔子汁内，连浸连晒 7 次，与莱菔子渣混合平均，研成细粉，饭前空腹时，用粳米煮取米汤送服，每次 3 克，每日 3 次。

(3) 冬瓜粥：带皮冬瓜，粳米。冬瓜洗净切成小块，粳米洗净。冬瓜、粳米同入锅内，加水，煮至瓜烂米熟汤稠为度。每天上、下午随意服食。适用于臌胀证属寒湿困脾者。

(4) 消水汤：玉米须 60 克，冬瓜子 15 克，赤小豆 30 克，水煎服。

(5) 赤小豆冬瓜鲤鱼汤：鲜鲤鱼 (约 500 克) 1 条，赤小豆 100 克，冬瓜 200 克。将鲜鲤鱼去鳞及内脏，与赤小豆一起加水煮到半熟，加入冬瓜，煮至肉烂汤白，不放盐及其他调味品，纱布过滤去渣，即可服用。

(6) 玉米须煲龟：玉米须 60 克，龟 1 只。将龟去内脏洗净，加清水适量与玉米须同煲，至龟烂熟，调味，饮汤食肉。

【预防调护的小贴士】

臌胀患者以卧床休息为主，如腹水较多，应取半卧位，保持积极、乐观情绪。在饮食方面，宜进低盐饮食。尤其是在尿量特别少的情况下，应给予无盐饮食。对有出血倾向者，忌食煎炸、辛辣、坚硬食物，以防助热伤络。一般以半流质和无渣饮食为宜，多吃瘦肉、蔬菜、豆腐、鸡蛋等富含营养的食物，少量多餐，餐次分配为早、中午多食，晚餐少进，以助脾胃转输，避免夜间腹胀影响睡眠。

病情稳定者，可适当进行轻微体育活动，如太极拳、气功等，以助肝气条达、脾胃健运、血脉流畅，有利于疾病的恢复。

【安全用药的知心语】

(1) 科学使用利尿剂：臌胀患者的尿量并非越多越好，最好控制在每 24 小时 3000 毫升以下，过度利尿会导致电解质紊乱，肾功能损害以及肝性脑病等。有些人自觉腹胀不明显就过早停用利尿剂，这也是不正确的。利尿剂应在病情缓解后逐渐减量，最终停用，腹水是否完全消退应采用 B 超检查，而不应靠感觉来决定。

(2) 合理补充白蛋白：臌胀患者低白蛋白血症的主要原因不是摄入不足，而是合成功能障碍，因此，应合理补充白蛋白，过量摄入高蛋白饮食会增加胃肠道及肝脏负担，不利于病情恢复，并且容易诱发肝性脑病。

（3）用药不可太多太滥：臌胀病程长、病情复杂、治疗难度大。有些患者急于求效，多种药物一起用，结果增加了肝脏负担，使病情加重。用药必须在医生指导下合理使用，切忌多用、滥用。

常用的治疗臌胀中成药

药 名	主 治	用法用量
香砂胃苓丸	水湿内停之呕吐，泄泻，水肿，眩晕，小便不利等症	口服，每次6克，每日2次
大黄䗪虫丸	瘀血内停，腹部肿块，肌肤甲错，目眶黯黑，潮热羸瘦，经闭不行等	口服，每次1～2包，重症2～3包，每日2次，小儿酌减（有出血倾向者慎用；孕妇禁用；皮肤过敏者停用）
中满分消丸	脾虚气滞，湿热郁结引起，宿食蓄水、脘腹胀痛、烦热口苦，倒饱嘈杂，二便不利	口服，每次6克，每日2次
舟车丸	水肿臌胀、形气俱实之证，症见胸腹肿胀、气粗息促、面赤口渴、二便秘结、脉沉数有力。类似西医的急慢性肾炎、腹膜炎、肝硬化或血吸虫病晚期腹水见上述表现者	口服，每次1.5～4.5克，每日2次，以快利为度，空腹温开水送服（体弱及孕妇忌用；非形气俱实者亦不可轻投，且不可久服；勿与甘草同服）
济生肾气丸	肾虚水肿、消渴、哮喘、眩晕、转胞癃、痰饮等证，见腰膝酸痛、脚软，或全身水肿，或腰腹以下为甚，动则气喘，肢冷畏寒，下半身欠温，少腹拘急，小便不利或小便反多，大便溏等症	口服，每次1丸，每日2～3次，温开水送下（阴虚火旺或实火、津伤，或表未解者均禁用）
臌症丸	臌症，胸腹胀满，四肢水肿，大便秘结，小便短赤	饭前服，每次10粒，每日3次，儿童酌减（不可与甘草同服，忌食盐及荞麦面）
化症回生丹	燥气深入下焦血分而成的膨胀，症见痛或不痛、左胁痛、闭经、痛经、经来紫黑有块、腰痛等	口服，每次1丸，每日2次

24. 水肿（肾病）

水肿是由于体内水液代谢障碍，导致水湿内停，泛滥肌肤所致的疾病。临床主要表现为面目、四肢、胸腹，甚至全身水肿。初起多从眼睑开始，继则延及头面、四肢以及全身；也有先从下肢开始，而后遍及全身者。若出现胸腹水，见到腹部膨胀、胸闷心悸、气喘不能平卧等症状，则说明病情严重。

【治疗水肿的实用小药方】

（1）白术麻黄茶：白术5克，麻黄1克，花茶3克。用200毫升开水冲泡后代茶饮，冲饮至味淡。

（2）茅坤汤：白茅根25克，坤草25克，泽泻20克，猪苓20克，半边莲20克，车前子15克，大腹皮15克。每日1剂，水煎2次，分早晚2次温服。

　　（3）茯苓化湿利水汤：茯苓 10 克（连皮），猪苓 10 克，泽泻 10 克，茵陈 10 克，栀子 9 克，神曲 9 克，苍术 9 克，通草 12 克，萆薢 10 克，大豆卷 10 克，赤小豆 20 克，甘草 6 克。每日 1 剂，水煎 2 次，分早晚 2 次温服。

　　（4）五草汤：珍珠草、茅根、车前草、白花蛇舌草、玉米须各 30 克，水煎服。

　　（5）茅根汤：鲜白茅根 100 克，水煎服。

　　（6）冬瓜粥：新鲜冬瓜 180 克（连皮），粳米适量。将冬瓜洗净，切成小块，与粳米同煮粥，随意服食。

　　（7）茯苓消肿茶：茯苓 5 克，白术 3 克，郁李仁 3 克，花茶 3 克。用 300 毫升开水冲泡 10 分钟后饮用，冲饮至味淡。

　　（8）黄芪益母草汤：黄芪 60 克，益母草 90 克，芡实 20 克，白扁豆 20 克，党参 15 克，白术 15 克，覆盆子 15 克，熟附子 10 克，补骨脂 10 克，陈皮 10 克，水煎服。

【预防调护的小贴士】

　　饮食方面应该限制水、盐和蛋白质的摄入。轻度水肿者不用过分限水，钠盐限制在每日 3 克以内（包括含钠的食物，如罐头、香肠等），每日每千克体重可摄入 0.5 ~ 0.6 千克蛋白质（以优质蛋白为主，如鸡蛋、瘦肉、鲜奶等），每日每千克体重还需摄入 126 ~ 147 千卡热量。重度水肿摄水量限制在 1000 毫升以内，进无盐饮食（可用醋、糖、葱等调节口味、增加食欲）、低蛋白饮食（每日每千克体重摄入 1 克蛋白质）。

　　应卧床休息。保持皮肤清洁、干燥。床铺平整干燥，衣服宽松柔软，定期用温水擦浴或淋浴，勤换衣裤，保持口腔清洁等。

【安全用药的知心语】

　　（1）切忌滥用利尿剂：有的利尿剂有排钾的作用，若没有及时补充钾的话，会导致低血钾；而有的利尿剂有排钠留钾的作用，如再吃橘子、香蕉等含钾食物，可能会导致高血钾，造成肾脏过度负担。特别是老年人更应加倍小心，对于老年人来说，使用利尿剂容易引起低钠血症、低钾血症，进而引发低血压、体位性头晕、暂时性轻度偏瘫、意识模糊、跌倒、惊厥和心律失常等，重者可危及生命；利尿剂还容易增加血液黏度，导致中风和危险性增高；利尿剂还有可能导致糖尿病的发生，甚至存在诱发老年人患急性胰腺炎与胆囊炎的危险。

　　（2）积极治疗原发病：大多数水肿的产生是有原发病因的，如心脏病、肾病、肝病等，要积极治疗原发病，原发病治好了，水肿自然也就不存在了。

常用的治疗水肿中成药

药　名	主　治	用法用量
五苓散	水肿、泄泻、水气内蓄等证。对外有表证、内停水湿之太阳蓄水证，症见头痛发热、烦渴欲饮或饮入即吐、小便不利者尤宜	口服，每次 1 包，每日 3 次

续表

药　名	主　治	用法用量
舟车丸	水肿臌胀、形气俱实之证，症见胸腹肿胀、气粗息促、面赤口渴、二便秘结、脉沉数有力	口服，每次1.5～4.5克，每日2次。以快利为度，空腹温开水送服
分清五淋丸	湿热下注所致的淋证，症见小便黄赤、尿频尿急、尿道灼热涩痛	口服，每次6克，每日2～3次
尿毒灵软膏	全身水肿、恶心呕吐、大便不通、无尿少尿、头痛烦躁，舌黄，苔腻，脉实有力，以及肾衰竭、氮质血症及肾性高血压	直肠给药，每次1支，每日1～2次，早晚或便后使用
参苓白术散	脾胃虚弱、湿自内生之饮食不消、或吐或泻、面色萎黄、形体虚羸、四肢无力、胸脘胀满、苔白腻、脉虚缓	口服，每次6克，每日2次，枣汤调服，亦可作汤剂水煎服（实热证慎用；孕妇不宜服；忌食生冷）
肾炎康复片	慢性肾小球肾炎，属于气阴两虚、脾肾不足、毒热未清证者，表现为神疲乏力、腰酸腿软、面浮肢肿、头晕耳鸣、蛋白尿、血尿等	口服，每次8片，每日3次（小儿酌减或遵医嘱）
肾炎舒胶囊	脾肾阳虚型肾炎引起的水肿、腰痛、头晕、乏力等症	口服，每次4粒，每日3次（小儿酌减）
济生肾气丸	肾虚水肿、消渴、哮喘、眩晕、痰饮等证，症见腰膝酸痛、脚软，或全身水肿，或腰腹以下为甚，动则气喘，肢冷畏寒，下半身欠温，少腹拘急，小便不利或小便反多，大便溏等症	口服，每次1丸，每日2～3次，温开水送下（阴虚火旺或实火、津伤或表未解者均禁用）
金匮肾气丸	肾阳不足之腰膝酸软、四肢逆冷、少腹拘急冷痛、小便不利或夜尿清长、喘促气短、脐下腹痛等症	口服，每次1丸，每日2次，温开水或淡盐汤送下（虚火上炎者忌用；孕妇忌用）
强肾片	水肿、遗精、阳痿、早泄等症，症见全身水肿、腰以下为甚、反复发作、神疲体倦、头晕耳鸣、腰膝酸软或疼痛、小便不利等	口服，每次4～6片，每日3次，淡盐开水送服（感冒患者不宜服）
知柏地黄丸	腰膝酸软、头目昏晕、耳鸣耳聋、牙痛及口干咽痛、遗精、盗汗、小便短赤，或骨蒸潮热、颧红、喉燥等	口服，每次9克，每日2次，空腹温开水送下（脾虚便溏、消化不良者不宜用）
六味地黄丸	肾阴亏损所致头晕目眩、耳鸣耳聋、腰膝酸软、骨蒸潮热、盗汗遗精、消渴及小儿行迟、齿迟、鸡胸龟背者	口服，每次9克，每日2次，温开水送服（忌食辛辣）
慢肾宝液	气阴两虚、湿热瘀阻之水肿，症见下肢水肿、按之凹陷、小便黄赤、腰膝酸困等	口服，每次5毫升，每日2次
左归丸	真阴肾水不足，不能滋养营卫，渐至衰弱，或肾阳不足之头晕目眩、耳鸣、腰膝酸软无力、遗精盗汗、骨蒸潮热等属于精髓内亏、津液枯涸的病症	口服，每次9克，每日2～3次，饭前温开水送服（脾虚便溏、胃弱痰多者慎用）
肾炎四味片	慢性肾炎，对水肿、高血压、蛋白尿、尿红细胞及管型均有不同程度的改善，对慢性肾功能不全和降低非蛋白氮、酚红排泄率有较明显的改善	口服，每次8片，每日3次

药 名	主 治	用法用量
杜仲补腰合剂	肾虚所致的腰腿疼痛、四肢乏力、精神不振、遗尿、尿频、阳痿、遗精等症。类似西医的肾炎、蛋白尿、妇科盆腔瘀血等	口服，每日 1 瓶，10 瓶为 1 个疗程，一般以 2 个疗程为宜
桂附地黄胶囊	肾阳不足、腰膝酸冷、肢体水肿、小便不利或反多、痰饮喘咳、消渴等	口服，每次 7 粒，每日 2 次

25. 淋证（尿路感染）

许多人谈"淋"色变，有时闹出许多笑话，更多时候贻误了病情，其实中医所说的"淋证"与人们害怕的"淋病"是截然不同的两回事。淋病是由淋球菌引起的泌尿生殖系统的化脓性感染，主要特征为排出脓性分泌物；而淋证多因肾虚、膀胱湿热、气化失司、水道不利所致，临床表现为小便频急、淋沥不尽、小腹拘急、尿道涩痛，甚至痛引腰腹。

【治疗淋证的实用小药方】

（1）车前草煲猪小肚：鲜车前草 60 克（若为干品需 30 克），猪小肚 2 个。加清水煲烂，食肚肉饮汤。

（2）绿豆芽汁：绿豆芽 500 克，白糖适量。将绿豆芽洗净、捣烂，用纱布压挤取汁，加入白糖，代茶饮。

（3）金钱苡仁茶：金钱草 50 克，薏苡仁 60 克，鸡内金 20 克。水煎后取汁，加入适量白糖，代茶饮。

（4）沉香散：沉香 10 克，陈皮 10 克，白芍 12 克，当归 12 克，石韦 15 克，冬葵子 15 克，王不留行 15 克，甘草 6 克。水煎服，每日 2 次，分早晚温服。

（5）石归茶：石韦 5 克，当归 3 克，芍药 3 克，蒲黄 3 克，花茶 3 克。用 300 毫升开水冲泡后，代茶饮，冲饮至味淡。

（6）乳糜尿方：石韦 30 克，萆薢 30 克，萹蓄 30 克，鸡血藤 30 克，刘寄奴 30 克，生地黄 12 克，茯苓 12 克，红花 10 克。水煎服，孕妇忌用。

【预防调护的小贴士】

淋证的预防主要是消除各种外邪入侵和湿热内生的有关因素，如过食肥甘、憋尿、纵欲、过劳、外阴不洁等。

如已患淋证，千万不要紧张，要正确认识本病，特别是在排尿时一定要放松，多饮水，每日饮水量至少 1500～2500 毫升，以达利尿之效。饮食宜清淡，禁忌烟酒和肥腻香燥辛辣之品，可选性质偏凉、有滑利渗湿作用的食物，如菠菜、芹菜、黄花菜、空心菜、冬瓜、莲藕、荸荠、雪梨、西瓜，以助膀胱气化、清利湿热。如出现恶寒发热等症状，要注意保暖，注意休息，定时测量体温，观察患者有无其他病情变化，一旦病情有变，需到医院请医生诊治。

【安全用药的知心语】

(1) 清热是关键：淋证多与湿热有关，在治疗上，应以清热利湿、解毒通淋为主。若只有尿频、尿不净，而没有尿痛、尿道灼热的感觉，则多因肾虚而起，要注意补气补肾，同时佐以清热，可配用八正散、三金片。

(2) 不可偏信中药：尽管中药有诸多好处，但也要考虑适应证。一般来说，中药对于症状较轻、使用抗生素后症状仍会反复发作的患者效果明显。但若病情严重或症状明显加重，则必须及时就医，在医生指导下使用抗生素等西药治疗。

常用的治疗淋证中成药

药　名	主　治	用法用量
隆清片	热淋所致的尿频、尿急、尿痛、尿短、腰痛、小腹坠胀等症	口服，每次6片，每日2次；重症每次8片，每日3次（体虚胃寒者不宜服用）
八正胶囊	湿热下注，小便短赤，淋沥涩痛，口燥咽干等症	口服，每次4粒，每日3次
热淋清颗粒	湿热蕴结、小便黄赤、淋漓涩痛之症，尿路感染、肾盂肾炎见上述症候者	开水冲服，每次1~2袋，每日3次
分清五淋丸	湿热下注所致的淋证，症见小便黄赤、尿频尿急、尿道灼热涩痛	口服，每次6克，每日2~3次
排石颗粒	石淋，泌尿结石	开水冲服，每次1袋，每日3次或遵医嘱
金钱草冲剂	膀胱湿热之热淋、石淋、淋沥涩痛之证	开水冲服，每次1~2袋，每日3次
排石冲剂	石淋、热淋等，见有小便涩痛，排尿中断或短数、灼热刺痛、尿道窘迫疼痛、少腹拘急或腰腹绞痛、尿中带血者	温开水冲服，每次1袋，每日3次（孕妇慎用）
越鞠保和丸	气郁停滞，倒饱嘈杂，胸腹胀痛，消化不良	口服，每次6克，每日1~2次（忌食生冷油腻；孕妇慎用；小儿、年老体弱者、脾胃阴虚者忌用）
补中益气丸	脾胃虚弱、中气下陷之体倦乏力、食少腹胀、久泻脱肛、子宫脱垂等症。类似西医的内脏下垂、重症肌无力、肌肉萎缩、功能性子宫出血等症	空腹服，每次9克，每日2次（肾虚者不宜用；病后津气两伤者不宜单用）
血尿安胶囊	湿热蕴结所致的尿血、尿频、尿急、尿痛，泌尿系感染见上述症候者	口服，每次4粒，每日3次
紫地宁血散	治疗胃及十二指肠溃疡或胃炎引起的吐血、便血，属胃中积热者	口服，每次8克，每日3~4次
草薢分清丸	肾不化气，清浊不分，小便频数，时下白浊	口服，每次6~9克，每日2次
麦味地黄丸	肺肾阴亏，潮热盗汗，咽干咯血，眩晕耳鸣，腰膝酸软者	口服，每次9克，每日2次
三金片	下焦湿热，热淋，小便短赤，淋沥涩痛；急慢性肾盂肾炎，膀胱炎，尿路感染属肾虚湿热下注者	口服，每次3片，每日3~4次（孕妇禁用；糖尿病患者禁服）

续表

药　名	主　治	用法用量
清淋冲剂	膀胱湿热、尿频涩痛、淋沥不畅、癃闭不通、小腹胀满、口干咽燥等症	开水冲服，每次 10 克，每日 2 次（孕妇忌服；体质虚弱者禁用）
无比山药丸	脾肾两虚，食少肌瘦，腰膝酸软，目眩耳鸣	口服，每次 9 克，每日 2 次

26. 癃闭（小便困难）

癃闭是由于肾和膀胱气化失司而导致的以排尿困难、尿量减少、小便点滴而出，甚则闭塞不通为主要临床表现的一种疾病。病情较轻者病势较缓，仅见尿量减少，点滴不利，称为"癃"；病情重者病势较急，小便闭塞，点滴皆无，称为"闭"。癃和闭虽有区别，但都是指排尿困难的疾病，只是轻重程度不同而已，因此多合称为"癃闭"。

【治疗癃闭的实用小药方】

（1）车前子红枣田螺汤：用清水静养田螺 1～2 天，经常换水以漂去污泥，斩去田螺笃，红枣去核、洗净，用纱布另包车前子，与红枣、田螺一齐放入锅内，加清水适量，武火煮沸后，文火煲 2 小时，饮汤吃螺肉。

（2）用葱白为主要原料的外治方：葱白 36 克，田螺 7 个（去壳），共捣成泥状，分数次敷于脐部，盖以纱布，胶布固定，感热即换，可于 1 小时后见效，也可于本方加入淡豆豉，或食盐，或冰片，或麝香，效果更佳。车前草、葱白各适量，捣成膏状，敷于脐部，每天换药 2 次，以小便通利为度。将等量的朴硝、明矾研细后，与等量葱白共捣如膏，敷于脐部。

（3）绿豆粥：绿豆 50 克，车前子 25 克。车前子用布包好，与绿豆同置于锅中，加 5 倍的水烧开，改用文火将绿豆煮烂，去车前子吃绿豆，每日 2 次，早晚各 1 次。

（4）栀子 21 粒，大蒜 1 头，食盐少许。将栀子研细后与大蒜和食盐共捣成膏状，敷于脐孔中及会阴部，盖以纱布，胶布固定，每日换药 1 次，待小便通利后停药。

（5）补中益气汤：炙黄芪 30 克，党参 15 克，当归 10 克，焦白术 10 克，升麻 6 克，柴胡 6 克，砂仁 10 克，陈皮 10 克，麦芽 10 克，炙甘草 5 克，水煎服。

【预防调护的小贴士】

癃闭是一种常见病，多见于老年人。根据现代医学检查，引起癃闭的原因是多方面的，主要体现在前列腺方面，所以预防是很重要的一个方面。如果老年人出现小便不利，应及时到医院检查，发现问题及时处理；同时也要注意医疗保健，如果必须经常服用对前列腺增生有抑制作用的药物，则应自己进行适当的锻炼和护理，如用艾条灸足三里，每次半小时，每日 2 次，或用拇指按压涌泉穴等，预防癃闭的发生。

一旦出现排尿不畅等症状，应及早到医院进行检查治疗；同时应注意生活方式的选择，戒烟酒辛辣食品，多喝水，不憋尿；饮食宜清淡，多吃蔬菜水果；避免久坐，压迫前列腺和尿道；适量饮水；性生活不要过频；多到户外锻炼身体，增强机体的免疫力。

【安全用药的知心语】

（1）防止受寒：寒冷往往会使病情加重，患者一定要注意防寒，预防感冒和上呼吸道感染等。

（2）绝对忌酒：饮酒可使前列腺及膀胱颈充血水肿而诱发尿潴留。

（3）少食辛辣：辛辣刺激性食品既可导致性器官充血，又会使痔疮、便秘等症状加重，压迫前列腺，加重排尿困难。

（4）配合暗示与诱导法：听流水声、牵拉阴毛等可诱导排尿，用温水清洗尿道口及会阴部，亦可促进排尿。

（5）慎用药物：慎用可加重排尿困难的药物，如阿托品、异丙肾上腺素、颠茄片及麻黄素片等。近年来，还发现异博定和钙阻滞剂，能促进泌乳素分泌，减弱逼尿肌的收缩能力，可加重排尿困难，故应慎用或最好不用这些药物。

（6）导尿：经上述方法仍不能排尿者，应给予导尿。

常用的治疗癃闭成药

药 名	主 治	用法用量
八正胶囊	湿热下注，小便短赤，淋沥涩痛，口燥咽干等症	口服，每次4粒，每日3次
分清五淋丸	湿热下注所致的淋证，症见小便黄赤、尿频尿急、尿道灼热涩痛	口服，每次6克，每日2~3次
癃清片	热淋所致的尿频、尿急、尿痛、尿短、腰痛、小腹坠胀等症	口服，每次8片，每日3次（体虚胃寒者不宜服用）
前列通片	急性前列腺炎，前列腺增生	口服，每次6片，每日3次；30~45天为1个疗程
泽桂癃爽胶囊	膀胱瘀阻型前列腺增生症	口服，每次2粒，每日3次，30天为1个疗程（体弱者，或阴虚、湿热下注者慎用）
前列舒乐胶囊	肾脾两虚，气滞血瘀，前列腺增生，慢性前列腺炎；面色㿠白，神疲乏力，腰膝疲软无力，小腹坠胀，小便不爽，点滴不出，或尿频、尿急、尿道涩痛	口服，每次4粒，每日3次
癃闭舒胶囊	肾气不足，湿热瘀阻之癃闭所致尿频、尿急、尿赤、尿痛、尿细如线，小腹拘急疼痛，腰膝酸软等症	口服，每次3粒，每日2次，20天为1个疗程，可长期服用
尿塞通片	前列腺增生症，尿闭等	口服，每次4~6片，每日3次
前列癃闭通胶囊	肾虚血瘀所致癃闭，症见尿频、排尿延缓、费力，尿后余沥，腰膝酸软；前列腺增生见上述症候者	口服，每次4粒，每日3次

27. 遗精

遗精又称为"精溢"、"失精"、"梦失精"，是指成年男子不因性生活而精液频繁遗泄的病症，包括梦遗和滑精两方面的含义。因梦而遗精的，称为梦遗；无梦而遗精，甚至清醒时精液即自行流出的，称为滑精。

【治疗遗精的实用小药方】

(1) 狗肝菜煲水豆腐：水豆腐 250 克，狗肝菜 30 克。共同煲汤，加冰糖适量调食即可。

(2) 山栀山萸粥：山栀子 10 克，山茱萸 20 克，粳米 50 克，白糖适量。将山栀子、山茱萸水煎后弃渣取汁，和粳米一起对水煮粥，粥成后加适量白糖即可。

(3) 酒炒螺蛳：螺蛳 500 克，白酒适量。将螺蛳洗净，置铁锅中炒热，加适量水和白酒，煮至汤将尽起锅，用针挑螺蛳肉蘸调料食用，常食之，可清热、利尿、止遗。

(4) 柏薏苡仁粥：黄柏 10 克，草薢 10 克，薏苡仁 20 克，粳米 100 克。先将黄柏、草薢同煎，取汁与薏苡仁、粳米同煮粥，粥熟后调入冰糖适量，稍煮片刻即可。

(5) 银鹿胶：银耳 30 克，鹿角胶 7.5 克，冰糖 15 克。将银耳用温水泡洗后，置沙锅小火煎熬，加鹿角胶和冰糖，烊化、和匀，服用，每日 1 剂。

(6) 韭菜子粥：韭菜子 25 克，粳米 50 克。将韭菜子用纱布包好，加水煎汤，取汤加粳米煮成粥，每日服 2 次。

【预防调护的小贴士】

遗精是男子常见的生理现象，绝大多数发生在睡梦状态中，少数也可在清醒状态无性交活动下发生。病理性遗精是需要治疗的，可多吃壮阳食物，如狗肉、羊肉、麻雀、核桃、牛鞭、羊肾、鸡肝、蛋、花生米、猪肉、鸡肉、山药、银杏、冻豆腐、鳝鱼、海参、墨鱼、章鱼等，都有助于提高性功能。

此外，生活节奏要有规律，多做室外或室内活动，注意睡眠姿势，避免仰卧；不穿紧身衣裤，不饮酒和不过食辛辣刺激性食品；不吸烟；注意外生殖器卫生等。还要克服恐惧、焦虑、紧张心理和羞于诊治的忌医思想。

【安全用药的知心语】

(1) 积极治疗原发病：导致遗精的原因很多，如前面所说的精神因素，还有包皮过长、包茎、尿道炎、前列腺疾病等，都有可能出现遗精。出现遗精，只治疗遗精，而忽略了原发病，是治标不治本的做法。因此，要查明导致遗精的原发病，积极治疗，原发病治好了，遗精自然会销声匿迹。

(2) 科学使用激素类药物：西医治疗遗精的一大类药物就是促性腺激素释放激素的激动剂类似物，这类药物可以一直使用到正常青春期的来临。但是，遗精的性早熟儿童体格发育过早，骨骺闭合过早，到成熟时身高往往较矮，还应早期配合适当生长激素治疗。如果选择应用激素类似物治疗，一定要在医生指导下进行，切不可自作主张，也不可自行停药。

常用的治疗遗精中成药

药　名	主　治	用法用量
龙胆泻肝丸	肝胆实火上炎所致的头痛、目赤、口苦、胁痛、耳聋耳鸣之症，以及肝胆湿热下注所引起的外阴瘙痒肿痛、小便淋浊、妇女带下等症而津液未伤者	口服，每次 10 克，每日 2～3 次（本品味苦性寒，久服易伤脾胃，故凡脾胃虚弱者不宜久服）
萆薢分清丸	肾不化气，清浊不分，小便频数，时下白浊	口服，每次 6～9 克，每日 2 次
知柏地黄丸	肝肾阴虚、虚火上炎所致的腰膝酸软、头目昏晕、耳鸣耳聋、牙痛及口干咽痛、遗精、盗汗、小便短赤，或骨蒸潮热、颧红、喉燥等	口服，每次 9 克，每日 2 次，空腹温开水送下（脾虚便溏、消化不良者不宜用）
金锁固精丸	肾虚不固，遗精滑泄，神疲乏力，四肢酸软，腰痛耳鸣	口服，每次 9 克，每日 2 次，空腹用淡盐水或温开水送服
锁阳固精丸	肾阳不足所致的腰膝酸软、头晕耳鸣、遗精早泄	口服，每次 1 丸，每日 2 次
至宝三鞭丸	体质虚弱，神经衰弱，腰背酸痛，用脑过度，贫血头晕，惊悸健忘，自汗虚汗，畏寒失眠，面色苍白，气虚食减	口服，每次 1 丸，每日 1 次，早饭前或临睡前用温开水送服
五子衍宗丸	因先天不足、禀赋素弱，或久病伤身、房劳过度，或少年频犯手淫恶习、使肾气受损而致的遗精、阳痿、早泄、精液清冷不育等病症，症见头晕目眩、腰膝酸软、精神疲倦、小便频数清长，或遗尿、小便失禁等	口服，每次 6 克，每日 3 次（忌生冷辛辣刺激食物，并节制房事）
壮腰健肾丸	肾亏腰痛、膝软无力、小便频数、遗精梦泄、风湿骨痛、神经衰弱，但以治疗肾亏外伤风湿腰痛为主	口服，每次 3.5 克，每日 2～3 次（感冒发热而周身疼痛者不可服用）
肾宝糖浆	阳痿，遗精，腰腿酸痛，精神不振，夜尿频多，畏寒怕冷，妇女月经过多，白带清稀	口服，每次 10～20 毫升，每日 3 次
参桂鹿茸丸	脾肾阳虚而引起的虚劳、阳痿、泄泻、水肿。妇科的闭经、不孕，五迟、五软，疡科的阴疽或疮疡久溃不收口等证，症见面色㿠白、形寒畏冷、腰膝酸软而冷、阳痿、早泄、精冷清稀、便溏腹痛、夜尿频数、面浮肢肿	口服，每次 10 克，每日 3 次（非气血虚弱者不宜用；感冒时应停服）

28. 阳痿

阳痿是男性性功能障碍常见病之一，是指阴茎痿弱不举，或临房举而不坚的病症。主要表现为性交时阴茎不能正常勃起，或虽勃起但不坚，或坚而不持久，或已入阴道旋即痿软。而性交时阴茎勃起，但未进入阴道即射精，或刚进入阴道即射精，以致不能正常性交者，不属于阳痿范畴。此外，年高体虚，阳精衰竭，以致阴茎不能勃起者，属于正常生理现象，也不属于阳痿范畴。

【治疗阳痿的实用小药方】

（1）穿山甲佛手煲鸡蛋：穿山甲 12 克，佛手 20 克，鸡蛋 2 枚。将穿山甲、佛手、鸡蛋加水同煮，蛋熟后去壳，再煮 15 分钟，吃蛋饮汤，隔日 1 次，连用半个月。

（2）小茴香粥：小茴香 15 克，粳米 50 克。将小茴香炒后煎汤，去渣，加入粳米，煮至米熟，空腹服食。

（3）薏仁绿豆赤豆汤：薏苡仁 30 克，绿豆 30 克，赤豆 30 克。将薏苡仁、绿豆、赤豆洗净，同置锅中，加清水 1000 毫升，大火煮开 5 分钟，改小火煮 30 分钟，分次食用。

（4）北芪杞子炖子鸽：北黄芪 30 克，枸杞子 30 克，子鸽 1 只。将鸽子去毛及内脏，加水适量，与北黄芪、枸杞子同炖至肉熟，调味，食鸽肉、枸杞子，饮汤。

（5）杜仲煨公鸡：未成熟的黑毛公鸡 1 只，杜仲 30 克。将公鸡去毛及内脏，洗净，加入杜仲，文火煨至肉熟，入调料，吃肉饮汤，每周 1 只，分 2～3 天服食，连服 4 周。

（6）熟附虾米煨羊肉：白羊肉 250 克，熟附子 15 克，虾米 25 克，生姜 5 片，蒜头适量。先将羊肉去脂膜，切块，将蒜瓣用花生油稍炒，加入适量水和白羊肉、熟附子、虾米、生姜片，同煮 2 小时，分餐酌量热食。

（7）虾仁葱管末：葱管带根须数根，内装虾仁，填满葱管，文火焙干，研为细末，早晨冲服，每次 6 克，每日 1 次。

（8）酒蒸羊睾丸：羊睾丸 1 对，陈酒适量。将羊睾丸加陈酒少许蒸熟，早晨服下，每日 1 次。

【预防调护的小贴士】

造成阳痿的原因很多，以精神性阳痿和器质性阳痿为主。器质性阳痿仅占 10%～15%，大多数原因是身体其他疾病引起的，如生殖器官畸形、前列腺炎、神经系统疾病、泌尿系统疾病、铅中毒、包茎等。一般经过医生的诊治，阳痿自会痊愈。

精神性阳痿占 85%～90%，主要是因为对性生活认识不正确，或长期频繁的手淫、缺乏性知识、精神紧张、过度忧郁，或因夫妻感情不和等引起的，需要针对精神因素进行治疗，解除精神负担，掌握正确的性知识，消除性交疑虑、担心、害怕、紧张情绪。此外，还要注重生活调理，协调夫妻感情，互相谅解，妻子更应配合丈夫治疗。这样，精神因素引起的阳痿是可以逐渐消除的。

【安全用药的知心语】

（1）正确判别阳痿：一些男性并非阳痿，只是硬度相对不够，如果盲目地给予阳痿的"罪名"，并施以治疗，反而会伤及正常的性功能。一些暂时性的或者偶尔出现的不勃起情况，多和心理因素、环境变化有关。一般是暂时性的，不需按照阳痿来治疗，适度调节即可恢复。若误治的话，很可能会伤及性功能，导致真阳痿。

（2）勿听信广告：很多广告宣传使人们以为只要得了阳痿就要靠壮阳药来治疗，结果一些阳痿患者在大量服用了壮阳药后，不仅不见好转，反而引发了口舌生疮、牙龈出血、口干舌燥等病症。其实，引起阳痿的原因很多，一定要接受正规治疗，且不可盲目服用壮阳补品。

常用的治疗阳痿中成药

药 名	主 治	用法用量
引阳索	肾阳亏虚所致的阳痿，症见阳痿早泄、腰膝酸软、津亏自汗、头目眩晕等	开水冲服，每次5克，每日3次
强龙益肾片	肾阳不足所致的阳痿，症见阳痿早泄、腰腿酸痛、记忆衰退	口服，每次2~3片，每日3次
海马巴戟胶囊	气血两亏所致的阳痿，症见体质虚弱、精力不足、阳痿早泄	早餐前及临睡前淡盐水或温开水送服，每次3粒，每日2次
前列回春胶囊	前列腺炎所致的尿频、尿急、尿道涩痛、淋浊、性欲减退、阳痿早泄等	口服，每次4~6粒，每日2~3次，1个月为1个疗程，一般可用2~3个疗程（年龄过高、严重高血压者慎用）
益肾壮阳膏	肾阳虚所致的阳痿	口服，每次0.6克，每日1次
男宝胶囊	肾阳不足所致的阳痿，症见性欲淡漠、阳痿滑泄、腰腿酸痛、肾囊湿冷、精神委靡、食欲不振等	口服，每次2~3粒，每日2次，早晚服
金刚片	肾阳亏虚所致的阳痿，症见腰膝酸软、阳痿不举、遗精早泄、小便频数	淡盐水送服，每次6片，每日2次
三肾丸	肾精亏损、元阳不足所致的阳痿，症见阳痿滑精、腰膝酸冷、气短神疲	口服，每次1~2丸，每日2次，淡盐水送服
参茸鞭丸	肾虚精亏所致的阳痿，症见性欲衰退、阳痿早泄、遗精	口服，每次10粒，每日2次，淡盐水或白开水送服
鹿精培元胶囊	精血亏虚所致的阳痿，症见腰膝酸痛、畏寒肢冷、心悸烦热、头痛失眠、夜尿频	口服，每次1~2粒，每日2次
益肾灵颗粒	肾亏阳痿	开水冲服，每次1袋，每日3次
参茸强肾片	男性阳痿早泄	口服，每次5克，每日2次
补肾斑龙片	肾虚阳痿，症见阳痿早泄、遗精、性欲减退等	口服，每次4~6片，每日3次
海马多鞭丸	气血两亏所致的阳痿，症见阳痿早泄、面黄肌瘦、梦遗滑精、阳痿不举、腰腿酸痛	口服，每次2克，每日2次，用黄酒或淡盐开水送服
杞蓉胶囊	肾亏遗精所致的阳痿，症见阳痿早泄、失眠健忘	口服，每次4粒，每日3次
龙牡固精丸	肾气亏虚、精关不固所致的阳痿，症见遗精阳痿、滑精、淋浊、腰背酸痛、头晕耳鸣、肢软无力、小便清长、大便溏薄、脉细弱	口服，每次9克，每日2次

29. 虚劳

虚劳，又称虚损，是指由于多种原因所致的脏腑功能衰退，气血阴阳严重亏损，久虚不复的多种慢性衰弱症候的总称。

【治疗虚劳的实用小药方】

(1) 蔗汁炖怀山：甘蔗汁 1 杯，怀山药 60 克，将甘蔗汁与怀山药同置锅中，加水适量，炖服。亦可用甘蔗粥：鲜蔗汁 100 克，粳米 100～150 克，加水同煮粥。适用于肺气虚弱的虚劳。

(2) 猪腰人参汤方：猪腰子 1 只、人参 15 克、当归 15 克，将猪腰子与人参、当归同用水煮，至熟烂，吃腰子，以汁送下。亦可用百合莲子粥：百合 30 克、莲子肉 30 克、粳米 200 克，将百合、莲子肉与粳米同煮粥，早晚服用。适用于心气虚弱的虚劳。

(3) 薏米莲子粥：薏苡仁 30 克，莲子肉 30 克（去皮心），冰糖适量。先煎薏苡仁，再加入莲子肉，待粥成后加入冰糖，早点食用。适用于脾气虚弱的虚劳。

(4) 人参炖乌鸡：人参 12～15 克，乌鸡肉 250 克，生姜 3 片。将上述材料放入炖盅内，加清水适量，隔水炖 2 小时，加盐调味即成。

(5) 龙眼红枣粥：龙眼肉 15 克，红枣 3～5 枚，粳米 100 克。将龙眼肉、红枣与粳米共煮成粥，加白糖少许调味，即可食用。

(6) 参归炖鸡：党参 15 克，当归 15 克，母鸡（约 1500 克）1 只。将母鸡去毛和内脏，洗净，把当归、党参放入鸡腹内，置沙锅中，加调料与清水适量，旺火烧沸，改用文火煨炖，至肉烂即成，食肉饮汤。

(7) 甜醋猪蹄姜汤：猪蹄 1 只，生姜 250 克，冰糖 1 小块。将猪蹄去毛，斩件，用滚水煮 5 分钟，将生姜刮皮、拍裂，与猪蹄同放入瓦煲中，加醋，煮滚后，改用文火煲 2 小时，调入冰糖即成。

(8) 黑芝麻粥：黑芝麻 25 克，枸杞子适量，冰糖适量，大米适量。将大米淘洗干净，加入黑芝麻、枸杞子、冰糖及适量水，共煮成粥。

(9) 木耳粥：木耳 5 克，大枣 5 枚，大米 100 克。将木耳择洗干净，撕成瓣状，大枣洗净，大米掏净，三者同放入锅中，加水适量，大火煮开，小火炖熟，至木耳稀烂，米成粥，加入冰糖汁，调味食用。

(10) 冰糖莲子羹：银耳、莲子、桂圆、枸杞子、冰糖各适量。将银耳泡软，泡发，去根蒂，放入锅中，加清水 500 克，以大火煮滚，倒入莲子，小火继续煮，至银耳、莲子完全柔软，汤汁变浓稠时，加入冰糖，待冰糖完全融化后熄火，冷却。

(11) 枸柏大枣茶：枸杞子 12 克，柏子仁 12 克，大枣 5 枚。共煮沸，加糖，代茶饮。

(12) 附片蒸羊肉：鲜羊肉 1000 克，制附片 30 克。将鲜羊肉刮洗干净，整块随冷水下锅，煮熟，切成肉块，将羊肉（皮朝上）、制附片、熟猪油、料酒、葱、姜、食盐、肉清汤放入大碗中，隔水蒸 3 小时，食用时，撒上葱花、味精、胡椒粉即成。

(13) 大枣生姜汤：大枣 500 克，生姜 120 克。将生姜洗净、切片，与大枣同煮至熟，每次用原汤炖热，吃大枣 10 余枚，姜 1～2 片。

(14) 桂浆粥：肉桂 2～3 克，粳米 30～60 克，红糖适量。将肉桂煎取浓汁，去渣，再用粳米煮粥，粥煮沸后，调入桂枝汁及红糖，同煮为粥，温热食之。

【预防调护的小贴士】

虚劳的调养是十分重要的。要注意避风寒，适寒温，防感冒；慎起居，生活起居要有规律；适劳逸，做到动静结合，劳逸适度；调畅情志，少忧烦，保持情绪稳定，舒畅乐观；还要调饮食，饮食以富于营养，易于消化，不伤脾胃为原则；不能过饥过饱，偏食偏饮，戒除烟酒，忌吃辛辣厚味及生冷之品。

【安全用药的知心语】

（1）辨证进补：在进行补益的时候，必须根据病理属性的不同，分别采取益气、养血、滋阴、温阳的方法；还要密切结合五脏病位的不同而选用方药，有针对性地进行治疗。此外，由于脾为后天之本，是水谷、气血生化之源；肾为先天之本，寓元阴元阳，所以"补益脾肾"在虚劳的治疗中具有比较重要的意义。

（2）明确治虚三禁：禁燥烈之品，燥烈之品易伤气、伤阴血；禁伐气之品，伐气之品易克伐太过；禁苦寒之品，苦寒之品易损伤阳气，伤及脾肾。

（3）慎用保健品：一些保健品广告混淆了保健食品与药品的界限，明示或暗示有治疗作用，其实无论是多么好的保健食品都不能替代药物的治疗作用，因此，不可以保健品替代补益药。

常用的治疗虚劳中成药

药　名	主　治	用法用量
补肺丸	肺气不足，气短喘咳，咳声低弱，干咳痰黏，咽干舌燥	口服，每次1丸，每日2次
四君子汤	脾胃虚弱、食少便溏、面色萎黄、四肢无力、语言低微、舌质淡、苔白、脉缓弱无力，或气短、大便难以排出等	口服，每次6克，每日3次，儿童减半（阴虚血热者慎用）
补中益气丸	脾胃虚弱、中气下陷之体倦乏力、食少腹胀、久泻脱肛、子宫脱垂等症。类似西医的重症肌无力、肌肉萎缩、功能性子宫出血等症	空腹服，每次9克，每日2次（肾虚者不宜用；病后津气两伤者不宜单用）
人参蜂王浆	体质虚弱、食欲不振、营养不良及神经衰弱、神经官能症、代谢功能衰退症等	口服，每次1支，每日2~3次
大补元煎丸	肝肾不足，气血两亏，精神疲惫，心悸健忘，头晕目眩，四肢酸软	口服，每次9克，每日2次（忌食生冷辛辣食物）
补心片	阴虚血少之心悸神疲、失眠健忘，大便干结，口舌生疮，舌红少苔，脉细数	口服，每次6片，每日2次
归脾丸	心脾两虚所致气短心悸、失眠多梦、头昏头晕、血虚萎黄、肢倦乏力、食欲不振、紫斑、肌衄、齿衄、鼻衄及月经不调等症	口服，每次1丸，每日3次，温开水空腹送服（忌过劳及思虑过度）
四物丸	一切血分不和的疾病，尤适于妇女月经不调，尚多主治头痛、胸痹、瘾疹刺痒等症	口服，每次9克，每日2次（脾胃阳虚、少食便溏，以及阴虚有火者，均不宜用；孕妇慎用）

续表

药　名	主　治	用法用量
当归补血丸	身体虚弱，气血两亏	口服，每次1丸，每日2次
十全大补丸	气血两虚之面色苍白、气短心悸、食欲不振、头晕自汗、体倦乏力、四肢不温、妇女月经不调，以及疮疡由于气血两虚而不能透发或疮疡溃破后脓液清稀日久不愈者	口服，每次9克，每日3次（内有实热者不宜服用）
洋参保肺丸	阴虚肺热引起：咳嗽痰喘、胸闷气短、口燥咽干，睡卧不安	口服，每次2丸，每日2~3次（感冒咳嗽者忌服）
天王补心丹	心阴不足之失眠多梦、心悸不宁、健忘迷惑及五心烦热、口舌生疮、大便干燥等症	口服，每次9克，每日2次（脾胃虚寒，胃纳欠佳，痰湿留滞者，均不宜用）
补肝丸	肝血虚损兼感风邪所引起的头目眩晕，胁痛、头痛、肢体疼痛	口服，每次9克，每日2次
左归丸	真阴肾水不足，不能滋养营卫，渐至衰弱，或肾阳不足之头晕目眩、耳鸣、腰膝酸软无力、遗精盗汗、骨蒸潮热等属于精髓内亏、津液枯涸的病症	口服，每次9克，每日2~3次，饭前温开水送服（脾虚便溏、胃弱痰多者慎用）
河车补丸	肾阴不足、元气亏损引起的身体消瘦、精神倦怠、腰膝酸软、四肢无力、潮热骨蒸、自汗盗汗、遗精早泄、甚至阳痿等症	口服，每次1丸，每日3次，空腹温开水送下
六味地黄丸	肾阴亏损所致头晕目眩、耳鸣耳聋、腰膝酸软、骨蒸潮热、盗汗遗精、消渴及小儿行迟、齿迟、鸡胸龟背者	温开水送服，每次9克，每日2次（忌食辛辣）
心力丸	心阳不振、气滞血瘀所致的胸痹心痛、胸闷气短、心悸怔忡、冠心病、心绞痛等	含服或嚼后服，每次1~2丸，每日1~3次（孕妇慎用）
加味生脉液	心悸，胸闷，气短，出汗，口干思饮，舌质淡红，少津，脉结或代之症。主要用于治疗延缓衰老，防治心、脑血管动脉硬化，心脑缺血，老年性记忆减退、智力低下	口服，每次10毫克，每日1~2次
附子理中丸	脾胃虚寒所致的胃脘痛、腹痛、呕吐泄泻、手足不温等症	口服，每次1丸，每日2~3次（孕妇慎用）
右归丸	肾阳不足，或先天禀赋不足，以及命门火衰，兼有畏寒肢冷、阴寒内盛之证，可见腰膝酸冷、面色㿠白、精神不振、食少便溏、男子阳痿遗精，或水邪泛溢肌肤所致的水肿、按之皮肤凹陷不起等	口服，每次4.5克，每日3次，饭前用淡盐汤或温开水送服（忌生冷饮食；阴虚火旺者忌用）
济生肾气丸	肾虚水肿、消渴、哮喘、眩晕、痰饮等证，症见腰膝酸痛、脚软，或全身水肿，或腰腹以下为甚，动则气喘，肢冷畏寒，下半身欠温，少腹拘急，小便不利或小便反多，大便溏等症	口服，每次1丸，每日2~3次，温开水送下（阴虚火旺或实火、津伤，或表未解者均禁用）
鹿茸酒	肾亏气虚之腰膝痿软、头晕目眩、精神疲倦	口服，每次30~50毫升，每日2次（孕妇慎服）

30. 消渴（糖尿病）

消渴是指由于先天禀赋不足，复因情志失调、饮食不节等原因所致的，以多饮、多食、多尿、形体消瘦，或尿浊、尿有甜味为主要特征的一种病症。多饮、多食、多尿的"三多"症状往往互见，但多有偏重。消渴早期，或病情较轻者可无消瘦。日久可见气阴两虚或阴阳两虚的表现，严重者可出现昏迷、厥脱危象。

【治疗消渴的实用小药方】

（1）蜜钱雪梨：雪梨或鸭梨 500 克，蜂蜜 100～200 克。将梨去皮核，切片，加水适量，煮至七成熟，加入蜂蜜，小火煮至熟透，收汁装瓶即可。

（2）天花粉粥：天花粉 30 克，粳米 50 克。将天花粉用温水浸泡 2 小时，加水 200 毫升，煎至 100 毫升，入粳米煮粥服用。

（3）萝卜汁：红皮白萝卜，捣碎，榨汁，每日服 100~150 毫升，早晚分服。

（4）山药炖猪肚：山药 50～100 克，猪肚 150 克。将猪肚洗净，切条或小块，煮沸后改文火炖熟，将山药去皮，洗净，切片或段，同炖至烂，稍加盐调味，空腹食用，每日 1 次。

（5）麦冬茶：麦冬 9 克，北沙参 9 克，玉竹 9 克，天花粉 9 克，党参 9 克，乌梅 6 克，知母 6 克，甘草 6 克。共为细末，白开水冲服，代茶饮。

（6）三七山药粥：三七 5 克，生山药 60 克，粳米 60 克。将三七用水煎煮，取滤液加入粳米，如常法煮粥，生山药去皮为糊，用酥油炒，令凝，用匙揉碎，放入粳米粥内拌匀，作早点食用。

【预防调护的小贴士】

糖尿病是慢性病，调养护理是最关键的环节。患者在日常生活中应保持情志平和，适当休息，避免劳累。根据病情严格控制主食，按时定量进食，禁食含糖量高的食物，戒酒；在保证机体合理需要的情况下，要限制粮食、油脂的摄入，忌食糖类，科学配餐，定时定量。饥饿明显者，可食新鲜蔬菜充饥，口渴者可用鲜芦根或天花粉、麦冬、山药等煎水代茶饮，可多食苦瓜等食物。注意个人卫生，加强皮肤、口腔及外阴的护理，避免疖、痈等化脓性感染。每周测一次体重，以便调节药量和食量。密切观察尿量和色、味的变化，观察神志、视力、血压、舌象的变化。根据身体条件，制订合理、适当的运动计划。经常监测血糖，调整用药，减少或延缓并发症的发生。发现异常情况应及时与医护人员联系，或及时到医院急诊处理。

【安全用药的知心语】

（1）科学使用降糖药：降糖药是已得到临床验证的治疗消渴的有效方法之一。但很多人使用降糖药往往是自作主张，缺乏科学的用药意识。如急于降糖而大量服药、擅自停药、频繁换药、服用方法不当等。有些人为了让血糖快点降下来，擅自加大剂量，或多药联合，结果矫枉过正，引发低血糖，甚至导致昏迷，非常危险。还有人经过治疗后症状消失、血糖降至正常，就盲目地以为疾病已经痊愈，而擅自停药，结果导致高血糖卷土重来，造成病情恶化。许多患者服药没几天，见血糖、尿糖下降不满意，就认为所用药物无效，频繁换药，这是十分轻率的。每种降糖药都有其特有的服药时间与方法，应在医生指导下服药。此外，不要过分担心药物的副作用，在治疗量时，药物的副作用远不及治疗作用强，不用担心。

(2) 正确对待胰岛素治疗：许多人担心用胰岛素会形成"依赖"。事实上，任何人都离不开胰岛素，胰岛素是我们必需的一种生理激素，至于是否需要补充外源性胰岛素，完全取决于我们自身的胰岛功能状况，不存在"用了胰岛素就会变成胰岛素依赖"的问题。当今的观点主张尽早使用胰岛素，而不是等到病情严重了再用。这样做一可以保护胰岛 β 细胞的功能，二可以更好地控制血糖，有效减少并发症，是有利无害的。

(3) 重视饮食和运动治疗：消渴的治疗没有一种单一的方法能适用于所有的患者，或者适用于同一患者各不相同的时期，因此，饮食、运动与药物治疗三种方式要互相协调，密切配合，不能有所偏废。

(4) 坚持治疗：消渴是需终身治疗的，所以不管打针吃药、饮食调节，还是运动调节，都必须持之以恒。千万不能怕麻烦，就听信游医广告，索取"根治秘方"，受骗事小，耽误病情事大。也不能在取得初步治疗效果后，就放松甚至中断治疗，这样只会使病情出现反复。

常用的治疗消渴中成药

药　名	主　治	用法用量
糖尿乐胶囊	糖尿病引起的多食、多饮、多尿，四肢无力等症，降低血糖、尿糖	口服，每次 3 ~ 4 粒，每日 3 次（严忌含糖食物，烟酒）
玉泉丸	五脏气馁、阴虚内热、外消肌肉的消渴证，凡肺、胃、肾阴虚者均可用之。现代多用治糖尿病	口服，每次 9 克，每日 3 ~ 4 次（忌辛辣）
消渴平片	糖尿病	口服，每次 6~8 片，每日 3 次，或遵医嘱
消渴丸	多饮、多尿、多食、消瘦、体倦无力、眠差、腰痛、尿糖及血糖升高之消渴证	口服，每次 1.25 ~ 2.5 克，每日 3 次，饭后温开水送服
益肾消渴胶囊	尿频量多、浑浊如脂膏，兼口渴心烦、腰酸乏力等症	口服，治疗期每次 7 ~ 8 粒，巩固期每次 3 ~ 4 粒，每日 3 次
六味地黄丸	肾阴亏损所致头晕目眩、耳鸣耳聋、腰膝酸软、骨蒸潮热、盗汗遗精、消渴及小儿行迟、齿迟、鸡胸龟背者	温开水送服，每次 9 克，每日 2 次（忌食辛辣）
降糖宁胶囊	糖尿病属气阴两虚者	口服，每次 4 ~ 6 粒，每日 3 次
降糖甲片	气阴两虚型消渴证。现代多用治糖尿病	口服，每次 6 片，每日 3 次
消渴降糖胶囊	多饮，多尿，多食，消瘦，体倦无力，尿糖及血糖升高之消渴证；轻度及中度成年型糖尿病	口服，每次 3 ~ 5 粒，每日 3 次（忌饮酒；肝肾功能不全者、糖尿病并发酸中毒症和急性感染者禁用）

药　名	主　治	用法用量
参花消渴茶	2 型糖尿病气阴两虚、肾气不足证，可改善口渴喜饮、多食易饥、倦怠乏力、腰膝酸软、烦热失眠等症状	开水泡服，每次 1 袋，每日 1 ~ 3 次
降糖舒	糖尿病及糖尿病引起的全身综合征	口服，每次 4 ~ 6 粒，每日 3 次
玉液消渴冲剂	糖尿病消渴乏力，口渴多饮，多尿症	口服，每次 1 袋，每日 3 次

31. 汗证（自汗、盗汗）

汗证是指由于阴阳失调、腠理不固导致汗液外泄失常的一种病症，主要包括自汗和盗汗。自汗是指不因外界环境因素的影响，白天时时汗出，动辄更甚的病症；盗汗是指睡觉中汗出，醒来自止的病症。

【治疗汗证的实用小药方】

（1）虚汗汤：黄芪 30 克，浮小麦 30 克，麻黄根 12 克，大枣 5 枚，水煎服。

（2）黄芪红枣汤：黄芪 30 克，红枣 20 枚，猪瘦肉 100 克，水煎服。

（3）枣姜汤：红枣 500 克，生姜 500 克，甘草 60 克，盐 60 克。将红枣焙干去核，生姜切片，将四物合为末，滚开水冲调，每日晨起空腹服 6 ~ 10 克。

（4）黑豆圆肉大枣汤：黑豆 30 克，桂圆肉 10 克，红枣 30 克。将上述材料洗净，同放沙锅内，加水适量，文火煨 1 小时左右即成，每日分 2 次食完。

（5）芪牡盗汗汤：黄芪 15 克，生地 15 克，龙骨 15 克，牡蛎 15 克，白芍 12 克，五味子 10 克，地骨皮 10 克，浮小麦 20 克，水煎服。

（6）木耳百合粥：白木耳 15 克，百合 15 克，粳米 50 克，冰糖 10 克，熬粥。

【预防调护的小贴士】

预防汗证，应加强锻炼身体，进行适当的户外活动和体育运动，增强体质；避免思虑烦劳过度；少食辛辣厚味之品；注意病后调理，避免直接吹风；积极治疗各种急、慢性疾病。

汗证的调护应注意汗出之时，当避风寒，以防感冒。注意个人卫生，汗出后及时擦干，经常更换内衣，保持皮肤清洁和干燥。擦汗应用柔软的干毛巾或纱布，勿用湿冷毛巾，以免受凉。对于汗出过多致津伤气耗者，应补充水分及容易消化而且富含营养丰富的食物，勿食辛辣、炙烤、煎炒、肥甘厚味。室内温度湿度要调节适宜。

【安全用药的知心语】

（1）辨证治疗：自汗者多因素体薄弱，或久病之后，或妇人产后体虚，导致阳气不足，肺卫不固而致汗液自出。故自汗者宜多吃些甘温益气、收敛止汗之品，忌食辛散耗气之物。盗汗者常因过度烦劳、阴营暗耗、虚热内生而出现夜寐盗汗，或五心烦热，午后潮热。宜多吃常吃具有养阴液、降虚火的食物及药物，忌食辛辣香燥、伤津耗液之品。邪热熏蒸所致的汗证，宜多吃常吃清热解毒、淡渗利湿之物，忌食滋腻甘肥、辛辣温燥、助热生痰之物品。

（2）酌加固涩敛汗之品：固涩药多性味酸、涩，入心、肺、胃经，常用的有麻黄根、浮小麦、糯稻根等，可在治疗时辨证加减。但固涩药有敛邪之弊，凡表证未解或内有湿滞以及郁热未清者，均当禁用，以免留邪。

常用的治疗汗证中成药

药　名	主　治	用法用量
玉屏风颗粒剂	气虚、表卫不固、腠理疏松所致津液外泄的自汗、咳嗽、微恶风寒、面色㿠白、鼻塞流清涕等病症，以及体虚易感风邪者。长期服用可增强机体防御卫外之力，可预防感冒，尤适宜老年人、孕妇及小儿体弱者	开水冲服，每次 1 包，每日 3 次，亦可加牛奶、果汁等饮料一起饮用
桂枝合剂	感冒、神经痛、关节痛、寒性腹痛等症。对风寒感冒表虚证，对有恶寒发热、头痛汗出、鼻鸣干呕、口不渴、苔薄白、脉浮等有较好疗效	口服，每次 10～15 毫升，每日 3 次（孕妇禁用；表实无汗或温病发热、口渴者禁服）
黄芪颗粒	气短心悸，自汗	开水冲服，每次 4 克，每日 2 次
麦味地黄丸	肺肾阴虚之肺痨、喘促、消渴、遗精等证，见有潮热盗汗、咽干咯血、眩晕耳鸣、腰膝酸软、动则气喘、口渴舌燥、小便频数等症	口服，每次 9 克，每日 3 次，空腹温开水送服（忌食辛辣）
归脾丸	心脾两虚所致气短心悸、失眠多梦、头昏头晕、血虚萎黄、肢倦乏力、食欲不振、紫斑、肌衄、齿衄、鼻衄及月经不调等症	口服，每次 1 丸，每日 3 次，温开水空腹送服（忌过劳及思虑过度）
金牡蛎胶囊	阴亏气弱、血少体虚之头晕目眩、神疲乏力、自汗盗汗、心悸失眠、食欲不振，以及慢性肝炎，高血脂，肿瘤放疗、化疗，手术后白细胞减少等	口服，每次 1～2 粒，每日 3 次
龙胆泻肝丸	肝胆实火上炎所致的头痛、目赤、口苦、胁痛、耳聋耳鸣之症，以及肝胆湿热下注所引起的外阴瘙痒肿痛、小便淋浊、妇女带下等症而津液未伤者	口服，每次 10 克，每日 2～3 次（脾胃虚弱者不宜久服）
复芪止汗冲剂	多汗症，对气虚型多汗者尤佳	开水冲服，5 岁以下每次 20 克，每日 2 次；5～12 岁每次 20 克，每日 3 次；成人每次 40 克，每日 2 次
虚汗停颗粒	气阴不足之自汗、盗汗及小儿盗汗	开水冲服，成人每次 10 克，每日 3 次；4 岁以下儿童，每次 5 克，每日 2 次；4 岁以上儿童，每次 5 克，每日 3 次
大补阴丸	阴虚火旺，潮热盗汗，咳嗽咯血，耳鸣遗精	口服，每次 6 克，每日 2～3 次

32. 颤证（帕金森病）

颤证，又称震颤、振掉、颤振，是指因脑髓失充，筋脉、肢体失控而引起的以头部或肢体摇动、颤抖为主要临床表现的一种病症。轻者仅见头摇或手足微颤，尚能生活自理和坚持工作；重者头部震摇大动，甚至出现痉挛扭转样动作，双手及上、下肢颤动不止，或兼有项强、四肢拘急等症。

【治疗颤证的实用小药方】

（1）天麻酒：天麻 72 克，制首乌 36 克，丹参 48 克，杜仲 16 克，淫羊藿 16 克，黄芪 12 克，白酒 2000 毫升。将上述各药切碎，装入纱布袋内，放入白酒坛中，密封浸泡半个月以上，每天振摇 1 次，每次服 10 毫升，每日 2 次。

（2）天麻钩藤炖猪脑：天麻 5 克，钩藤 10 克，猪脑 1 具。将猪脑洗净，去血管及筋膜，与天麻、钩藤同放碗中，加调味品及清汤适量调匀，蒸熟皆可服食。

（3）天麻半夏粥：薏苡仁 150 克，天麻 10 克，半夏 5 克，陈皮 5 克，丝瓜 50 克，大枣 5 枚。将天麻、半夏、陈皮、丝瓜洗净后，同放入锅内，加入清水适量，烧开后改用文火煎约 20 分钟，去渣取汁，将锅洗净，放入薏苡仁、大枣，倒入药汁，置火上煮至薏苡仁开裂、酥烂，食用时酌加白糖。

（4）益髓汤：黑木耳 5 克，银耳 5 克，首乌汁 4 毫升，猪脑 2 具，鹌鹑蛋 3 枚，香菇 5 克。将上药洗净，猪脑蒸熟切碎，黑木耳、银耳、香菇水泡切丝，放入锅中煮熟，放入鹌鹑蛋、首乌汁，调好口味，淀粉勾兑即可。

【预防调护的小贴士】

预防颤证应注意生活调摄，保持心情舒畅，情绪稳定，避免忧思郁怒等不良精神刺激，饮食宜清淡而富有营养，忌暴饮暴食及嗜食肥甘厚味，戒除烟、酒等不良嗜好。此外，防止中风、中毒、颅脑损伤对预防颤证发生也有重要意义。

颤证患者生活要有规律，保持情绪稳定和心情愉快。慎起居，避风寒，平时要注意加强肢体功能锻炼，适当参加力所能及的活动，如八段锦、太极拳、内养功等。居住环境应保持安静，通风良好，温湿度适宜。对卧床不起的患者，注意定时帮助患者翻身，经常进行肢体按摩，以防褥疮的发生。一旦发生褥疮，要及时处理，按时换药，保持创口清洁干燥，使褥疮早日愈合。

【安全用药的知心语】

（1）忌突然撤药：几乎所有的治疗颤证的西药都有较强的毒副作用，不可因为惧怕毒副作用，而突然终止治疗。突然撤去抗震颤药物都会使患者发生危象，使震颤加重，出现强直及活动障碍。

（2）忌孤独闭塞、脱离社会：震颤患者由于活动不便而减少活动交际，容易脱离人群、社会，而悲观忧郁。应多参加一些社会活动，鼓励生活自理。

（3）中医药早期介入：中药重在调理整体的气血阴阳，作用温和，固本培元，在延缓疾病进程和提高生存质量方面有重要作用。中药早期治疗可以调节机体整体的阴阳平衡，有病早治，以对抗西药的毒副作用，治疗并发症。

常用的治疗颤证中成药

药　名	主　治	用法用量
天麻钩藤丸	头痛、眩晕、耳鸣眼花，手足震颤，失眠，甚或半身不遂	口服，每次8丸，每日3次
全天麻胶囊	头痛眩晕、失眠多梦、肢体麻木、小儿惊风、癫痫抽搐、三叉神经痛、颅脑外伤综合征、高血脂、高血压等	口服，每次2粒，每日3次，2周为1个疗程
天麻头风灵胶囊	顽固性头痛，长期手足麻木，慢性腰腿酸痛	口服，每次4粒，每日2次
猴枣散	脾胃虚寒、咳嗽痰多、频频呕奶，消化不良及泄泻。用于小儿惊风，四肢抽搐，痰多气急，喘声如锯，烦躁不宁者	用时吹喉中，每次1支，每日3次（感冒发热、热盛火旺者忌服；孕妇忌服）
千金化痰丸	痰热内结，咳痰黄稠或眩晕，痰核流注，便秘	口服，每次6克，每日2~3次（孕妇忌服）
六味地黄丸	肾阴亏损所致头晕目眩、耳鸣耳聋、腰膝酸软、骨蒸潮热、盗汗遗精、消渴及小儿行迟、齿迟、鸡胸龟背者	温开水送服，每次9克，每日2次（忌食辛辣）
知柏地黄丸	肝肾阴虚、虚火上炎所致的腰膝酸软、头目昏晕、耳鸣耳聋、牙痛及口干咽痛、遗精、盗汗、小便短赤，或骨蒸潮热、颧红、喉燥等	口服，每次9克，每日2次，空腹温开水送下（脾虚便溏、消化不良者不宜用）
八珍丸	气血两虚，面色萎黄，食欲不振，四肢乏力，月经过多	口服，每次6克，每日2次（孕妇慎用；不宜和感冒类药同时服用）
龟鹿二仙膏	久病肾虚，腰膝酸软，遗精阳痿	口服，每次15~20克，每日3次（孕妇及小儿忌服）

33. 腰痛

腰痛是临床常见病，是指由于腰部感受外邪，或因外伤或肾虚而引起的腰府气血运行失调，脉络绌急，腰府失养所致的一种病症，主要表现为一侧或两侧腰部疼痛。腰痛的发生没有季节性，一年四季均可发病。

【治疗腰痛的实用小药方】

（1）二术苡仁汤：白术30克，薏苡仁20克，苍术15克，水煎服。

（2）地鳖虫粉：地鳖虫7只，白酒30毫升。将地鳖虫焙干后研成粗末，用白酒浸泡1昼夜，去渣，分服，每日1剂。

（3）四妙散：苍术12克，黄柏12克，薏苡仁30克，草薢20克，银花藤20克，木瓜15克，防己15克，海桐皮15克，牛膝15克，甘草6克，水煎服。

（4）益母草蛋：益母草30克，鸡蛋2枚。将益母草和鸡蛋同置锅中，加水适量同煲，蛋熟后去壳，再煲20分钟，吃蛋饮汤。

（5）茴香炖猪肾：小茴香20克，猪腰1对。先将猪腰洗净，在凹处剖一切口，将小茴香、盐装入剖口内，用线缝合，放入锅内，加葱、姜、酒、清水适量，以文火炖熟即可食用，适用于偏肾阳虚的肾虚腰痛。

（6）杞地山药粥：生地 20 克，山药 50 克，枸杞子 50 克，大米 100 克。将生地切碎，山药捣碎，与枸杞子、大米共放锅内，加清水适量，煮粥，早餐食用，每日 1 次，适用于偏肾阴虚的肾虚腰痛。

【预防调护的小贴士】

要保持良好的生活习惯，防止过度劳累，防止腰腿受凉。站或坐的姿势要正确，应该"站如松，坐如钟"，胸部挺起，腰部平直。同一姿势不要保持太久，适当进行原地活动或腰背部活动，以缓解腰背肌肉疲劳。脊柱不正，会造成椎间盘受力不均匀，是造成椎间盘突出的隐伏根源。锻炼时压腿弯腰的幅度不要太大，以免造成椎间盘突出。提重物时不要弯腰，应先蹲下拿到重物，再慢慢起身，尽量做到不弯腰。可自我按摩，活动腰部，打太极拳，勤洗澡或用热水洗澡。饮食要清淡，多摄取含有维生素 B 和色氨酸的食物，如米饭、土豆、地瓜、面食、肉类、酵母、豆类、鱼类、绿色蔬菜等。

【安全用药的知心语】

（1）不要滥用止痛药：在没有查明腰痛的性质和原因的情况下，腰痛患者自行服止痛药，虽然会使疼痛的症状明显改善，但却会掩盖病情，贻误诊断和治疗，增加对肾脏的损害，还容易诱发体内出血，带来许多不良后果。

（2）不要重治疗轻康复：除了积极治疗原发病外，腰痛后期的功能锻炼和康复保健也是必不可少的，一般主张治疗与功能锻炼同时进行，可以避免愈后并发症，形成一个良好的生活习惯。此外，不要把病愈完全寄希望于医疗手段，多数的腰痛都与不正确的姿势有关，所以康复的关键是矫正不正确姿势，重治疗而轻康复锻炼，显然是舍本逐末了。

常用的治疗腰痛中成药

药　名	主　治	用法用量
腰息痛胶囊	风湿性关节炎，肥大性腰椎炎，肥大性胸椎炎，颈椎炎，坐骨神经痛，腰肌劳损	口服，每次 2 粒，每日 3 次，饭后服（胃肠不适者慎服）
钻山风糖浆	风寒湿痹引起的腰膝冷痛，肢体麻木，伸屈不利	口服，每次 20～30 毫升，每日 2～3 次（孕妇禁用）
舒筋活络丸	一般骨节风痛，腰膝酸痛	口服，每次 1～2 丸，每日 1～2 次，用温开水或姜汤送服
腰椎痹痛丸	肝肾不足、风寒湿三气杂至而致的痹证。其痛固定或呈游走性、酸楚麻木、重着、屈伸不利	口服，每次 2 克，每日 3 次（热痹证应慎用；孕妇忌用）
三妙丸	湿热下注引起的湿热痹证、湿疹痒痛、脚气肿痛、湿热带下等症，见足膝关节红肿疼痛重着、腰痛、乏力、纳呆及带下色黄、味臭、阴部瘙痒、小便短赤等	口服，每次 9 克，每日 2～3 次，温开水、姜汤或黄酒适量送服（妇女月经过多、孕妇忌服）

续表

药　名	主　治	用法用量
活络止痛丸	风湿关节痹痛，肢体游走痛，手足麻木酸软	口服，每次1丸，每次3次
小活络丸	治疗中风及痹证，症见一侧偏瘫、手足麻木不仁或疼痛，或四肢关节疼痛、屈伸不利等	成人口服，每次1丸，每日2次（本药药力颇峻，只宜于体实者；阴虚有热者、孕妇均应慎用）
右归丸	肾阳不足，或先天禀赋不足，以及命门火衰、兼有畏寒肢冷、阴寒内盛之证，可见腰膝酸冷、面色白、精神不振、食少便溏、男子阳痿遗精，或水邪泛溢肌肤所致的水肿、按之皮肤凹陷不起等	口服，每次4.5克，每日3次，饭前用淡盐汤或温开水送服（忌生冷饮食；阴虚火旺者忌用）
左归丸	真阴肾水不足，不能滋养营卫，渐至衰弱，或肾阳不足之头晕目眩、耳鸣、腰膝酸软无力、遗精盗汗、骨蒸潮热等属于精髓内亏、津液枯涸的病症	口服，每次9克，每日2~3次，饭前温开水送服（脾虚便溏、胃弱痰多者慎用）
舒筋健腰丸	腰膝酸痛	口服，每次5克，每日3次（儿童、孕妇禁用；风寒外感，湿热有痰时禁用）
壮腰健肾丸	肾亏腰痛、膝软无力、小便频数、遗精梦泄、风湿骨痛、神经衰弱，但以治疗肾亏外伤风湿腰痛为主。类似西医的慢性肾炎、腰肌劳损、类风湿性脊椎炎、神经官能症等	口服，每次3.5克，每日2~3次（感冒发热而周身疼痛者不可服用）
杜仲补腰合剂	肾虚所致的腰腿疼痛、四肢乏力、精神不振、遗尿、尿频、阳痿、遗精等症	口服，每日1瓶，10瓶为1个疗程，一般以2个疗程为宜
金不换膏	风寒湿痹所致四肢麻木、腰腿酸痛、跌打伤痛等症。类似西医的风湿性关节炎、类风湿关节炎、急性损伤、慢性劳损	外用，用生姜擦净患处，将膏药加热软化后外敷，每隔5~7天换药1次
寒痛乐	风寒湿痹引起的腰腿肩臂疼痛、风湿性关节炎、类风湿关节炎、胃脘痛、痛经等病症	外敷（孕妇或皮肤溃烂、破损部位忌用）

34. 痹证（关节炎）

痹者，闭也，即闭阻不通的意思。痹证是指由于风寒湿热等外邪侵袭人体，闭阻经络，气血运行不畅导致的一种病症。临床以肢体肌肉、筋骨、关节发生酸痛、麻木、重着、屈伸不利、灼热，甚或关节肿大变形等为主要表现。

【治疗痹证的实用小药方】

（1）蜂蜜木瓜：蜂蜜250克，木瓜2个。将木瓜蒸熟，去皮，捣烂成泥，加蜂蜜调匀，早晚空腹食用，每次15~30克。

（2）黄花菜炖猪蹄：黄花菜30克，猪蹄1个。将猪蹄洗净，与黄花菜同炖熟烂，加盐调味，黄酒送服，每3日服1次。

（3）祛风胜湿酒：羌活100克，独活100克，威灵仙100克，北五加100克，防己100克，当归80克，薏苡仁100克，白酒5千克，将上述诸药泡酒即可。

（4）葛根银花藤合剂：葛根60克，金银花藤45克，丝瓜络15克，路路通12

克，水煎服。

（5）老桑枝煲鸡：桑枝 100 克，母鸡 1 只。将母鸡去毛及内脏，与桑枝同置锅中，加清水适量，共煲汤，加适量盐调味，饮汤食鸡。

（6）龙蛇散：地龙 150 克，白花蛇 150 克，蜈蚣 30 克，地鳖虫 30 克，全蝎 30 克，僵蚕 30 克，蟑螂 30 克，穿山甲 20 克。共研细末，开水冲服。

【预防调护的小贴士】

痹证的发生与生活环境有关，平素应注意防风、防寒、防潮，避免居住暑湿之地，居住和作业地方保持清洁和干燥。寒冷地区或气候骤变的季节，更应注意保暖，以免受风寒湿邪侵袭。劳作运动汗出时，切勿当风贪凉，乘热浴冷。内衣汗湿，应及时更换，褥垫、被子应勤洗勤晒。平时注意生活调摄，加强体育锻炼，增强体质，以提高机体对病邪的抵御能力。

痹证初发，应积极治疗，防止病邪传变。病情较重，病邪入脏者应卧床休息。行走不便者应防止跌仆，以免发生骨折。长期卧床者既要保持肢体的功能位，还要经常变换体位，防止发生褥疮。久病患者，易情绪低落，产生焦虑心理和消化功能低下，因此，要保持乐观心境和摄入富于营养、易于消化的饮食，以利于疾病的康复。

【安全用药的知心语】

（1）辨证用药：风盛者用散风之品，中病即止，以防风燥之剂伤阴、燥血、耗气。对因寒而致的痛痹患者，应大胆使用温热药，如附子、细辛、麻黄、川乌、草乌、桂枝、羌活、独活等，尤其是桂枝与附子，且须结合助阳之品，以使阳气充足，血活寒散，滞通痹畅而病愈。着痹者当重用豁痰之品，如半夏、南星、白芥子等。热痹者可大剂量使用清热解毒药，如牛蒡子、连翘之类，切忌过用大辛大温之剂。痹证日久，要加强滋补强壮药，常用的药物如熟地、黄芪、当归、鸡血藤、续断、桑寄生、牛膝等。

（2）按患病部位用药：痹证上肢重者，重在祛风，常用桑枝、羌活、防风、姜黄等；下肢痛重在利湿，常用独活、黄柏、苍术等。

常用的治疗痹证中成药

药　名	主　治	用法用量
追风透骨丸	风寒湿痹，四肢痹痛，神经麻痹，手足麻木	口服，每次 6 克，每日 2 次（不宜久服，属热痹者及孕妇禁用）
腰椎痹痛丸	肝肾不足、风寒湿三气杂至而致的痹证。其痛固定或呈游走性、酸楚麻木、重着、屈伸不利	口服，每次 2 克，每日 3 次（热痹证应慎用；孕妇忌用）
风湿圣药	风湿性关节炎及类风湿关节炎	口服，每次 4~6 粒，每日 3 次（孕妇禁服）
疏风活络片	风寒湿痹，四肢麻木，关节、腰背酸痛等症	口服，每次 2~3 片，每日 2 次（高血压患者及孕妇慎用；不得过量服用）

续表

药　名	主　治	用法用量
痹苦乃停片	类风湿关节炎属于寒湿偏重者	口服，成人每次 5~7 片，每日 4 次；儿童酌减
玄七通痹胶囊	类风湿关节炎属肝肾不足、寒湿痹阻证，症见关节疼痛，肿胀，功能障碍或晨僵，手足不温，舌淡或淡胖；苔白腻或白滑等	口服，每次 4 粒，每日 3 次，8 周为 1 个疗程（过敏者、胃溃疡患者及孕妇慎用）
通络开痹片	寒热错杂瘀血阻络所致的关节疼痛、肿胀；类风湿关节炎具上述症候者	晚饭后口服，每次 3 片，每日 1 次；60 天为 1 个疗程（孕妇禁用）
小活络丸	治疗中风及痹证，症见一侧偏瘫、手足麻木不仁或疼痛，或四肢关节疼痛、屈伸不利等	成人口服，每次 1 丸，每日 2 次（本药药力颇峻，只宜于体实者；阴虚有热者、孕妇均应慎用）
通痹片	肝肾亏虚、寒湿阻络而致的痹证。类似西医的风湿性关节炎，类风湿关节炎等	口服，每次 2 片，每日 2~3 次，饭后服（孕妇忌服）
湿热痹冲剂	湿热痹证，其症状为肌肉或关节红肿热痛，有沉重感，步履艰难，发热，口渴不欲饮，小便黄淡	开水冲服，每次 5 克，每日 3 次
三妙丸	湿热下注，足膝红肿热痛，下肢沉重，小便黄少	口服，每次 6~9 克，每日 2~3 次（孕妇慎用）
四妙丸	湿热下注证，用于湿热下注、足膝红肿、筋骨疼痛	口服，每次 6 克，每日 2 次
风痛安胶囊	急、慢性风湿性关节炎，慢性风湿性关节炎活动期	口服，每次 3~5 粒，每日 3 次
当归拈痛丸	全身或骨节疼痛，或周身瘙痒、肩背疼痛酸沉、胫部赤肿或疮疡、沉重疼痛等证。用于全身肢体筋骨疼痛，关节肿胀热痛，以下肢关节为甚、两足痿软无力，口苦口干。类似西医的痛风（活动期）、风湿性关节炎、风湿热、湿疹、脓疱等	口服，成人每次 9 克，每日 2 次，空腹温开水送下；7 岁以上小孩服成人 1/2 量，3~7 岁服 1/3 量
痹隆清安片	类风湿关节炎偏于湿热者	口服，每次 5~7 片，每日 4 次
独活寄生丸	肝肾两亏、气血不足之风湿久痹、腰膝冷痛、关节不利等症。类似西医的风湿性关节炎、类风湿关节炎、坐骨神经痛、腰椎骨质增生等	口服，每次 9 克，每日 2 次，温开水加黄酒少许空腹冲服（孕妇慎用）
舒筋健腰丸	腰膝酸痛	口服，每次 5 克，每日 3 次（儿童、孕妇禁用；风寒外感，湿热有痰时禁用）
益肾蠲痹丸	顽痹（类风湿、风湿性关节炎，腰、颈椎骨质增生，肩周炎等）	口服，每次 8 克，疼痛剧烈可加量至 12 克，每日 3 次，饭后温水送服；1 个月为 1 个疗程
痹冲剂	肌肉关节肿胀、疼痛、麻木、重着、腰膝酸软、畏寒喜暖、手足不温、自汗或盗汗，甚则出现关节肿大、变形、屈伸不利；进而关节强直，筋缩肉卷，肌肉瘦削，足跛不行，胫曲不伸	口服，每次 6 克，每日 3 次，开水冲服，3 周为 1 个疗程；儿童酌减或遵医嘱
桂龙益肾通络口服液	肝肾两虚，气血不足，风寒湿阻络引起的关节痹痛	口服，每次 1 支，每日 3 次（孕妇禁用）

续表

药　名	主　治	用法用量
麝香风湿油	风湿骨痛、腰腿酸痛、风湿性关节炎、坐骨神经痛、跌打伤痛、感冒头痛	外搽，按说明或遵医嘱
风湿一擦灵	风寒湿引起的痹证疼痛及四肢麻木、落枕等。类似西医的风湿性及类风湿关节炎、肩周炎、腰腿痛、软组织损伤以及糖尿病伴发的风湿性关节痛等	涂搽患处，每次5~10毫升，每日3~5次，1个月为1疗程（保证每次用药量；涂搽后反复按摩；在疗程内要坚持用药，不可中途停止；皮肤破溃处不宜涂搽）
壮骨风湿膏	风湿痛、关节痛、腰痛、神经痛、肌肉酸痛、扭伤、挫伤等	外用，揭开薄膜，贴于洗拭干净之患处，12小时内即显疗效
尪痹片	久痹体虚，关节疼痛，局部肿大、僵硬畸形，屈伸不利及类风湿关节炎见有上述症候者	口服，每次7~8片，每日3次（孕妇慎服）

第四章　外科常见病症

1. 疖

疖是发生于皮肤浅表的单个毛囊周围的急性化脓性感染性疾病，以夏季多见，好发于头、面、颈和臀部等处。其中，发生于酷热暑天的疖，称为暑疖；发生于头皮，未破如曲蟮拱头，破后形似蝼蛄串穴者，称为蝼蛄疖。

【治疗疖的实用小药方】

(1) 五味消毒饮：鲜蒲公英 60 克，食盐少许，将蒲公英与食盐混合，捣烂，外敷患处，每日 1 次，连用 5~7 天。

(2) 柳叶膏：鲜柳树叶或嫩芽，用水洗净，加水适量，浸煮 2~4 小时，过滤，如此浸煮 2 次，合并滤液，浓缩成膏，入瓶密封，外敷。

(3) 黄连素 5 片，大黄粉、蒲黄粉各 10 克。将黄连素片研为细末，加大黄粉、蒲黄粉混匀，加清水适量，调为稀糊状，外涂或敷患处，每日 3 次。

(4) 牛黄消炎片 5 片，六神丸 10 粒。共研细末，混匀，加食醋适量，调为糊状，外涂于患处，敷料包扎，胶布固定，每日换药 1 次。

【预防调护的小贴士】

对于疖的预防与调护，首先强调注意个人卫生，勤洗澡，勤理发，勤换衣服，勤修指甲；保持皮肤清洁，特别是在盛夏，幼儿尤应注意；少食辛辣炙煿助火之物及肥甘厚腻之品。如果已经有疖发生，要注意保持疖周围的皮肤清洁，并用 70% 酒精涂抹局部，以防止感染扩散到附近的毛囊；忌食鱼腥发物，保持大便通畅；禁止挤压、挑刺、灸法及早期切开引流，以免脓毒扩散。对于反复发作者，应注意寻找病因，如果同时患有糖尿病、肾炎等，必须及时治疗，以免造成严重后果。

【安全用药的知心语】

(1) 西药治疗：以局部治疗为主，未成脓者可用 3% 碘酊外涂，或用 10%~15% 的鱼石脂软膏涂于疖肿部位，每日 1~2 次。也可选用抗生素类外用软膏、霜剂等，如复方新霉素软膏。如果疖已化脓，则应去医院切开排脓。有全身症状者，应予以抗生素或磺胺类药物治疗。

(2) 正确使用药物：用药前要仔细阅读药品说明书，说明书是自我用药的最佳指导与依据。外用制剂需避免接触眼睛及其他黏膜，如口、鼻等；严重肾功能不全者，禁用复方新霉素软膏；脓未排出、排尽时，不应外敷中成药；敷药时应集中于疖肿中心处；避免长期大面积使用复方新霉素软膏，以免吸收中毒。

常用的治疗疖中成药

药　名	主　治	用法用量
穿心莲片	细菌性痢疾、慢性迁延性肝炎、尿道感染、急性扁桃体炎、咽喉炎、气管炎、结肠炎	口服，每次 5 片，每日 3 次，温开水送下
牛黄解毒片	火热毒邪炽盛于内、上扰清窍所致之咽喉的痛、牙痛、口舌生疮、目赤肿痛及喉痹、牙龈病等	口服，每次 2 片，每日 2~3 次（孕妇禁用）
鱼腥草注射液	呼吸道感染，某些化脓性疾病（如乳腺炎、肺脓疡等）、妇科炎症、白带、尿路感染与手术后发烧	肌注，每次 2 毫升，每日 2 次
防风通圣丸	外感风邪、内有蕴热、表里俱实、恶寒壮热、头痛头昏、目赤肿痛、口渴咽痛、胸膈痞闷、大便秘结、小便短赤，以及瘟病初起、风疹湿疮、肠风、痔瘘等症	口服，每次 6 克，每日 2 次
双柏散	跌打扭伤，筋肉肿痛，发红；各期阑尾炎有包块者	外用，用开水、蜂蜜调敷
如意金黄散	痈疽疮疡肿毒、丹毒、流注等属阳证、实证者。亦可用于跌打损伤。类似西医的痈、疖、急性化脓性淋巴结炎、体表浅部脓肿、急性蜂窝织炎、多发性转移深部脓肿、软组织损伤、肢体外伤等	外用，红肿、烦热、疼痛，用清茶调敷，漫肿无头，用醋、葱或酒调敷，亦可用植物油或蜂蜜调敷，每日数次。也可用 80% 白凡士林调成软膏（名金黄膏）外敷
四黄散	发际疮（毛囊炎），疖肿，脓疱疮	外用，麻油调搽

2. 疔

疔，又称疔疮，是指发病迅速而且危险性较大的急性感染性疾病，多发生于颜面和手足等处，是以形小根深，肿痛灼热，坚硬如钉，反应剧烈，易于走黄、损筋伤骨为主要表现的疮疡。

【治疗疔的实用小药方】

（1）颜面疔宜用菊花饮：鲜菊花根叶适量，洗净捣汁 100 毫升，滚黄酒调服，盖被卧取汗，每日 1 次，适用于初期。亦可用芪枣橘粥：生黄芪 30~60 克，红枣 30~60 克，粳米 100 克，红糖 30 克，陈皮末 1 克，将生黄芪、红枣放入沙煲中，浓煎取汁，再入粳米、红糖同煮成粥，粥将成时调入陈皮末，稍沸即可，适用于脓成溃后。

（2）手足疔初期宜用鲜夏枯草：鲜夏枯草 1000 克，将鲜夏枯草用清水煮烂，过滤去渣，浓缩呈糊状，每次服 2 汤匙，每日 3 次，同时湿敷患部，每日 2~3 次。

（3）红丝疔宜用三花二石汤：金银花 30 克，红花 10 克，野菊花 30 克，生石膏 60 克，寒水石 60 克。水煎服，每日 1 剂，二煎以纱布浸药汁后敷患处。

【预防调护的小贴士】

这类患者宜吃清凉、清淡饮食；宜吃具有清热解毒作用的凉性食品。忌吃一切辛辣刺激性食物；忌吃性热有火的暖性食品；忌吃油腻荤腥食物；忌吃煎炸炒爆、香燥助火伤阴食物；忌吃鹅肉、猪头肉等大发之物；忌香烟、白酒等。

面部及口唇上的疖肿不能挤压和自行处理。挤压容易使病菌随血液回流到颅内，而引起化脓性海绵窦炎，或颅内脓肿，患者可出现高热、头痛、昏迷、死亡率高。因此三角区的疔肿要及时上医院治疗。面部及鼻唇沟疔肿不可热敷，因为面部及鼻唇沟是危险三角区范围之内，由于此处有丰富的淋巴管和血管，其静脉和颅内相通，且无静脉瓣可以逆流。感染后如做热敷，可促进血流增加，细菌进入颅内可引起颅内感染。

【安全用药的知心语】

(1) 内治：发于颜面或上肢者，治宜清热解毒；生于下肢者，治宜清热解毒利湿；并均可服用六神丸。颜面疔忌服发散药，忌灸法、挤压、早切及针挑，忌食辛辣发物，以避免疔毒扩散造成走黄。

(2) 外治：初期均可用玉露膏或金黄膏外敷。中期脓成，颜面疔宜提脓祛腐，用八二丹、苍耳子虫放疮顶，再用玉露膏敷贴；若脓出不畅，并用药线引流。手足疔和红丝疔则应先切开排脓，再提脓祛腐（用红油膏八二丹药线引流）。后期脓尽均可用红油膏或白玉膏掺生肌散外敷收口。但蛇眼疔有胬肉高突者，可用平胬丹或枯矾粉平胬。蛇头疔合并指骨坏死者，可配用 2% ~ 10%的黄柏溶液浸泡患指；若有死骨，则用镊子钳出，方能收口。红丝疔如二三处串连贯通者，可用绷带缠缚患部，或将串连贯通处彻底切开，以加速愈合。

常用的治疗疔中成药

药　名	主　治	用法用量
清解片	风热感冒、上呼吸道感染、气管炎、肺炎、肺脓疡、扁桃体、牙龈炎、心肌炎、急性肠胃炎、痢疾、急性阑尾炎、急性黄疸型肝炎、乳腺炎、盆腔炎、泌尿系统感染、痛、疖、疔、肿、外伤感染等	口服，每次 3 片，每日 2 ~ 3 次，儿童酌减
解毒消炎丸	烂喉丹痧、咽喉肿痛、喉风喉痈、单双乳蛾、小儿热疖、痈疡疔疮、乳痈发背、无名肿毒。主要用于治疗咽喉急性感染、皮肤疔疮疖肿等有疗效	口服，每次 10 粒，每日 3 次；外用，可取数粒用水或米醋化水外敷，如红肿已将出脓或穿烂，切勿再敷（孕妇忌服）
蟾酥丸	疔毒恶疮、痈疽发背、附骨痈疽、乳痈乳发及无名肿毒等。类似西医的急性乳腺炎、蜂窝织炎、全身各部的化脓性感染等属于热毒壅盛者	口服，每次 2 ~ 4 粒，每日 2 次，葱白汤或温开水送服；外用，研细，醋调敷患处，1 日数次，干后以水润之
琥珀蜡矾丸	痈疽、发背已成未溃者	口服，每服 20 ~ 30 丸，食后用白汤送下
六应丸	火毒内盛，乳蛾，喉痹，疖痈疮疡，咽喉炎以及虫咬等	饭后服，每次 10 丸，儿童每次 5 丸，婴儿每次 2 丸，每日 3 次；外用，以冷开水或醋调敷患处
六神丸	烂喉丹痧、咽喉肿痛、喉风喉痈、单双乳蛾、小儿热疖、痈疡疔疮、乳痈发背、无名肿毒	口服，每日 3 次，温开水吞服；1 岁每服 1 粒，2 岁每服 2 粒，3 岁每服 3 ~ 4 粒，4 ~ 8 岁每服 5 ~ 6 粒，9 ~ 10 岁每服 8 ~ 9 粒，成年每服 10 粒

3. 痈

痈生于皮肉之间，发病迅速，以局部光软无头，红肿疼痛，易肿、易溃、易敛，结块范围在 6~9 厘米，伴有恶寒、发热、口渴等全身症状为主要表现的急性化脓性疾病。中年以上好发，以老年者居多。痈好发于皮肤厚韧的项、背部，也可见于上唇、腹壁和耻骨联合的软组织。与疖相比，痈的病变范围更广，扩散迅速，有明显的全身中毒症状。

【治疗痈的实用小药方】

（1）痈初期宜用野菊花、紫花地丁、蒲公英、金银花各等量，加白酒适量，炒热后装入布袋，热熨患处，每日 2~3 次，每次 20 分钟；亦可用鸡舌草全草适量，加米饭粒捣烂，敷患处，适用于对口、背脓肿的治疗。

（2）痈溃破期宜用马齿苋 10 克，黄芩 50 克，煎汤熏洗患处，每日 2 次；亦可用万年青根、叶适量，用冷开水洗净，捣烂取汁，去渣，涂搽于患部，脓肿已溃未溃者均可用，每日 3~4 次。

（3）痈收口期宜用鲜仙人掌 1 叶，明矾 10 克，蒲公英 10 克，金银花 10 克，青黛 10 克，白及 10 克。将仙人掌除净表面毛刺，青黛、白及研末，与其他诸药共捣烂如泥，敷于局部，覆盖皮损部位，厚度约 0.5 厘米，外用纱布包扎，每日换药 1 次。

【预防调护的小贴士】

痈是皮肤及皮下组织的急性炎症，因皮肤破损、细菌侵入所引起，预防的关键是养成良好的卫生习惯，做好劳动保护，防止皮肤破损，如有损伤应及时处理。注意皮肤清洁，勤洗澡、勤换衣，特别是暑天，天气炎热之时，尤应引起注意。调整饮食，应少食辛辣刺激之品，忌饮烈性酒，以防损伤脾胃，积湿生热而诱发或加重痈；多食新鲜蔬菜、水果，保持大便通畅。此外，要积极治疗原发疾病如毛囊炎、疖肿、湿疹等，防止痈的发生。

如果已形成痈，也不必惊慌，积极治疗、科学调护是关键，无论是颈部、腋部、脐部或是身体其他部位皮肤有破损或有湿疹，都应积极对症治疗，避免用力搔抓，以免继发感染而形成脓肿。痈早期局部红、肿可采取热敷或理疗（红外线、超短波治疗），也可外敷消炎药膏。有脓头或脓肿形成时，可用碘酒涂脓头或切开引流，引流后如外包的纱布潮湿应及时换药。经常发病者，应进一步检查有无糖尿病等其他原因，并作相应的治疗。

【安全用药的知心语】

（1）早期治疗：早期应用大量的抗生素治疗。可选用氨卞青霉素、红霉素、头孢类抗生素等；或外用纯鱼石脂。当痈已溃破时，可外用庆大霉素等抗生素或用 12%硫酸钠溶液湿敷。

（2）全身治疗：应用大剂量抗生素，如红霉素、青霉素、甲硝唑、新生霉素、万古霉素、磺胺药等；给以有营养、维生素丰富的饮食。疼痛剧烈者可酌情使用镇静剂。同时治疗糖尿病及其他疾病，以提高机体抵抗力。患者应适当休息和加强营养。必要时用镇痛剂。可选用磺胺甲硝唑加甲氧嘧啶或青霉素、红霉素等。如有糖尿病，应根据病情同时给予胰岛素及控制饮食等治疗。

常用的治疗痈中成药

药　名	主　治	用法用量
西黄丸	各类癌肿，痈疽疔毒，瘰疬，流注等	口服，每次3克，每日2次
金银花露	一切疮毒或壮热口渴、小儿胎毒等症。类似西医的上呼吸道感染、急性扁桃体炎、淋巴管炎、淋巴结炎、急性化脓性皮肤炎等	口服，每次60～120毫升，每日2～5次
伤疖膏	各种疖痛脓肿，乳腺炎，静脉炎及其他皮肤创伤	贴于患处，每日更换一次（皮肤如有过敏现象可停用）
一粒珠	痈疽疮疖，乳痈乳癌，红肿疼痛	每服1丸，黄酒送下，白开水亦可
小败毒膏	湿热蕴结、热毒壅盛引起的疮疡初起，红肿硬痛，风湿疙瘩，周身刺痒，乳痈胀痛，大便燥结	口服，每次10～20克，每日2次
珠黄八宝散	痈疽，疔毒及疮疡，溃后久不收口	外用，视患处大小，适量渗敷，用清凉膏或纱布盖贴
连翘败毒丸	脏腑积热，风热湿毒引起的疮疡初起，红肿疼痛，憎寒发热，风湿疙瘩，遍身刺痒，大便秘结	口服，每次6克，每日2次
八珍丸	气血两虚之面色萎黄、食欲不振、四肢乏力、语声低微、头晕心悸、面色苍白或萎黄及月经不调、赤白带下等症	口服，每次1丸，每日3次，空腹温开水送服
补中益气丸	脾胃虚弱、中气下陷之体倦乏力、食少腹胀、久泻脱肛、子宫脱垂等症	口服，每次6克，每日2次，空腹服

4. 附骨疽

附骨疽是一种毒邪深沉、附着于骨的化脓性疾病。多发于四肢长骨，以局部胖肿，附筋着骨，推之不移，疼痛彻骨，溃后脓水淋漓，不易收口，形成窦道，损伤筋骨为主要特征。

【治疗附骨疽的实用小药方】

（1）绿豆粥：绿豆适量，粳米200克。将绿豆洗净，浸泡半天，与粳米同煮为稀粥，每日服食2~3次，每次1～2碗。

（2）五神咖啡：银花60克，车前草30克，茯苓20克，牛膝20克，紫花地丁30克。同煎去渣，取汁，加入白糖、咖啡，频服。

（3）银甲蛋：金银花30克，炙山甲6克（研末），鸭蛋3枚。将金银花水煎取汁，将鸭蛋头打一小孔，装入炙山甲粉，入银花汁中煮熟服食，适用于成脓期。

（4）牛奶大枣粥：牛奶500克，大枣25克，粳米100克。共煮成粥，适用于溃疡后久不收口者。

【预防调护的小贴士】

治疗附骨疽固然是必要的，但如果能够预防其发生则是最理想的状态。平素要加强锻炼，增加饮食营养；积极治疗原发病。

患病后需禁食鱼腥发物及辛辣之品。急性期要卧床休息、患肢抬高并用夹板固定，以防止骨折和毒邪扩散；慢性期应避免负重及跌跤；疾病治愈后，必须继续服药3~6个月，以防复发。

【安全用药的知心语】

（1）合理使用抗生素：抗生素不是唯一能杀死细菌的治疗药物，如果大量无节制地使用抗生素进行治疗，则容易产生耐药性，在此情况下，再用抗生素进行治疗，就会弊大于利，此时应该停用抗生素，改用其他药物继续治疗，如中药。

（2）慎用止痛药：有些人认为疼痛不影响吃、不影响穿，没什么了不起。疼痛厉害了，吃些止痛片即可，只要止住疼痛就算了。这种想法是十分错误的，患了附骨疽后如果不及时治疗，就会使病情一步一步恶化、发展，甚至导致残疾。

（3）激素治疗有严格的适应证：在实际治疗中，很多人曾经采用过激素治疗。服用激素类药物后，表面上疼痛减轻，活动改善，病情似乎得到了一些缓解，可实际上服用激素后会有诸多毒副作用。长期应用激素，还会产生赖药性和抗药性等，一旦停药，症状会出现反复并加重，甚至危及生命，因此，千万不要滥用激素。

常用的治疗附骨疽中成药

药　名	主　治	用法用量
醒消丸	脏腑毒热、气血凝结而致的疮毒初起、乳痈痈疽、瘰疬鼠疮、疔毒恶疮等病，症见患处红肿高大，坚硬疼痛，尚未成脓破溃者	口服，每次 3~9 克，每日 1~2 次，温黄酒或温开水送服；7 岁以上小孩减半，3~7 岁服成人 1/3 量（忌辛辣厚味；孕妇忌用；痈疽已溃成脓者，不宜使用）
冲和膏	外症初起，坚肿色淡	外用，临用时以姜汁、醋调敷，每日 1 次
如意金黄散	痈疽疮疡肿毒、丹毒、流注等属阳证、实证者。亦可用于跌打损伤。类似西医的痈、疖、急性化脓性淋巴结炎、体表浅部脓肿、急性蜂窝织炎、多发性转移深部脓肿、软组织损伤、肢体外伤等	外用，红肿、烦热、疼痛，用清茶调敷，漫肿无头，用醋、葱或酒调敷，亦可用植物油或蜂蜜调敷，每日数次。也可用 80% 白凡士林调成软膏（名金黄膏）外敷
四季青片	咽喉肿痛	口服，每次 5 片，每日 3 次
八珍丸	气血两虚之面色萎黄、食欲不振、四肢乏力、语声低微、头晕心悸、面色苍白或萎黄及月经不调、赤白带下等症	口服，每次 1 丸，每日 3 次，空腹温开水送服

药　名	主　治	用法用量
十全大补丸	气血两虚之面色苍白、气短心悸、食欲不振、头晕自汗、体倦乏力、四肢不温、妇女月经不调以及疮疡由于气血两虚而不能透发或疮疡溃破后脓液清稀日久不愈者	口服，每次1丸，每日3次（内有实热者不宜服用）
白玉膏	臁疮溃后，日久不敛	待疮中毒水流出，膏药变黑，再换新者贴之
八二丹	溃疡脓流不畅	研极细末，掺于疮面，或制成药线插入疮中，外用膏药或油膏盖贴
阳币和丸	阴疽流痰、鹤膝风、脱疽、骨槽风、附骨疽、流注等。类似西医的骨与关节之寒性脓疡、血栓闭塞性静脉炎、动脉硬化性闭塞症、胸壁结核、肋骨结核、腋下淋巴结核、慢性骨髓炎、乳腺癌等病症	口服，每次3克，每日2~3次（疮疡红肿热痛属阳证、实证者，阴虚有热或寒化为热之疮疡患者忌服）

5. 乳癖（乳腺增生）

乳癖是由于肝郁气滞或冲任失调所致，以乳房部出现形状不一、大小不等的无痛性硬结肿块为特征的外科常见病症。乳癖发病缓慢，可由数日至数年乃至10余年之久，以中青年妇女多见。

【治疗乳癖的实用小药方】

（1）全蝎瓜蒌散：全蝎160克，瓜蒌25个。将瓜蒌开孔，全蝎分装于瓜蒌内，放在瓦上焙干，研为细末，每次3克，每日3次，温开水调服。

（2）海带鳖甲猪肉汤：海带65克，鳖甲65克，猪瘦肉65克。将海带清水洗去杂质，泡胀切块，鳖甲打碎，与猪瘦肉共煮汤，汤成后加入适量盐、麻油调味即可。

（3）乳癖消方：当归尾10克，蒲公英10克，海藻12克，穿山甲片6~9克，炒柴胡5克，夏枯草9克，桃仁10克，赤芍10克，白芍10克，天花粉9克，浙贝母9克，王不留行10克，刘寄奴10克，水煎分服。

（4）鹿甲消乳方：鹿角15克，穿山甲3克，黄芪20克，三棱9克，莪术9克，丹参15克，没药10克，当归10克，延胡索10克，淫羊藿10克，牡蛎10克，水煎服。

【预防调护的小贴士】

乳癖的发生多与情志有关，因此，要保持心情舒畅，情绪稳定。要提倡晚婚晚育，但不宜过迟；女性最好28岁结婚，30岁前生育为宜，适时婚育、哺乳，对乳腺是有利的；避免使用含有雌激素的面霜和药物，以免诱发乳腺小叶增生；及时治疗月经失调等妇科疾病和其他内分泌疾病；发病高危人群要定期检查。

【安全用药的知心语】

（1）止痛先于消块，兼顾其他妇科病：治疗乳癖要先止痛，后消块。乳痛不止，肿块很难消失；乳痛消失，则肿块自然逐渐变软。另外，本病常为其他疾病所诱发，故在治疗时可以治疗其他疾病为主，乳癖则自然而愈。

（2）兼用其他方法：在治疗上除辨证论治为主外，还可兼用其他一些方法进行治疗。如针灸、按摩、正负离子导入、磁疗、局部敷药、敷脐及大量单方验方的应用，常常可以取得良好的效果。

常用的治疗乳癖中成药

药　名	主　治	用法用量
乳癖消片	乳癖（乳疬、乳核）和乳痈初起等症。类似西医的乳腺增生、乳腺良性肿瘤、急性乳腺炎等	口服，每次 5～6 片，每日 3 次
乳康片	乳癖，隐核，奶积，类似西医的乳腺增生症	口服，每次 5～10 片，每日 2 次，饭后服。20 天为 1 个疗程，间隔 5～7 天，继续第 2 个疗程，亦可连续服药（女性患者于月经来潮前 10～15 天开始用药；孕妇慎用）
消核片	女性乳腺增生症，尤其适用于中青年妇女的乳痛症，乳腺小叶增生症	口服，每次 4～7 片，每日 3 次，饭后服用，连服 3 个月为 1 个疗程
乳增宁片	肝郁气滞、冲任失调引起的乳痛症及乳腺增生等症	口服，每次 4～6 片，每日 3 次
逍遥丸	肝郁、血虚、脾弱所引起的胁痛、郁证、低热、乳癖、月经不调、内眼病等。症见两胁作痛、低热时冷、头痛目眩、口燥咽干、神疲食少，或月经不调、乳房作胀等	口服，每次 6～9 克，每日 1~2 次
乳核散结片	治疗乳腺囊性增生，乳痛症，乳腺纤维腺瘤和男性乳房发育等	口服，每次 4 片，每日 3 次
小金丸	阻疽初起，皮色不变，肿硬作痛，多发性脓肿，瘿瘤，瘰疬，乳岩，乳癖	打碎后口服，每次 1.2～3 克，每日 2 次，小儿酌减
乳块消胶囊	肝气郁结，气滞血瘀，乳腺增生，乳房胀痛	口服，每次 4～6 粒，每日 3 次
散结灵胶囊	阴疽初起，皮色不变，肿硬作痛，瘰疬鼠疮	口服，每次 3 粒，每日 3 次
乳结平胶囊	乳腺囊性增生和男性乳房发育不良	口服，每次 4～6 粒，每日 3 次
阳和解凝膏	乳腺癌	外用，涂抹患处
散结乳癖膏	乳腺囊性增生，症见乳房内肿块，伴乳房疼痛，多为胀痛、窜痛或刺痛，胸胁胀满，随月经周期及情绪变化而增减，舌质暗红或有瘀斑，脉弦或弦涩，乳腺囊性增生，见上症候者	外用，先将皮肤患处洗净拭干，然后将贴膏上衬纸揭去，将药芯对准患处贴上，每日 1 次，每次 1 贴，可连续贴敷 28 天

6. 蛇串疮（带状疱疹）

蛇串疮是沿身体一侧呈带状分布，以皮肤出现成簇水疱，宛如蛇行，痛如火燎为临床特征的急性疱疹性皮肤病。因其多在腰部发病，故又名缠腰火丹，多发于春、秋季节，以老年人居多。

【治疗蛇串疮的实用小药方】

（1）清热苡仁汤：薏苡仁 50 克，板蓝根 30 克，大青叶 15 克，紫草 15 克。将大青叶、紫草、板蓝根煎汁去渣，加薏苡仁煮熟，调入冰糖适量即成。

（2）竹茹桑叶茶：竹茹 5 克，桑叶 6 克，炒谷芽 9 克。将以上三者加水适量，共煎取汁，代茶饮。

（3）郁金 9 克，党参 9 克，元胡 9 克，白术 9 克，车前子 12 克，厚朴 9 克，萆薢 9 克，陈皮 6 克，黄柏 9 克，水煎服。

（4）雄黄、吴茱萸、薏苡仁各等分，共研细末，冷开水调成糊状，外搽患处。

（5）茉莉花糖水：茉莉花 5 克，红糖适量。将茉莉花与红糖同放锅内，加清水适量，煮至水沸，去渣，代茶饮。

（6）虎杖适量，研末，调浓茶成糊，涂患处。

【预防调护的小贴士】

蛇串疮患病期间，应保持心情舒畅，以免肝郁气滞化火加重病情；不要吃辛辣食物，不吃牛羊肉、海鲜之类发物，忌食肥甘厚味，饮食宜清淡，多吃蔬菜、水果；皮损局部保持干燥、清洁，忌用刺激性强的软膏涂敷，忌用热水烫洗患处，内衣宜柔软宽松，以防皮损范围扩大或加重病情。

少数患者可能在痊愈后会复发，因此预防复发十分重要。首先，要增强体质，提高抗病能力。还要预防感染，感染是诱发蛇串疮的原因之一，老年患者应预防各种疾病的感染，特别是在春、秋季节，要适时增减衣服，避免受寒。此外，要防止外伤，避免接触毒性物质，以防伤害皮肤。注意饮食营养，多食豆制品，鱼、蛋、瘦肉等富有蛋白质的食物及新鲜的瓜果蔬菜。

【安全用药的知心语】

（1）西药治疗：应用抗病毒药物，常以阿昔洛韦或泛昔洛韦口服 1 周，皮疹严重者可静脉注射阿昔洛韦；同时给予营养神经药物，如维生素 B_1、维生素 B_{12} 等。对没有严重基础疾病或禁忌证的老年患者，可在早期短程应用小剂量皮质类固醇激素，以避免或减少后遗神经痛。面对病情严重者，可给予胸腺肽球蛋白、转移因子、干扰素等以增强机体免疫功能。疼痛剧烈者，除予以消炎止痛药，如卡马西平、吲哚美辛等。

（2）中药治疗：中医药治疗根据辨证，一般宜清热解毒为先，后活血化瘀、理气止痛，也可配合针刺疗法镇痛。外治初起用玉露膏外敷；或外搽三黄洗剂、双柏散、清凉乳剂外涂，或鲜马齿苋、玉簪叶捣烂外敷。水疱破后，用四黄膏或青黛膏外涂；有坏死者，用九一丹换药。若水疱不破，可用三棱针或消毒针头挑破，使疱液流出，以减轻疼痛。

常用的治疗蛇串疮中成药

药 名	主 治	用法用量
龙胆泻肝丸	肝胆实火上炎所致的头痛、目赤、口苦、胁痛、耳聋、耳鸣之症，以及肝胆湿热下注所引起的外阴瘙痒肿痛、小便淋浊、妇女带下等症而津液未伤者	口服，每次 10 克，每日 2～3 次（本品味苦性寒，久服易伤脾胃，故凡脾胃虚弱者不宜久服）

续表

药　名	主　治	用法用量
抗病毒口服液	风热感冒、瘟病发热等热性病	口服，每次 10 毫升，每日 3 次，饭后服（阴虚便溏不宜使用）
抗病毒冲剂	风热侵袭之证，时行感冒、或热毒初袭之证。见有发热头痛、口渴、汗出、咽痛、舌红、脉数等	开水冲服，每次 1～2 包，每日 3 次
柴胡疏肝丸	肝气不舒，胸胁痞闷，食滞不清，呕吐酸水	口服，每次 1 丸，每日 2 次
逍遥丸	肝郁、血虚、脾弱所引起的胁痛、郁证、低热、乳癖、月经不调、内眼病等。症见两胁作痛、低热时冷、头痛目眩、口燥咽干、神疲食少，或月经不调、乳房作胀等	口服，每次 6～9 克，每日 1～2 次
八珍丸	气血两虚之面色萎黄、食欲不振、四肢乏力、语声低微、头晕心悸、面色苍白或萎黄及月经不调、赤白带下等症	口服，每次 1 丸，每日 3 次，空腹温开水送服
双柏散	跌打扭伤，筋肉肿痛，发红；各期阑尾炎有包块者	外用，用开水、蜂蜜调敷
青黛散	治疗口疮，咽喉肿痛	先用凉开水或淡盐水洗净口腔，将药少许吹撒患处，每日 2～3 次
如意金黄散	痈疽疮疡肿毒、丹毒、流注等属阳证、实证者。亦可用于跌打损伤	外用，红肿、烦热、疼痛，用清茶调敷，漫肿无头，用醋、葱或酒调敷，亦可用植物油或蜂蜜调敷，每日数次；也可用 80% 白凡士林调成软膏外敷
二味拔毒散	疮疖初起、红肿痛痒	外用，不可内服

7. 足癣

足癣是由于表皮鲜菌、毛癣菌或足趾毛癣菌侵犯足趾，与卫气津液相结，聚而不散，导致足趾掌面皮肤干燥湿润所致的霉菌性皮肤病。常于夏季发病或加重，冬季减轻。足癣病程缓慢，通常多年不愈。

【治疗足癣的实用小药方】

（1）芒硝洗剂：芒硝 10 克，将芒硝溶于 500 毫升沸水中，待水温降至适度时，将患足浸于溶液中约 30 分钟，水凉后取出，自然晾干；亦可用食醋外涂，或用等量的水稀释食醋后浸泡，醋对真菌有明显的抑制作用，可用于各型足癣。

（2）蛇床子 15 克，苦参 18 克，苍耳草 40 克，白矾 20 克，黄柏 18 克，蜂房 18 克。将上述药物放入瓦罐内，加水 1000 毫升，煎至 800 毫升，滤掉药渣，放入 5～6 倍的温水（40℃）中，泡脚 20～30 分钟，每晚 1 次，连续 3 次。

（3）苦参 100 克，苦楝皮 30 克，明矾 20 克。将上药浸入水中 30 分钟，大火煮沸，继改小火煮 20 分钟，待冷，浸洗患足 15 分钟，自然晾干，早晚各 1 次。

（4）红油膏：红信 250 克，黄蜡 250～500 克（冬用 250 克，夏用 500 克），棉籽油 2.5 升。将红信捣成细粒，与棉籽油一同放入大铜锅中，置火上熬至红信呈枯黄色，待冷，去滓，再加温，入黄蜡熔化，离火，至冷成膏，薄涂患处，有润肤止痒的功效。

【预防调护的小贴士】

足癣的预防很关键。保持足的清洁干燥，切断感染源，防止交叉感染，消除真菌滋生的环境，就可以有效预防足癣，特别是在温暖潮湿的季节。沐浴时用肥皂将脚清洗干净后擦干；勤洗脚，勤洗鞋袜，保持鞋内的通风干燥；穿易吸汗的纯棉或棉毛混纺的袜子及通风透气性能好的鞋。

患病期间，棉袜穿后要用热水煮沸 15 分钟后再清洗，鞋垫要常更换，不要抓搔患处，一旦接触后一定要把手洗干净，避免传染其他部位；浴室地面保持清洁干净，不与他人共用鞋袜、拖鞋、面盆、脚盆、浴巾等。

【安全用药的知心语】

（1）勿图一时痛快：有些人对足癣认识不够，任其发展，瘙痒时就用手抓或热水烫，以求一时的舒适。殊不知，受到这些刺激后，瘙痒会更加剧烈，越抓越痒、越痒越抓。这样，就会使手上及指甲里的细菌、污垢自然而然地落到病灶区内发生感染，同时引发手癣、甲癣、股癣。

（2）不要滥用激素类药物：足癣所产生的瘙痒是十分痛苦的，有些人病急乱投医，轻信那些激素类药物的宣传，自行买来涂用。其实，激素类药物不但不能从根本上消除真菌，还会使皮肤免疫力降低，导致致病真菌大量繁殖，使足癣不断扩散和加重。

常用的治疗足癣中成药

药　名	主　治	用法用量
癣灵药水	足癣、手癣、体癣、股癣等皮肤癣症、疥癣瘙痒、疮癫、瘙痒溃烂等	外用，涂搽或喷于患处，每日 2～3 次
百癣夏塔热片	手癣、体癣、足癣、花斑癣、过敏性皮炎、痤疮	口服，每次 3～5 片，每日 3 次
肤净康洗剂	急、慢性皮炎，手癣、足癣等	外用，取 10～20 毫升，加温水 1000 毫升，浸洗患处，每日 2～3 次
润肌皮肤膏	皮肤疮癣、粉刺疙瘩、酒渣鼻、雀斑、汗斑、白癜风、湿毒脚气	外用，用纱布包药搽患处，用药后如不痛，可直接敷于患处，每日 2～3 次（如有过敏反应，应即停药）
藿香正气水	足癣	外用，洗净患处，擦干，用棉签蘸本品适量外搽患处，至少保持 2 小时，每日 1～2 次
复方土槿皮酊	脚癣（俗称脚气）、体癣、股癣。适用于趾缝浸渍糜烂型足癣	外用，涂抹患处，每日 1～2 次
普癣水	各种表皮癣，神经性皮炎等	外用，涂抹患处，每日 1～2 次

续表

药 名	主 治	用法用量
足光粉	抑制霉菌生长，用于各型手足癣	外用，每包药粉加沸水 1000~1500 毫升，搅拌，溶解，待放温后，浸泡患处 20~30 分钟，每包 1 次，每日 1 次。连续 3 天为 1 个疗程
足癣一次净	脚癣（脚气）、手癣（鹅掌风）	外用，将塑料脚套套在脚上，取药液倒入脚套内，一般每只脚套内倒入药液 50~100 毫升，浸泡患脚 15~30 分钟，浸泡时可穿上拖鞋在室内活动
雄黄软膏	股癣	外用，搽患处，每日 3~4 次

8. 湿疹

湿疹是一种常见的皮肤病，以皮肤多形性损害、渗出、自觉瘙痒为主要表现，常对称分布，反复发作，易演变成慢性病变。湿疹可以泛发全身，也可以局限于某些部位。

【治疗湿疹的实用小药方】

（1）文蛤散：文蛤 100 克，川椒 50 克，轻粉 3 克。将文蛤打成细块，炒至金黄，加入川椒同炒至黑色，以起烟为度，入罐封存，第 2 日加入轻粉，共研细末，用香油调搽。

（2）千斤首乌汤：千斤拔 30 克，何首乌 15 克，乌豆衣 12 克，当归 9 克，苦参 9 克，蝉蜕 9 克，白藓皮 9 克。水煎服，复渣可再煎服，每日 1 剂。

【预防调护的小贴士】

湿疹是临床常见的顽固性疾病，得了湿疹也不要垂头丧气，只要积极治疗、合理调护，湿疹并不可怕。患病期间，湿疹患者尽可能避免搔抓，忌食动物蛋白性食物和海鲜发物，避免喝酒、咖啡，忌食辛辣刺激与油炸的食品，饮食宜清淡，可多吃薏苡仁、绿豆、莲子、冬瓜、苦瓜等清热利湿食品，多吃水果蔬菜，但要少吃芒果、龙眼、榴莲、荔枝等热性水果。多休息，勿疲累，坚持适度的运动，以增强体质。

急性湿疹或慢性湿疹急性发作时，忌用热水烫洗或肥皂等刺激物洗涤患处。暂缓预防注射和接种疫苗。如果病况反复发作，需做过敏原检测，查出病因对症治疗。一旦治疗或者护理不当，导致病况加重，要及时到医院就诊，切不可自作主张，胡乱用药。

【安全用药的知心语】

（1）慎用激素类药物：使用激素类药物治疗湿疹，有见效快的优点，所以很多人喜欢使用激素类药物内服或者外用。但激素类药物不可长期使用，否则会产生依赖或者反跳现象，后果十分严重。因此使用激素类药物要注意使用时间、使用面积及其药物浓度。一般来说，使用激素类药物涂抹的面积不宜过大，用药时间不宜太长，通常每周总用量以不超过 20 克、持续时间不能超过 2 周为宜。

（2）必要时要使用止痒药：瘙痒剧烈时，不要用热水洗患处，可用 3％硼酸水溶液湿敷，渗出减少后，可用 15％氧化锌糊剂。

常用的治疗湿疹中成药

药　名	主　治	用法用量
舒肤止痒酊	湿热血瘀所致的慢性湿疹、慢性皮炎、瘙痒病	外用，涂搽于患处，每日 2～3 次
克痒敏醑	急慢性湿疹、荨麻疹、虫咬性皮炎、接触性皮炎等引起的皮肤瘙痒症	外用，搽患处
五花茶颗粒	湿热蕴积肌肤所致的湿疹	开水冲服，每次 10 克，每日 2 次
当归苦参丸	血燥湿热所致的头面生疮、粉刺疙瘩、湿疹刺痒、酒渣鼻等	口服，每次 6 克，每日 2 次
丹皮酚软膏	各种皮肤疾病，如湿疹、皮炎、皮肤瘙痒、蚊臭虫叮咬红肿等	外用，涂敷患处，每日 2～3 次
防风通圣丸	外感风邪、内有蕴热、表里俱实、恶寒壮热、头痛头昏、目赤肿痛、口渴咽痛、胸膈痞闷、大便秘结、小便短赤，以及瘟病初起、风疹湿疮、肠风、痔瘘等症。类似西医的湿疹、荨麻疹、痤疮、神经性皮炎、多发性皮疹等具有上述症状者	口服，每次 6 克，每日 2 次
当归饮子丸	治疗由于血虚风燥引起的慢性湿疹	口服，每次 6 克，每日 2 次
皮肤病血毒丸	经络不和，湿热血燥引起的风疹，湿疹，皮肤刺痒，雀斑粉刺，面赤鼻虐，疮疡肿毒，脚气疥癣，头目眩晕，大便燥结	口服，每次 20 粒，每日 2 次（孕妇忌服）
三黄洗剂	各种急性无渗出性皮炎，单纯性皮肤瘙痒	用 10～15 克，加入蒸馏水 100 毫升，医用石炭酸 1 毫升，摇匀，以棉签蘸搽患处，每日多次
炉甘石洗剂	各种皮疹，如荨麻疹、痱子、湿疹	局部外用，用时摇匀，取适量涂于患处，每日 3～4 次
青黛散油	一切皮肤湿疮、肿痒痛、渗流滋水者	外用，涂搽患处

9. 白癜风

白癜风是由于皮肤色素脱失而发生的一种局限性白色斑片的皮肤病，又称为白癜、白蚀、白驳风。白癜风好发于面颈部、躯干和四肢等处，可见于任何年龄，以青年多见，男女均可发病。

【治疗白癜风的实用小药方】

（1）桃仁散：蒲黄 9 克，五灵脂 9 克，红花 9 克，桃仁 9 克，丹参 9 克，赤芍 9

克，白芍 9 克，香附 9 克，枳壳 9 克，防风 9 克，炒荆芥 9 克，蝉蜕 4.5 克，柴胡 4.5 克，水煎服。

（2）玄机汤：浮萍 50 克，丹参 50 克，草河车 50 克，柴胡 25 克，丹皮 25 克，刘寄奴 25 克，威灵仙 25 克，川芎 15 克，地龙 10 克，琥珀 10 克，地鳖虫 10 克，水煎服。

（3）消白汤：黄芪 14 克，当归 16 克，川芎 12 克，丹皮 12 克，白鲜皮 16 克，制首乌 14 克，枸杞子 12 克，墨旱莲 12 克，防风 12 克，桂枝 12 克，甘草 6 克，水煎服。

（4）刺蒺藜粉：将刺蒺藜适量研成粉末，早晚各服 3～6 克，可持续服用。

【预防调护的小贴士】

白癜风患者精神负担和心理压力较重，一旦遇到不如意、不顺利的时候，容易丧失信心和生活下去的勇气。因此，要重视心理素质的修养，学会调适情绪，解除心里矛盾和压力，提高自己对环境的应变能力。还要积极配合治疗，按时、按量服药，与经治医生保持联系，随时沟通。此外，橡胶制品可引起局部脱色而出现白斑，而且在远隔部位也发生白斑损害。因此要避免接触橡胶制品，如橡胶手套、橡胶鞋带等。

白癜风的发生与黑色素合成障碍有关。阳光中的紫外线能促进黑色素代谢，所以白癜风患者应适当晒太阳，以使黑色素细胞转移到皮层中，加深肤色，从而有利于白癜风的治疗。但是阳光中的紫外线能抑制黑色素的代谢，不利于黑色素的合成，所以，在炎炎夏日应避免阳光的照射。

【安全用药的知心语】

（1）慎用激素类药物：激素类药物见效快、使用方便，很多人都乐于应用。但是激素类药物副作用很大，可产生依赖性。轻者可见酒渣鼻、痤疮、青光眼、紫癜、皮肤出现条纹及萎缩、细菌及霉菌感染等副作用。重者可导致肾腺萎缩，丧失了正常分泌肾上腺激素的功能。一旦停药会出现严重的反跳作用，导致病情更加难以治愈。故白癜风患者应慎用激素类药物，特别是初发患者和儿童。

（2）慎用抗肿瘤药物：如氮芥类药物，临床上用于控制白癜风，长期使用此类药物，容易引起皮肤萎缩，老化。

（3）禁用铜制剂：铜离子为酪氨酸酶的重要辅基，与酪氨酸酶活性密切相关，故有用含铜的药物治疗本病。但是，临床报道硫酸铜静脉注射治疗本病，有致死反应病例，故不宜采用。

常用的治疗白癜风中成药

药　名	主　治	用法用量
白癜风丸	白癜风表现为皮色变白，不伴痒痛	口服，每次 1 丸，每日 2 次；或遵医嘱

药　名	主　治	用法用量
白癜风胶囊	白癜风	口服，每次 3～4 粒，每日 2 次（治疗期间禁止喝酒、吃辣椒，避免吃海鲜和其他含有大量维生素 C 的食物）
桃红清血片	气血不和，经络瘀滞所致的白癜风	口服，每次 2～3 片，每日 3 次
白蚀丸	白癜风	口服，每次 2.5 克，10 岁以下小儿服量减半，每日 3 次（孕妇禁用；服药过程患部宜常日晒）
白灵片	白癜风的治疗，可活血化瘀，增加光敏作用	口服，每次 4 片，每日 3 次；同时使用百灵酊涂患处，每日 3 次。3 个月为 1 个疗程（孕妇忌用；月经期口服减量或停服）
白灵酊	白癜风	外用，涂搽患处，每日 3 次，3 个月为 1 个疗程，同时服用白灵片
消白软膏	风湿阻络，气血不和所致的白癜风（专用于面部与生殖器部位，嘴角及 10 岁以下的白癜风患者）	外用，膏体适量涂于患处；可配合局部搓按摩或配合日光浴或紫外线照射
制斑素	白癜风。此外，尚可用于斑秃及牛皮癣	口服，每次 40～80 毫克，2 小时后全身照黑光
补骨脂酊	白癜风，扁平疣，斑秃，神经性皮炎，瘙痒症	外用，用棉球蘸药涂于患处，并摩擦 5～15 分钟

10. 白疕（银屑病）

白疕是一种常见的慢性炎症性皮肤病，临床以浸润性红斑，红斑上反复出现多层银白色糠秕状干燥鳞屑，刮去鳞屑有薄膜和点状出血为主要特征，多由饮食不节、情志不遂或外感寒湿风热之邪所诱发。男女老幼皆可患白疕，但以青壮年为多见，无明显的性别差异。

【治疗白疕的实用小药方】

（1）犀角地黄汤：水牛角 30～50 克（先煎），生地黄 30 克，土茯苓 30 克，板蓝根 30 克，赤芍 15 克，紫草 15 克，丹参 15 克，白藓皮 15 克，牡丹皮 12 克。水煎服，每日 1 剂。

（2）草薢渗湿汤：草薢 15 克，白藓皮 15 克，泽泻 15 克，丹参 15 克，土茯苓 30 克，薏苡仁 30 克，黄柏 12 克，栀子 12 克，威灵仙 12 克，丹皮 12 克。水煎服，每日 1 剂。

（3）生血润肤饮：生地 18 克，熟地 18 克，黄芪 18 克，当归 12 克，天冬 12 克，麦冬 12 克，乌豆衣 12 克，白芍 15 克，白蒺藜 15 克，鸡血藤 30 克，防风 9 克。水煎服，可复渣再煎服，每日 1 剂。

(4) 桃红四物汤：桃红、红花各 9 克，生地 25 克，当归 9 克，川芎 6 克，丹参、赤芍、白蒺藜各 15 克，鸡血藤 30 克。水煎服，每日 1 剂。

(5) 清瘟败毒饮：水牛角 30～60 克（先煎），生石膏 30 克（先煎），生地 30 克，紫草 30 克，连翘 15 克，赤芍 15 克，玄参 12 克，黄芩 12 克，栀子 12 克，穿山甲 12 克，丹皮 9 克，知母 9 克，生甘草 6 克。水煎服，每日 1～2 剂。

【预防调护的小贴士】

首先，要忌食辛辣、香燥、羊肉、狗肉、鱼虾、醇酒等发物；其次，要加强体育锻炼，养成合理的生活习惯，避风寒、风热，调畅情志。

一旦得了白疕，其调护也是十分重要的。首先注意保暖，防止感冒；注意保护关节部位，冷热要适宜；皮疹干燥结痂后，不要用手撕，可用棉球蘸植物油，湿润软化痂皮，再轻轻拭去。对于进行期白疕，不应使用刺激性强的外用药物；活动不利或强直者可适当进行按摩或针灸。对白疕重症，要密切观察病情变化，定时测量体温、呼吸、脉搏、血压；鼓励患者多饮水，食物以营养丰富的流食、半流食为主；衣被要柔软，以棉质的为佳。对卧床不起者，应勤翻身，防止发生褥疮；室内湿度不宜过高。多与患者沟通，保持良好的情绪，忌怒，避免急躁不安情绪，帮助患者积极配合治疗。

【安全用药的知心语】

(1) 忌长期、过量用药：白疕患者如常年用药，导致肝肾功能减退，对药物的代谢能力减弱，易招致不良反应。此外，白疕患者用药要从小剂量开始，一般用量在1/2～3/4 即可，除非是专业医师的指导，否则不可擅自加大药量。

(2) 忌滥用药物：白疕患者因疾病的特殊性，常犯病急乱投医的毛病。有些患者通过某些途径，得到一些未经验证的所谓的秘方、偏方、验方，就盲目使用，往往延误病情。也有的人，为求快点治好疾病，同时服用很多种药物，殊不知服用的药物越多，发生药物不良反应的机会也就越大，不但治不好病，反而会引起毒副作用，须在医师的指导下用药，切忌自行添药，以免重复用药而发生药物反应。特别是老年患者更应尽量少用药物，尤其切忌不明病因就随意滥用药物。

(3) 辨证用药：很多患者看别人用某种药有效，便仿效，忽视了自己的体质及病症差异，应根据自身情况辨证用药。此外，白疕患者在辨证的基础上，适当地用些补虚益气之品，但不可盲目滥用，以免变利为害。

常用的治疗白疕中成药

药　名	主　治	用法用量
复方青黛丸	进行期银屑病	口服，每次 6 克，每日 2 次，小儿酌减，30 天为 1 个疗程

药　名	主　治	用法用量
丹参注射液	冠心病胸闷，心绞痛	肌注，每次 2～4 毫升，每日 1～2 次；静注，每次 4 毫升，用 50% 葡萄糖注射液 20 毫升稀释后使用，每日 1～2 次；静滴，每次 10～20 毫升，用 5% 葡萄糖注射液 100～500 毫升稀释后使用，每日 1 次；或遵医嘱
复方丹参注射液	胸痹证。有扩张血管与增进冠脉血流量的作用。类似西医的冠心病、冠状动脉供血不足、心肌梗死、心绞痛者	肌注，每次 2～4 毫升，每日 1～2 次；静注，每次 4 毫升，用 50% 葡萄糖注射液 20 毫升稀释后应用，每日 1 次；静滴，每次 10～16 毫升，用 5% 葡萄糖注射液 100～500 毫升稀释应用，每日 1 次
银屑灵冲剂	银屑病进行期属湿热蕴积者	开水冲服，每次 1 袋，每日 2～3 次
消银胶囊	血热风燥型白疕和血虚风燥型白疕。症见皮疹为点滴状，基底鲜红色，表面覆有银白色鳞屑，或皮疹表面覆有较厚的银白色鳞屑，较干燥，基底淡红色瘙痒较甚	口服，每次 5～7 粒，每日 3 次
清开灵注射液	风温、春温、暑温等热陷心包证及急黄（瘟黄、疫黄）等证。类似西医的中毒性肺炎、流行性脑炎、脑血管意外、中毒性痢疾、尿毒症、重症肝炎等	肌注，每次 1～2 支，每日 2～3 次，或遵医嘱；静注，多加入 5% 或 10% 葡萄糖注射液中滴注
郁金银屑片	银屑病（牛皮癣）	口服，每次 3～6 片，每日 2～3 次

11. 粉刺（痤疮）

粉刺是一种常见的皮肤病，多发于青年男女，主要表现为颜面、胸背等处发生炎症性丘疹，挤之有碎米粒样白色粉质，又名肺风粉刺，俗称暗疮、米疮、青春痘等。

【治疗粉刺的实用小药方】

（1）枇杷叶膏：鲜枇杷叶 1000 克，将鲜枇杷叶洗净，去毛，加水 8000 毫升，煎煮 3 小时，过滤去渣，浓缩成膏，对入蜂蜜适量，混匀，贮存，每日吃 10～15 克，功能清解肺热、化痰止咳。

（2）海藻薏苡仁粥：海藻 10 克，昆布 10 克，茅根 15 克，甜杏仁 10 克，薏苡仁 50 克。将前四味药加水 950 毫升，煎取 500 毫升，去渣取汁，用药汁与薏苡仁同煮成粥即可。

（3）黑豆益母草粥：黑豆 100 克，益母草 50 克，桃仁 9 克，苏木 9 克，粳米 150 克。将益母草、苏木、桃仁切碎，加水适量，煎 30 分钟，去渣取汁，将药汁与黑豆加水适量，煮熟后放入粳米和水，煮粥，粥烂时调入红糖少许即可。

【预防调护的小贴士】

首先，要养成好的卫生习惯。洁面要彻底，特别是皮肤油性较大、工作环境油腻、环境温度较高或经常锻炼的人，应选用稀薄奶液状的化妆品或护肤品，洗脸后还要进行一些保湿措施，每周使用一次去角质、清洁面膜来清洁毛孔。皮肤较油性的人还要勤洗头，避免按摩，以免刺激油脂分泌。没事不要用手碰脸，更不要挤压粉刺，以免引起化脓发炎，脓疱破溃后形成疤痕和色素沉着，影响美观。不要忽略了枕巾、枕套的清洁卫生，定期换洗非常必要。

已有粉刺时要注意防晒，尽量不要晒太阳，以免刺激皮肤；避免使用粉底、化妆品；保持心情愉快、睡眠充足；养成每日早起排便的习惯，多运动；饮食尽量清淡，多喝水，多吃蔬菜和水果，少油、少刺激、少甜。

【安全用药的知心语】

(1) 正确使用药物：市面上有些抗痘的外用药多半含有 A 酸成分，可加速表皮角质的脱落，保持皮肤干燥，从而治疗粉刺，但使用后容易脱皮，不能接触阳光，所以避免白天使用；而且孕妇使用会造成畸形儿，一定要慎重。近年来常用的水杨酸、果酸类产品，具有加速细胞的再生周期，加速粉刺的愈合作用，但不可长期使用，一般使用不可超过半年。

(2) 科学选择中西药：西药治疗主要是抗生素，以抗菌消炎为主，但需注意，含有四环霉素的药物，长期服用药物会加重肝、肾负担，孕妇尤应禁忌。中医药治疗除沿用传统辨证分型进行治疗外，强调内治与外治并重，辨证治疗与专方治疗并重。

常用的治疗粉刺中成药

药　名	主　治	用法用量
凉血解毒颗粒	湿热毒瘀蕴结所致的寻常型痤疮	开水冲服，每次 2 袋，每日 2 次
清热暗疮丸	痤疮（粉刺）	口服，每次 2～4 丸，每日 3 次，14 天为 1 个疗程
痤疮涂膜剂	湿热蕴结，血热瘀滞型寻常痤疮的辅助治疗	沿同一方向涂敷本品于面部，0.5～1 毫米厚，20～30 分钟后成膜，成膜后 20 分钟揭去膜体，每日 1 次
复方珍珠暗疮片	青年脸部痤疮（俗称暗疮）及皮肤湿疹、皮炎	口服，每次 4 片，每日 3 次（孕妇禁用）
防风通圣丸	外感风邪，内有蕴热所致的痤疮，类似西医的神经性皮炎、多发性皮疹等	口服，每次 6 克，每日 2 次
景天祛斑胶囊	气滞血瘀所致的黄褐斑、痤疮	口服，每次 3～4 粒，每日 2 次（孕妇禁用）
皮肤病血毒丸	经络不和，湿热血燥所致的雀斑粉刺，症见皮肤粉刺，面赤鼻虐，疮疡肿毒，脚气疥癣，头目眩晕，大便燥结	口服，每次 20 粒，每日 2 次（孕妇忌服）

续表

药　名	主　治	用法用量
连翘败毒丸	脏腑积热，风热湿毒所致的粉刺，症见红肿疼痛，憎寒发热，风湿疙瘩，大便秘结	口服，每次6克，每日2次（孕妇禁用）
消痤丸	痤疮	口服，每次4克，每日3次
三黄洗剂	各种急性无渗出性皮炎、单纯性皮肤瘙痒	用10～15克，加入蒸馏水100毫升，医用石炭酸1毫升，摇匀，以棉签蘸搽患处，每日多次
颠倒散	酒渣鼻，粉刺，紫白癜风	外搽患处，每日3～4次
炉甘石洗剂	各种皮疹，如荨麻疹、痱子、粉刺	局部外用，用时摇匀，取适量涂于患处，每日3～4次
复方珍珠解毒口服液	热毒瘀阻肌肤所致的轻型粉刺，症见皮疹以红色丘疹、黑头或白头粉刺为主，伴有少量脓头者	口服，每次10毫升，每日2～3次（忌烟酒、辛辣、油腻及腥发食物；切忌以手挤压患处；不宜同时服用温热性药物；孕妇或哺乳期妇女慎用；脾虚大便溏者慎用）

12. 瘾疹

瘾疹，是一种十分常见的瘙痒性、过敏性皮肤病，俗称鬼风疙瘩，以皮肤出现红色或苍白风团，发无定处，时隐时现，骤起骤消，消退后不留任何痕迹为主要特征。一年四季均可发病，老幼皆可罹患。临床上可分为急性瘾疹和慢性瘾疹，急性者骤发速愈，慢性者可反复发作。中医古代文献又称其为风疹块、风疙瘩、风疹等。

【治疗瘾疹的实用小药方】

(1) 冬瓜芥菜汤：冬瓜200克，芥菜30克，芫荽5株，白菜根30克。水煎，熟时，加红糖适量调匀，饮汤服用。

(2) 醋糖姜汤：醋半碗，红糖100克，生姜30克。将生姜切细丝，与醋、红糖同放入沙锅内，煮沸10分钟，去渣，每服1小杯，加温水和服。

(3) 生姜桂枝粥：桂枝3克（研末），生姜10片，粳米50克，红糖30克。煮粥，每日1～2次。

(4) 归芪防风猪瘦肉汤：当归20克，黄芪20克，防风10克，猪瘦肉60克。将前三味药用纱布包裹，与猪瘦肉一起炖熟，饮汤食肉。

(5) 当归10克，赤芍10克，生地15克，僵蚕10个，蝉蜕6个，加水适量，煎煮沸后15分钟，去渣，饮汤。

【预防调护的小贴士】

首先，屋里禁止摆放花卉和喷洒杀虫剂，防止花粉和化学物质再次致敏；保持心情舒畅，生活要规律；多休息，不要疲劳，不要熬夜；注意气温变化，自我调摄寒温，增强体育锻炼。其次，饮食的调理也十分重要。饮食要清淡，避免刺激和易致敏食物，戒烟酒；保持大便畅通，必要的时候应用缓泻药物；多食富含维生素的新鲜果蔬。

　　出现瘾疹，不要去抓，也不要热敷。如果使用抗组胺药物治疗，易出现嗜睡、眩晕等，服药的时候避免驾车外出、高空作业等。对老年患者和心血管病患者，应采取睡觉前服药法，以减少意外情况的发生；如果病况反复发作，应检测过敏原，查找病因，对症治疗；若反复发作且加重，要及时到医院就诊。

　　【安全用药的知心语】

　　(1) 切忌滥用药：得了瘾疹一定要在医生指导下按疗程规范用药，切忌自己滥吃药、滥搽药。

　　(2) 慎用抗组胺药：抗组胺药物对组胺有争夺作用，能够迅速抑制风团的产生。但常引发嗜睡、头痛、口干、乏力等不良反应。因此，高空作业、驾驶或操作机器期间慎用；有肝功能障碍或障碍史者慎用；酒后避免使用本品；避免与镇静剂同服；肾功能减损患者使用本品适当减量；老年人生理功能衰退，也需慎用；孕妇及哺乳期妇女禁用；2周岁以下儿童用药的安全性尚未确定。

常用的治疗瘾疹中成药

药　名	主　治	用法用量
连翘败毒丸	脏腑积热、风热湿毒引起的疮疡初起、红肿疼痛、憎寒发热、风湿疙瘩、遍身刺痒、大便秘结	口服，每次6克，每日2次
胡麻散	风热瘾疹，皮肤作痒，日轻夜重，见风尤甚，心烦腹痛，苦楚不堪	口服，每服2钱，温酒送下
防风通圣丸	外感风邪、内有蕴热、表里俱实、恶寒壮热、头痛头昏、目赤肿痛、口渴咽痛、胸膈痞闷、大便秘结、小便短赤，以及瘟疮初起、风疹湿疮、肠风、痔瘘等症	口服，每次6克，每日2次
皮肤病血毒丸	经络不和，湿热血燥引起的风疹，湿疹，皮肤刺痒，雀斑粉刺，面赤鼻虐，疮疡肿毒，脚气疥癣，头目眩晕，大便燥结	口服，每次20粒，每日2次 (孕妇忌服)
消风止痒冲剂	小儿丘疹样荨麻疹，湿疹，皮肤瘙痒症	口服，每次1袋，每日3次
皮敏消胶囊	急、慢性荨麻疹	口服，每次4粒，每日3次
炉甘石洗剂	各种皮疹，如荨麻疹、痱子、湿疹	局部外用，用时摇匀，取适量涂于患处，每日3~4次

13. 酒渣鼻

　　酒渣鼻是一种主要发生于面部中央的红斑和毛细血管扩张的慢性皮肤病，因鼻色紫红如酒渣而得名。酒渣鼻以颜面部中央出现持续性红斑和毛细血管扩张，伴丘疹、脓疱、鼻赘为主要临床特征。多发生于中年人，男女均可发病，尤以女性多见。

　　【治疗酒渣鼻的实用小药方】

　　(1) 三叶饮：枇杷叶、霜桑叶、金橘叶各适量。择净，放入药罐中，加入清水少许，浸泡 5～10 分钟，再以上药煎取浓汁，外搽患处，每日 3～5 次，每日 1 剂。

(2) 蒲公英、野菊花、鱼腥草、淡竹叶各 10 克。择净，放入药罐中，加入清水少许，浸泡 5～10 分钟，煎取浓汁，外搽患处，每日 3～5 次，每日 1 剂；亦可用飞硫黄、大黄粉各 15 克，置瓶中，加入冷开水 100 毫升拌匀，外搽患处，以搽后局部发痒为度。

(3) 赤芍老葱饮：赤芍 11 克，老葱 3 根，桃仁 20 克，川芎 15 克，红枣 15 克，生姜 15 克，白糖 30 克。将赤芍、老葱、桃仁、川芎、红枣、生姜洗净，放入炖锅内，加水适量，大火烧沸，用小火煎煮 25 分钟，去渣留汁，加入白糖搅匀，即可饮用，每日 2 次。

【预防调护的小贴士】

酒渣鼻是一种令人尴尬的疾病，但其治愈较难，因此，预防与调护就显得尤为重要。应少食辛辣刺激及油腻食物，禁忌饮酒，多食水果蔬菜，多饮水，避免局部过冷、过热的刺激。保持大便通畅；洁面要彻底，使用中性或偏碱性的香皂或洗面奶，每日用温热水洗脸 2～3 次，去掉皮肤表面的过多油质，洁净毛孔，使皮脂正常排出。

【安全用药的知心语】

(1) 避免走极端：只注重外治或过分强调治内治都是不科学的。有些人只注重外治而不愿意使用口服药，导致酒渣鼻不能从根本上调节，只一时好转，而不能根治。而有的人又过分强调内治而拒绝使用外用药，结果导致已形成的酒渣鼻不易清除干净，这都是不对的。要以内治为主，辅以外治。

(2) 外治很关键：对于已经形成的酒渣鼻，外用药的治疗确是最关键的。外用药比口服药更直接地作用于患病局部，也就而更利于酒渣的清除。但是要注意，选用外用药一定要远离激素，切莫滥用激素类药物及化妆品。可以采用中西医结合的方法，西药以配制成含水量大的膏霜剂为佳。当然，别忘了要结合口服药治疗。

常用的治疗酒渣鼻中成药

药　名	主　治	用法用量
解肌清肺丸	风热感冒，烦热口渴，咳嗽气喘，咳痰黄稠，咽喉肿痛，大便燥结	口服，每次 2 丸，每日 3 次；周岁以内小儿酌减
满力净	酒渣鼻	用清水洗净患部后，局部外涂本品，每日 2～3 次
当归苦参丸	血燥湿热引起：头面生疮，粉刺疙瘩，湿疹刺痒，鼻赤	口服，每次 6 克，每日 2 次
丹七片	血瘀气滞，心胸痹痛。眩晕头痛，经期腹痛	口服，每次 3～5 片，每日 3 次
皮肤病血毒丸	用于经络不和，湿热血燥引起的风疹，湿疹，皮肤刺痒，雀斑粉刺，面赤鼻虐，疮疡肿毒，脚气疥癣，头目眩晕，大便燥结	口服，每次 20 粒，每日 2 次（孕妇忌服）

续表

药　名	主　治	用法用量
满康宁喜	酒渣鼻、螨虫性皮炎、鼻子发红等症状	直接涂搽患处，每日2～3次，无症状的部位不需要使用
大枫子油	血燥风湿，红肿疙瘩，雀斑粉刺，酒渣鼻，风湿疥癣，鹅掌风等	外用，涂敷患处，每日数次（糜烂型手足癣、急性湿疹等禁用）
润肌皮肤膏	皮肤疮癣，粉刺疙瘩，酒渣鼻，雀斑，汗斑，白癜风，湿毒脚气	外用，涂搽患处
新肤螨灵软膏	治疗痤疮酒渣鼻脂溢性皮炎	外用，涂搽患处，每日2次；用前先用温水将面部洗净
硫黄软膏	疥疮、痤疮、脂溢性皮炎、酒渣鼻、单纯糠疹和慢性湿疹、神经性皮炎、银屑病、头癣、体癣、手足癣	外用，涂于洗净的患处，每日1～2次
四黄膏	一切肿毒	用纱布块涂药一层，贴肿块上，胶布固定

14. 冻疮

冻疮是冬天常见的皮肤病，是因受寒冷侵袭过久，引起的局限性炎症损害。主要表现为手背、足背、耳廓、面颊等部位出现红肿发凉、瘙痒疼痛，甚至皮肤紫暗、溃烂。

【治疗冻疮的实用小药方】

(1) 芫花甘草煎：芫花9克，甘草9克。加水2000毫升煎煮，用药液洗浴冻伤部位，每日3次，有坏死创面仍可洗浴，洗后用黄连纱条换药。

(2) 茄子梗洗液：茄子梗30克，将茄子梗切碎，加适量水煎煮，取汁，趁热熏洗患处，每日1次。

(3) 桂附煎：桂枝50克，附子20克，紫苏叶20克，荆芥20克。将上述诸药同置锅中，加水3000毫升煎沸，稍冷后浸泡患处20～30分钟，每日3次，连用3天，耳廓、面部无法浸泡处，可用毛巾浸透药液后热敷。

【预防调护的小贴士】

首先，应坚持体育锻炼，增强抗寒能力，常用冷水洗脸、洗手、洗脚。冬季要注意对身体暴露部位的保暖，可涂些油脂。不要久立不动，应适当活动，促进血液循环。此外，可以用茄子秸秆或辣椒秸秆煮水，浸洗容易冻伤的部位，或用生姜涂搽局部皮肤，以预防冻伤的发生。

如果已患冻疮，除治疗外，还要做好必要的调护。忌用火烤，禁用冷水浴，可用雪搓，捶打等方法。在冻伤的急性期，避免伤肢运动，但急性炎症一旦消散，就应尽早活动指（趾）关节，防止关节僵直，以利于肌张力的恢复，保护肌腱和韧带的灵活性。重伤员应注射破伤风类毒素，预防破伤风的发生。

【安全用药的知心语】

（1）冻疮的治疗从夏季开始：可选用成熟的紫皮独头蒜，去外皮，捣成泥，暴晒至温热，将蒜泥薄薄地涂在冬天易冻伤的部位；或取干红辣椒 5～7 个，加水煮成辣椒汤，待水不烫时泡洗易患冻疮的部位；或将生姜切片摩擦常患冻疮处；或用鲜茄根 50 克，水煎浓汁，不烫时洗搽患处等方法，都可以有效防治冻疮的发生。

（2）冬季治冻疮：可用紫外线每周局部照射 2～3 次，在冬季开始时即开始照射效果较好；或用氦氖激光局部照射，每周 2～3 次，每次 5～15 分钟；或用音频电疗，每日 1 次，10 次为 1 个疗程，于每年复发前治疗，有一定预防作用。

常用的治疗冻疮中成药

药　名	主　治	用法用量
少腹逐瘀丸	寒凝血瘀所致的月经后期、痛经，症见行经后错、行经小腹冷痛、经血紫暗、有血块	温黄酒或温开水送服，每次 1 丸，每日 2～3 次（孕妇忌服）
生化汤丸	产后血虚受寒、恶露不净、小腹冷痛等。西医诊断为产后发热、产后恶露不净、产后子宫复旧不良、宫缩痛、产后胎盘残留、胎死腹中及慢性子宫内膜炎、子宫肌瘤、子宫肥大症均可应用	口服，每次 1 丸，每日 2 次，黄酒或温开水送服（血热而有换滞者忌用；忌食生冷之物）
人参养荣丸	心脾不足，气血两亏，形瘦神疲，食少便溏，病后虚弱	口服，每次 1 丸，每日 1～2 次
阳和丸	冻疮，久不溃散，贴骨阴疽，鹤膝风症	口服，每次 3 克，每日 1 次（阴虚有热及破溃日久者忌用）
云南白药酊	早期红斑型冻疮	外搽患处，每日 3～4 次
风油精	冻疮初起	外搽患处
麝香虎骨膏	冻疮初起，局部发热、红肿硬结、奇痒疼痛者	剪成略大于患处面积贴患处，24 小时换药 1 次（皮肤破溃、水疱形成及对本品过敏者不宜使用）
中华跌打丸	青紫瘀斑型冻疮	根据患处大小，取 5～7 丸，研细，加白酒调为稀糊状，外敷患处，每日 1 换（冻疮破溃者不宜使用）
湿润烧伤膏（美宝）	冻疮、湿疹等	每日洗浴后外搽美宝，至少 4 次，连续 1～4 周
云香精	冻疮初起，局部红肿硬痛以及风湿骨痛等	外搽患处，每日 3 次，并揉搓至局部发热
解痉镇痛酊	软组织损伤而引起的颈、肩、腰、腿痛。对冻疮也有一定疗效。适用于冻疮初起，局部红肿硬痛	外搽患处，每日 3 次，并揉搓至局部发热
京万红烫伤膏	冻疮溃破者	外涂，每日 1 次
冻疮未溃膏	冻疮未溃时	外搽，适量（已溃冻疮不宜用）

15. 烧伤

烧伤是指烈火、沸水、滚油、蒸汽、电、化学物质、金属熔液或放射线等各种因素作用于机体，引起的一种急性损伤性疾病。古代烧伤一般以火烧或热水烫伤者居多，故又称为汤烫疮或火烧疮。

【治疗烧伤的实用小药方】

(1) 烫伤液：鸡蛋1枚，冰片3克。将鸡蛋上叩打一小孔，使蛋清流入碗中，将冰片研细入内，加少量麻油，拌匀，待创面常规处理后，用消毒棉签蘸取烫伤液涂于患处，每日3～4次。

(2) 西瓜蜜汁：自然西瓜汁适量，蜂蜜适量。将大量自然西瓜汁中加入蜂蜜调服，少量频饮。

(3) 荸荠甘蔗汁：荸荠300克，甘蔗汁200毫升。将荸荠加水适量，煎取汁液200毫升，去渣，入甘蔗汁，每服20毫升，每日服5～6次。

(4) 虎杖粉：虎杖根适量，研为极细末，以麻油调成糊状，消毒后涂于伤面。

(5) 参附汤：人参6克（另炖），生附子9克（先煎），五味子6克，麦冬12克。水煎，待温急服。

(6) 休克方：红参10克，附子10克，干姜6克，肉桂6克，麦冬10克，五味子10克，炙甘草10克。浓煎，每日3服。

(7) 蜂麻冰连糊：蜂蜜100克，冰片5克，黄连末5克，麻油100毫升。将蜂蜜放入锅内，加热溶开，加入麻油，用槐树条搅拌，稍温后加入冰片、黄连末，拌匀，创面消毒后，取药糊均匀涂于创面，每日1次。

(8) 收口散：制炉石30克，熟石膏60克，煅龙骨20克，青黛12克，轻粉6克，枯矾6克，黄升6克，冰片4克。将上药共研成极细末，清创后均匀撒于创面，适用于烧伤后期残留溃疡。

【预防调护的小贴士】

烧伤是火灾中较常见的创伤之一，不仅损伤皮肤，而且可深达肌肉骨骼，严重者能引起一系列全身变化，如休克、感染等。因此，伤后应迅速脱离致伤源，进行必要的紧急救治。

当衣物着火时应迅速脱去，或就地卧倒打滚压灭、或用各种物体扑盖灭火，最有效是用大量的水灭火；切忌站立喊叫或奔跑呼救，以防头面部及呼吸道吸入火焰损伤；当气体、固体烫伤时，应迅速离开致伤环境；化学物质接触皮肤，应首先将浸有化学物质的衣服迅速脱去，并用大量水冲洗；触电后，应立即关闭电源，并及时送附近医院进一步抢救。

脱离烧伤现场后，应注意对烧伤创面的保护，防止再次污染。一般不涂有颜色的药物，以免影响治疗中对烧伤创面深度的判断和清创。严重烧伤者应立即向卫生主管部门报告，请求援助。

【安全用药的知心语】

(1) 轻度烧伤：轻度烧伤可自行处理，用凉水冲洗、局部降温，冲洗半小时左右，以脱离冷源后疼痛显著减轻为准；选择一些常用治烫伤的外用药，比如紫草油、京万红烫伤膏等涂于患处。需注意的是，这些药物只是适用于烫伤面未破损的情况。另外，轻度烫伤的伤口一般在 48 小时内不会发炎，也可以用碘伏对伤口进行消毒处理。

(2) 预防性应用抗生素：烧伤发生后，预防感染很重要。预防性应用抗生素的原则是早期、联合、足量和敏感。早期对大面积及深度烧伤或污染较严重的患者应用抗生素预防感染，联合应用两类抗生素抑制细菌在创面上及痂下大量繁殖，一般采用头孢菌素加阿米卡星。

(3) 及时补充营养：大面积烧伤患者通常存在营养不良的现象。因此，需保证足够的热量供应，加强营养，并注意维持正氮平衡，可以显著减少侵袭性感染的发生率和死亡率。

常用的治疗烧伤中成药

药　名	主　治	用法用量
连翘败毒丸	脏腑积热、风热湿毒引起的疮疡初起、红肿疼痛、憎寒发热、风湿疙瘩、遍身刺痒、大便秘结	口服，每次 6 克，每日 2 次
白虎合剂	高热大汗，口干舌燥，烦渴引饮	口服，每次 20～30 毫升，每日 3 次
清胃黄连丸	口舌生疮，齿龈、咽喉肿痛	口服，每次 9 克，每日 2 次
复方蛇油烫伤膏	轻度小面积（不超过 5%）水火烫伤的辅助治疗	外用，临用时调匀，适量搽于患处，每日 2～3 次
四逆汤口服液	阳虚欲脱，冷汗自出，四肢厥逆，下利清谷，脉微欲绝	口服，每服 10 毫升，每日 3 次，或遵医嘱
生脉注射液	气阴两亏，脉虚欲脱的心悸、气短，四肢厥冷、汗出、脉欲绝及心肌梗死、心源性休克、感染性休克等具有上述症候者	肌注，每次 2～4 毫升，每日 1～2 次；静滴，每次 20～60 毫升，用 5% 葡萄糖注射液 250～500 毫升稀释后使用，或遵医嘱
牛黄醒脑片	热病神昏、中风昏迷、癫狂、小儿惊风等病症。基本指征是高热不退、神志不清、烦躁谵语，或突然跌倒、不省人事、喉中痰鸣或两目怒视、狂乱无知，或小儿高热、两目直视、手足抽搐等。可治疗乙型脑炎、流行性脑炎、败血症、中毒性肺炎、中毒性痢疾、中暑等	口服，成人每次 4 片，每日 2 次，温开水送服（脱证及孕妇忌用）
八珍丸	气血两虚，面色萎黄，食欲不振，四肢乏力，月经过多	口服，水蜜丸每次 6 克，大蜜丸每次 1 丸，每日 2 次
人参归脾丸	气血不足，心悸，失眠，食少乏力，面色萎黄，月经量少，色淡	口服，水蜜丸每次 6 克，小蜜丸每次 9 克，每日 2 次
九转黄精丹	身体衰弱，面黄肌瘦，饮食减少	口服，每次 1 丸，每日 2 次，温开水送下

续表

药　名	主　治	用法用量
参术健脾丸	脾胃虚弱，食少便溏，消化不良，脘腹胀满	口服，每次6～9克，每日2次
参苓白术丸	脾胃虚弱，食少便溏，气短咳嗽，肢倦乏力等症	口服，每次6克，每日3次
二冬膏	肺阴不足引起的燥咳痰少，痰中带血，鼻干咽痛	口服，每次9～15克，每日2次
生肌玉红膏	疮疡肿痛，乳痈发背，溃烂流脓，浸淫黄水	疮面洗清后外涂本膏，每日1次
京万红烫伤膏	轻度水、火烫伤，疮疡肿痛，创面溃烂	用生理盐水清理创面，涂敷本品或将本品涂于消毒纱布上，敷盖创面，纱布包扎，每日换药1次
紫草油	烫伤、火伤、丹毒、疔疮等，症见皮肤焮红赤肿，燎浆水疱，或患处痛如火灼，或皮肤生疮疖，顶白根赤。尚未成脓，舌红脉数等	外用，依创面大小，取适量涂搽患处，或用无菌纱条浸透，敷于患处，定期换药（冻疮患者不可用；疮疖脓已成，或脓已溃者不可用）
烧伤药	烧伤、烫伤，可在创面上形成保护膜，减少创面水分蒸发，防止感染，减少疼痛。大面积烧、烫伤应用后，可减轻休克发生。对中小面积Ⅰ度以下烧、烫伤疗效较为可靠，日晒疮亦可用	外用，摇匀，用消毒棉球蘸取，轻涂于清洁后的创面上，每日3～4次，1～3天后即不再涂，任其愈合或遵医嘱（仅限外用，不可入口；勿进眼内；用药后将创面立即盖好，防止感染）
烫火药	烫火伤、丹毒、浸淫疮、蛇串疮等病，症见肌肤焮红赤肿、燎浆水疱，或生血疮，灼痛不已，或肌肤湿烂漫渍、脂水频流、瘙痒不绝等	外用，干撒患处，或香油调敷患处

16. 臁疮（下肢静脉曲张）

臁疮，又称裤口毒、裙边疮，是发生在小腿下部骨内外侧的慢性溃疡，多继发于恶脉（下肢静脉曲张）和丹毒等病，以多发于小腿中下1/3交界处前内外侧的慢性溃疡为特征，发生前患部长期皮肤瘀斑、粗糙，溃烂后疮口经久不愈，或虽已经收口，却易因局部损伤而复发，俗称老烂脚。

【治疗臁疮的实用小药方】

（1）乳没散：乳香9克，没药9克，麻油适量。将乳香与没药共研为细末，用麻油调成稀糊，外涂疮面。

（2）柿饼：柿饼适量，先用温盐水清洗患处，将柿饼嚼烂如膏状，摊在纱布上，外敷疮面，包扎，每日换药1次。

（3）三叶汤：茶叶15克，艾叶15克，皂角针15克，女贞子叶15克。将上述药物加水250毫升，煎至100～150毫升，过滤，取煎液，外洗或湿敷溃疡面。

（4）樟石洗液：樟木500克，陈石灰500克。将樟木与陈石灰加水2000毫升，煎20分钟，趁热熏洗患处，每日2次，适用于臁疮久不收口者。

【预防调护的小贴士】

臁疮患者在护理上，应注意抬高患足、减少走动，以利静脉回流，减少水肿；饮食要清淡，加强营养，促进疮口愈合；愈合后应避免外伤、破损，如抓伤碰破、蚊虫叮咬等，以免引起复发；局部慎用腐蚀性强的药物，以免损伤筋骨。有皮肤破损和感染者，要及时治疗。有下肢静脉曲张者，小腿可用弹力绷带或弹力护套保护，至疮面完全愈合后方能停止，否则疮面会再次扩大。

溃疡愈合后，宜经常用弹力护套保护，避免损伤，以防复发，或行大隐静脉高位结扎和曲张静脉剥离术。

【安全用药的知心语】

（1）中西医结合：最理想有效的治疗方法是中西医结合的综合治疗方法。即采用手术治疗处理病变血管，如微创手术，以中药及中西医结合治疗处理溃疡创面，积极预防疾病复发与促进功能恢复。

（2）走出治疗误区：不要以为热敷能活血化瘀，就反复使用，热敷能导致下肢动脉扩张，血流增加，加重静脉瘀血，因此除并发浅静脉血栓性炎症可适当热敷外，应尽量避免热敷、红外线照射等。不要盲目相信局部硬化剂注射，在上世纪六七十年代这种疗法被广泛应用于臁疮的治疗，但由于复发率高，疗效不确切，目前已被淘汰不再采用。

常用的治疗臁疮中成药

药　名	主　治	用法用量
血府逐瘀丸	风热感冒，烦热口渴，咳嗽气喘，咳痰黄稠，咽喉肿痛，大便燥结	口服，每次2丸，每日3次；周岁以内小儿酌减
丹七片	血瘀气滞，心胸痹痛。眩晕头痛，经期腹痛	口服，每次3~5片，每日3次
四妙丸	湿热下注的痿证、湿热带下、下部湿疮、脚气病等	口服，每次6克，每日3次；小儿用量酌减
通塞脉片	轻中度动脉粥样硬化性血栓性脑梗死。用于血栓性脉管炎（脱疽）的毒热证	口服，每次5~6片，每日3次
三妙丸	湿热下注引起的湿热痹证、湿疹痒痛、脚气肿痛、湿热带下等症。见有足膝关节红肿疼痛重着、腰痛、乏力、纳呆及带下色黄、味臭、阴部瘙痒、小便短赤等	口服，每次9克，每日2~3次，温开水、姜汤或黄酒适量送服（妇女月经过多，孕妇忌服）
参苓白术丸	脾胃虚弱，食少便溏，气短咳嗽，肢倦乏力等症	口服，每次6克，每日3次
八珍丸	气血两虚之面色萎黄、食欲不振、四肢乏力、语声低微、头晕心悸、面色苍白或萎黄及月经不调、赤白带下等症	口服，每次1丸，每日3次，空腹温开水送服
十全大补丸	气血两虚之面色苍白、气短心悸、食欲不振、头晕自汗、体倦乏力、四肢不温、妇女月经不调，以及疮疡由于气血两虚而不能透发或疮疡溃破后脓液清稀日久不愈者	口服，每次1丸，每日3次

续表

药　名	主　治	用法用量
补中益气丸	脾胃虚弱、中气下陷之体倦乏力、食少腹胀、久泻脱肛、子宫脱垂等症。类似西医的重症肌无力、肌肉萎缩、功能性子宫出血等症	空腹服，每次9克，每日2次（肾虚者不宜用；病后津气两伤者不宜单用）
白玉膏	臁疮溃后，日久不敛	待疮中毒水流出，膏药变黑，再换新者贴之
八二丹	溃疡脓流不畅	研极细末，掺于疮面，或制成药线插入疮中，外用膏药或油膏盖贴
阳币和丸	阻疽流痰、鹤膝风、脱疽、骨槽风、附骨疽、流注等虚寒证，特别适于肾虚阳气不足者。现代多用于骨与关节之寒性脓疡、血栓闭塞性静脉炎、动脉硬化性闭塞症、胸壁结核、肋骨结核、腋下淋巴结核、慢性骨髓炎、乳腺癌等病症	口服，每次3克，每日2～3次（疮疡红肿热痛属阳证、实证者，阴虚有热或寒化为热之疮疡患者忌服）
如意金黄散	痈疽疮疡肿毒、丹毒、流注等属阳证、实证者。亦可用于跌打损伤。类似西医的痈、疖、急性化脓性淋巴结炎、体表浅部脓肿、急性蜂窝织炎、多发性转移深部脓肿、软组织损伤、肢体外伤等	外用，红肿、烦热、疼痛，用清茶调敷，漫肿无头，用醋、葱或酒调敷，亦可用植物油或蜂蜜调敷，每日数次。也可用80%白凡士林调成软膏（名金黄膏）外敷
生肌玉红膏	疮疡肿痛，乳痈发背，溃烂流脓，浸淫黄水	疮面洗清后外涂本膏，每日1次
四黄膏	一切肿毒	用纱布块涂药一层，贴肿块上，胶布固定
青黛散油	一切皮肤湿疮、肿痒痛、渗流滋水者	外用，涂搽患处

17. 痔

痔是直肠末端黏膜下和肛管皮肤下的直肠静脉丛发生扩大、曲张所形成的柔软静脉团，或肛缘皮肤结缔组织增生或肛管皮下静脉曲张破裂形成的隆起物。男女老幼皆可为患，其中以青壮年占大多数。根据发病部位不同，痔分为内痔、外痔及混合痔。

【治疗痔的实用小药方】

(1) 香蕉蕹菜粥：香蕉100克，蕹菜100克，粳米50克。将香蕉去皮为泥，蕹菜取尖，将粳米加水煮至将熟时，放入香蕉泥、蕹菜尖，加入适量食盐或白糖，同煮为粥，早餐食用。

(2) 消痔汤：乌梅10克，苦参15克，五倍子10克，射干10克，火麻仁10克，炮山甲10克，煅牡蛎30克，水煎服。

(3) 党参无花果炖猪瘦肉：党参50克，无花果250克，猪瘦肉500克。将党参、无花果和猪瘦肉同炖至肉熟透，加入食盐调味，分顿食肉喝汤。

(4) 公英败酱猪肠汤：鲜蒲公英50克，败酱草25克，猪大肠250克。将蒲公英和败酱草用布包裹，与猪大肠同用沙锅炖至烂熟，去布袋，加入食盐调味，分次食猪肠喝汤。

（5）凉血地黄汤：槐花 12 克，地榆 12 克，生地黄 24 克，黄连 9 克，黄芩 9 克，赤芍 9 克，升麻 9 克，天花粉 9 克，丹皮 9 克，蒲黄 9 克（包煎），木通 9 克，甘草 6 克，水煎服。

【预防调护的小贴士】

痔是非常常见的疾病，必须做好预防及其术后的护理工作，以防止复发。要起居有常，劳逸结合；定时定量进食，忌食辛辣、醇酒厚味；注意肛门卫生，养成良好的排便习惯，经常保持大便通畅，及时治疗腹泻、便秘、痢疾等疾病。

术后饮食要清淡，必要时给予半流或全流饮食；术后每次排便后，要用淡盐水或 1∶5000 高锰酸钾液坐浴，而后换药；痔核脱落期，尽量减少活动，多卧床休息；若痔核脱出，应及时托回肛内，以防嵌顿。

【安全用药的知心语】

（1）辨证选用口服药：大便干燥、出血者，可选用地榆槐角丸；出血较多者可配合止血药物；口苦、大便秘结者可选用痔疮丸。但对于无实证表现者，选用凉性口服药时，一定要注意，不可大量长期服用，以免损伤脾胃。

（2）内、外有别，选用外用药：内痔和混合痔多选用栓剂，如化痔栓等，可以深入肛门深处以达病所；如要选用软膏剂，要用注入器将软膏注入肛门内。外痔多选用软膏剂，如马应龙痔疮膏等，可以直接涂抹于患处。脐贴剂，如荣昌肛泰等，使用简便，但起效相对较慢，因此不适用于痔疮急性发作的患者。

（3）不可偏信广告：有些人讳疾忌医，盲目听信夸大疗效的广告宣传，往往造成用药后不对症，例如同样存在便血症状的直肠息肉、直肠或大肠占位性病变、溃疡性结肠炎，却用了治疗痔疮的药，使病情延误，给患者增加不必要的痛苦。建议患者一定要到专业医院检查后再对症治疗。

常用的治疗痔中成药

药 名	主 治	用法用量
脏连丸	肠热便血，肛门灼热，痔疮肿痛	口服，每次 6~9 克，每日 2 次
槐角丸	血热所致的肠风便血、痔疮肿痛	口服，每次 6 克，每日 2 次
地榆槐角丸	大肠积热之大便下血、痔疮肿痛等病症	口服，每次 1 丸，每日 2 次（忌食辛辣食物）
痔速宁片	内痔，外痔，混合痔，肛裂等	口服，每次 4 片，每日 3 次（服药期间，宜戒饮酒及煎炸、辛辣刺激食物）
十全大补丸	痔疮日久、气血两虚之面色苍白、气短心悸、食欲不振、头晕自汗、体倦乏力、四肢不温、妇女月经不调	口服，每次 1 丸，每日 3 次（内有实热者不宜服用）

续表

药　名	主　治	用法用量
补中益气丸	脾胃虚弱、中气下陷之痔疮日久不愈、体倦乏力、食少腹胀、久泻脱肛、子宫脱垂等症	空腹服，每次9克，每日2次（肾虚者不宜用；病后津气两伤者不宜单用）
槐榆丸	痔瘘下血、肠风便血、痔核肿胀坠痛、大便不畅等	口服，每次1丸，每日2次（孕妇及3岁以下儿童慎用）
清解片	风热感冒，症见发热头痛，鼻塞流黄浊涕，咽痛红肿，口渴欲饮，咳嗽	口服，每次4片，每日2~3次
化痔丸	大便干燥、内痔出血、大便滴血和贫血引起的头昏、四肢无力等症	口服，每次1丸，每日2~3次（忌食煎、炒、燥热刺激食物）
化痔胶囊	内痔，外痔，混合痔，内外痔血栓	口服，每次6粒，每日3次
痔疮丸	痔疮出血，肛门肿痛	口服，每次9克，每日3次（忌食辛辣食物）
熊胆痔灵膏	内外痔，或伴少量出血	外用，洗净肛门，涂布于肛门内外，每日2次
复方消痔栓	各期内痔出血，可作为治疗痔疮的辅助药物	外用

第五章　妇科常见病症

1. 月经过多

月经过多是由于冲任不固，经血失于制约而致月经量多的一种病变。临床以月经周期基本正常，经量较以往明显增多，或经量超过 100 毫升，连续出现 2 个月经周期以上为主要特征。

【治疗月经过多的实用小药方】

（1）黑白茶：墨旱莲 30 克，苦瓜根 15 克，白茅根 30 克，冰糖适量。将上药洗净，加水适量，煎取药汁，加入冰糖调味，代茶饮，具有滋阴清热、凉血止血的功效。

（2）芙蓉莲蓬茶：木芙蓉花 15 克，莲蓬 15 克，冰糖 15 克。将木芙蓉花和莲蓬加水煎汤，去渣取汁，加入冰糖，代茶饮，具有清热凉血、消肿解毒的功效。

（3）莲子花茶：莲子 30 克，花茶 3 克，冰糖 20 克。将莲子用温水浸泡数小时后，加冰糖炖烂，将花茶用沸水冲泡 5~10 分钟，取汁，与莲子汁冲匀，即可饮用。

（4）黑木耳红枣茶：黑木耳 30 克，红枣 20 枚，茶叶 10 克。将上述物品同煎，取汁，代茶频饮。

（5）止血葡萄茶：葡萄干 30 克，蜜枣 25 克，红茶 2 克。加水 400 毫升共煎，煮沸 3 分钟，代茶饮。

【预防调护的小贴士】

不同年龄、生理阶段的女性，发生月经过多的原因也各不相同。一定要明确到底是什么原因导致了月经过多的发生。不管是哪种原因导致的月经过多，都应及早治疗，防止病情发展为崩漏。还要注意调畅情志，避免过度抑郁和恼怒；加强锻炼，平衡营养，饮食清淡为宜，避免过食辛热助阳或过于寒凉之品；注意保暖，尤其是腹部和足部的保暖，夏天不可贪凉，不要在温度过低的室内久留；注意经期卫生和保健，月经期间应禁止房事，经期不要做剧烈运动；做好计划生育，避免人流术和药流手术。

【安全用药的知心语】

（1）注意服药品种：有些药物长期服用可影响对机体激素的代谢水平，从而导致月经过多、月经紊乱、闭经或经期紧张综合征等副作用。如部分避孕药、雄激素（如丙酸睾酮）、孕激素（如甲羟孕酮）、同化激素（如康复龙）、部分抗肿瘤药（如氮芥、噻替派、白消安等）、苯妥英钠等。女性患者使用这些药物时应权衡利弊、注意选择。

（2）经期用药要谨慎：经期用药可影响月经，使正常月经发生变化，引起月经紊乱，应当暂停使用。如泻药和强刺激性的药物、抗凝血药、跌打损伤药（如云南白药）等，均可引起月经过多，甚至崩漏，不可在经期使用。此外，经期用药，可能导致药物的疗效减弱，从而导致病情加重，如苯妥英钠、茶碱、红霉素、甲基泼尼松、安替比林等。因此，应尽量避免在经期用药。

（3）注意服药时机：月经过多患者，应在经前和经期服用，从经前4~5天开始服药，吃到月经后，共10天，以饭前空腹服用为佳。通常需连续服药2~3个月经周期。切不可只吃1个周期，认为见效或无效，就自行停药。

常用的治疗月经过多中成药

药 名	主 治	用法用量
紫地宁血散	胃及十二指肠溃疡或胃炎引起的吐血、便血，属胃中积热者	用凉或温开水送服，每次8克，每日3~4次
四君子丸	脾胃虚弱、食少便溏、面色萎黄、四肢无力、语言低微、舌质淡、苔白、脉缓弱无力，或气短、大便难以排出等	口服，每次6克，每日3次，儿童用量减半
生脉饮	气阴两亏，心悸气短，自汗	口服，每次10毫升，每日3次
妇科养荣丸	气血不足，肝郁不舒，月经不调，头晕目眩，血漏血崩，贫血身弱及不孕症	口服，每次8丸，每日3次
失笑散	一切瘀血积滞所致的痛经、闭经、产后恶露不尽等症。亦可用于血瘀胸痹证。类似西医的更年期综合征、冠心病属于血瘀症候者，以及宫外孕、肿瘤等	布包煎服，每次6~9克，每日1~2次
益母草膏	月经不畅、行经腹痛、经血量少甚至经闭，以及产后子宫复旧不全、瘀血腹痛、恶露不尽等症。本品为化瘀兼养血之剂，可使产后子宫回缩复位	口服，每次10克，每日1~2次，温开水调服（孕妇禁用；崩漏经多而无瘀滞、血虚无瘀及瞳孔散大者不宜用）
固经丸	阴虚血热，月经先期，经血量多、色紫黑，白带量多	口服，每次6克，每日2次
定坤丹	月经不调、行经腹痛、崩漏下血、赤白带下、贫血衰弱、血晕血脱、产后诸虚、骨蒸潮热。为益气养血、寒热并用的调经剂，多用于气血两虚，兼有郁滞的月经不调、不孕症等。类似西医的功能性子宫出血、青春期或更年期子宫出血见上述症状者	口服，每次0.5~1丸，每日2次，温开水或黄酒送服（忌食生冷油腻等刺激性食物，伤风感冒停服；非气血不足而挟痰滞者忌用；孕妇忌用）
当归调经丸	气血两虚，冲任虚寒所致的月经不调，量少色淡，经行腹痛，喜温喜按，气短懒言，腰酸体倦，宫寒不孕，舌淡苔白，脉细弱等	口服，每次1丸，每日3次
知柏地黄丸	肝肾阴虚、虚火上炎所致的腰膝酸软、头目昏晕、耳鸣耳聋、牙痛及口干咽痛、遗精、盗汗、小便短赤，或骨蒸潮热、颧红、喉燥等	口服，每次9克，每日2次，空腹温开水送下（脾虚便溏、消化不良者不宜用）
大补阴丸	阴虚火旺引起的骨蒸潮热、遗精、盗汗、吐血、咯血、头晕、耳鸣耳聋、五心烦热、失眠多梦、口干咽燥、腰膝酸软等症	口服，每次6克，每日2~3次，淡盐汤或温开水送服

2. 月经过少

月经过少是指以月经周期基本正常，经量明显减少，经期不足 2 天，甚或点滴即净为主要表现的疾病。月经过少伴月经后期者，可发展为闭经。

【治疗月经过少的实用小药方】

(1) 生化蜜膏：当归 30 克，益母草 30 克，川芎 10 克，桃仁 10 克，丹皮 10 克，甘草 10 克，炮姜 5 克，白蜜 50 毫升。将前七味药加水 500 毫升，煮取 300 毫升，去渣，加白蜜收膏，每服 30 毫升，日服 3 次。

(2) 益母草红糖茶：益母草 60 克，红糖 50 克。将益母草加水煎汤，加红糖即可服食，服后以热水袋暖腹。

(3) 三七炖鸡蛋：生三七 3 克，丹参 10 克，鸡蛋 2 枚。将生三七、丹参和鸡蛋加水同煮，蛋熟后，剥去壳再煮，至药性完全煮出，服蛋与汤，每日 1 次。

(4) 鸡血藤大豆汤：鸡血藤 30 克，大豆 30 克。将鸡血藤与大豆同置锅中，加水共煮，去渣，饮汤食豆。

(5) 三七粥：三七 10 克，山药 30 克，大米 30 克。将三七切片煮 30 分钟，再将大米、山药共煮为粥。

【预防调护的小贴士】

一般来说，经血量少，是由于雌激素水平低而引起的，日后会影响受孕。对于初潮不久的少女而言，经血量不多是正常的。另外，有些人有挑食、偏食的习惯，或是为了减肥而刻意减少食物摄取量，导致营养供给不够，身体产生防御性反应，也可能引起经血量过少，甚至闭经。对于成年女性来说，月经周期稳定，但经血量持续过少，就要引起警惕，需要尽快去医院就诊，找出病因进行治疗。

此外，要讲究经期卫生，在精神上要保持乐观舒畅；在身体上要注意适当休息避免劳累；在起居上宜规律、舒适，忌坐卧湿地或冒雨涉水；全身淋浴不宜过频，以免着凉感冒；在饮食上宜温热，忌寒凉；另外，月经期要勤洗内裤和卫生巾。

【安全用药的知心语】

(1) 经期用药禁忌：月经期是女性的敏感时期，应尽量避开使用治疗妇科感染性疾病的局部用药、激素类药物、减肥药、泻药、止血药等，以免导致或加重月经过少的症状。治疗妇科感染性疾病的局部用药，如制霉素、甲硝唑、蛇床子等，应暂停使用，以免宫口开放，招致细菌感染；激素类药物，如肾上腺皮质激素，能导致闭经或发生腹胀；止血药，如安络血、维生素 K 等，使用后会引起经血不畅。此外，还应慎用具有较强止血作用的中药或中成药。

(2) 切勿盲目用药：有的人一发现来月经的时候量明显减少，就私自去买来药物，一味调经。这样做的结果极有可能是药不对症，非但不能达到调理月经、改善月经量少的问题，还可能加重原来的病情，耽误治疗时间。因此要慎重选药，不可盲目用药。

(3) 把握服药时机：由于肝气失疏、气机不畅、郁热内阻、阴津不足、气血亏虚、痰湿阻遏等因素引起月经过少，宜在月经来潮之前用药，可使经至后，经水畅行，自能提高疗效，缩短疗程。瘀血阻滞、寒凝经脉等因素导致的月经过少，应在月经来潮期间用药，以除旧生新；由气血亏虚、脾肾不足、冲任虚损等因素而引起的经量过少，病程较长，治疗亦较难，应于月经后或经期中用药。

常用的治疗月经过少中成药

药　名	主　治	用法用量
调经益母丸	月经不调，经闭不行，经期腹痛，白带多，产后恶露不行，子宫收缩不良等症。类似西医的慢性盆腔炎、附件炎、子宫炎症性出血、子宫发育不良等	口服，每次20～30粒，每日3次，温开水或黄酒送服（气虚亏损之虚证不宜用；孕妇忌用）
归脾丸	心脾两虚所致气短心悸、失眠多梦、头昏头晕、血虚萎黄、肢倦乏力、食欲不振、紫斑、肌衄、齿衄、鼻衄及月经不调等症。现代多用于脾虚不能统血、生血之出血病，以及血少不能养心之心悸、失眠、健忘等症	口服，每次1丸，每日3次，温开水空腹送服（忌过劳及思虑过度）
失笑散	一切瘀血积滞所致的痛经、闭经、产后恶露不尽等症。亦可用于血瘀胸痹证。类似西医的更年期综合征、冠心病属于血瘀症候者，以及宫外孕、肿瘤等	布包煎服，每次6～9克，每日1～2次
益母草膏	月经不畅、行经腹痛、经血量少甚至经闭，以及产后子宫复旧不全、瘀血腹痛、恶露不尽等症。本品为化瘀兼养血之剂，可使产后子宫回缩复位	口服，每次10克，每日1～2次，温开水调服（孕妇禁用；崩漏经多而无瘀滞、血虚无瘀及瞳孔散大者不宜用）
养血当归精	月经不调，行经腹痛，贫血虚弱，产后体虚，萎黄肌瘦，产后血虚	口服，每次10毫升，每日3次
定坤丹	月经不调、行经腹痛、崩漏下血、赤白带下、贫血衰弱、血晕虚脱、产后诸虚、骨蒸潮热。为益气养血、寒热并用的调经剂，多用于气血两虚，兼有郁滞的月经不调、不孕症等。类似西医的功能性子宫出血、青春期或更年期子宫出血见上述症状者	口服，每次0.5～1丸，每日2次，温开水或黄酒送服（忌食生冷油腻等刺激性食物，伤风感冒停服；非气血不足而挟痰滞者忌用；孕妇忌用）
当归调经丸	气血两虚，冲任虚寒所致的月经不调，量少色淡，经行腹痛，喜温喜按，气短懒言，腰酸体倦，宫寒不孕，舌淡苔白，脉细弱等	口服，每次1丸，每日3次
归肾丸	肾水不足，腰酸脚软，精亏血少，头晕耳鸣	口服，每次9克，每日2～3次
滋肾育胎丸	脾肾两虚，冲任不固所致的滑胎（防治习惯性流产和先兆性流产）	口服，每次5克，每日3次，淡盐水或蜂蜜水送服（孕妇禁房事）
温经丸	妇女血寒，经期腹痛，腰膝无力，湿寒白带，血色暗淡，子宫虚冷	口服，每次1丸，每日2次
乌鸡白凤丸	气血两虚之身体衰弱、腰膝酸软、月经不调、崩漏带下等症。类似西医的妇女更年期综合征、少女青春期经期紊乱，功能性子宫出血、卵巢功能低下、慢性盆腔炎、附件炎，女子不孕、念珠菌阴道炎等。亦可用于男子性功能衰退	口服，每次6克，每日3次（实证慎用；孕妇忌服）

药　名	主　治	用法用量
艾附暖宫丸	为调经种子之常用药，主要用于寒凝血瘀之痛经、月经后期及宫寒不孕等病症	口服，每次 9 克，每日 2～3 次，温开水送服

3. 月经先期

月经先期是以月经周期提前 7 天以上，甚至 10 余日一行为主要表现的妇科疾病，同时可见有月经量、色、质的改变。

【治疗月经先期的实用小药方】

(1) 藕柏饮：生藕节 300 克，侧柏叶 100 克。将生藕节、侧柏叶捣烂取汁，加冰糖适量，用温开水冲服，每日 2 次，经前连服 3～5 天。

(2) 大蓟速溶饮：鲜大蓟 2500 克，白糖 500 克。将鲜大蓟洗净，切碎，加水适量，中火煮 1 小时，去渣，文火浓缩，待温，入白糖，搅拌均匀，冷却晾干，沸水冲服，经前服用。

(3) 益母草蛋：益母草 60 克，鸡蛋 2 枚。将益母草、丹参和鸡蛋加水同煮，鸡蛋煮熟后去壳，再同煮数沸，食蛋喝汤。

(4) 山楂红糖饮：山楂 15 克，红糖适量。将山楂用沸水冲泡，加入红糖，加盖闷一会儿，代茶饮。

(5) 参豆饮：党参 9 克，黑豆 30 克，红糖 30 克。将上述三味一起加水煎汤，至豆烂，月经前每日 1 剂饮服。

【预防调护的小贴士】

月经先期的发生与饮食、情志、劳倦等密切相关。因此，女性朋友要调节饮食，多食新鲜水果和蔬菜，尽量避免服用辛辣刺激及膏粱厚味食物，少食鲨鱼、蟹、山楂、桃子、红糖等有活血作用的食物；情绪激动或经常暴怒也可引起月经先期，甚至月经量增多，故平时要调节情绪，心情要注意豁达大度、恬静和乐观，尽量减少暴怒抑郁，以促使月经周期恢复正常；月经前期和行经中不宜参加太重的劳动和太激烈的活动。

此外，妇科疾病、内分泌紊乱某些疾病也可使月经提前，可以把月经先期看做是潜在自身疾病引发的临床症状，而并非独立的疾病诊断。所以，在未查清病因之前，不可盲目服用激素类药调经。

【安全用药的知心语】

(1) 激素类药物不可随意服用：激素类药物会导致机体自身内分泌紊乱，从而引起月经的异常变化。并且，这种作用不仅发生在行经期间，还会波及月经周期的其他时段。如果因为某些特殊原因不得不用药，一定要在医生的指导下使用。

(2) 慎用抗凝药：正常经期的失血对女性身体没有大损害，然而经期纤溶功能较凝血功能相对亢进，如果此时服抗凝药就可能导致经血量过多、经期延长甚至月经周期紊乱。因此，间断或长期服用该类药物的女性于经期服药要格外注意。当然，经期用药不能一概而论，全部停止。必要时需咨询医生，做到权衡利弊，科学用药。

（3）连续治疗：月经先期者因月经周期短，要调整月经周期，单靠经期服药无济于事，应在经前 10~14 天即开始服药，至月经干净后停药，下个周期亦如法服药。要有 3 个月经周期以上恢复正常才算治愈，然后用中成药巩固或食疗调治。1 次月经正常不算治愈，不可停止治疗，否则治疗不彻底，会导致月经先期病复发。

常用的治疗月经先期中成药

药　名	主　治	用法用量
益母草膏	月经不畅、行经腹痛、经血量少甚至经闭，以及产后子宫复旧不全、瘀血腹痛、恶露不尽等症。本品为化瘀兼养血之剂，可使产后子宫回缩复位	口服，每次 10 克，每日 1~2 次，温开水调服（孕妇禁用；崩漏经多而无瘀滞、血虚无瘀及瞳孔散大者不宜用）
调经益母丸	月经不调，经闭不行，经期腹痛，白带多，产后恶露不行，子宫收缩不良等症	口服，每次 20~30 粒，每日 3 次，温开水或黄酒送服（气虚亏损之虚证不宜用，孕妇忌用）
归脾丸	心脾两虚所致气短心悸、失眠多梦、头昏头晕、血虚萎黄、肢倦乏力、食欲不振、紫斑、肌衄、齿衄、鼻衄及月经不调等症	口服，每次 1 丸，每日 3 次，温开水空腹送服（忌过劳及思虑过度）
大补阴丸	阴虚火旺引起的骨蒸潮热、遗精、盗汗、吐血、咯血、头晕、耳鸣耳聋、五心烦热、失眠多梦、口干咽燥、腰膝酸软等症	口服，每次 6 克，每日 2~3 次，淡盐汤或温开水送服
养血当归精	月经不调，行经腹痛，贫血虚弱，产后体虚，萎黄肌瘦，产后血虚	口服，每次 10 毫升，每日 3 次
当归调经丸	气血两虚，冲任虚寒所致的月经不调，量少色淡，经行腹痛，喜温喜按，气短懒言，腰酸体倦，宫寒不孕，舌淡苔白，脉细弱等	口服，每次 1 丸，每日 3 次
乌鸡白凤丸	气血两虚之身体衰弱、腰膝酸软、月经不调、崩漏带下等症。类似西医的妇女更年期综合征，少女青春期经期紊乱，功能性子宫出血，卵巢功能低下，慢性盆腔炎、附件炎，女子不孕，念珠菌阴道炎等	口服，每次 6 克，每日 3 次（实证慎用；孕妇忌服）
四物合剂	血虚所致的面色萎黄、头晕眼花、心悸气短及月经不调	口服，每次 10~15 毫升，每日 3 次，用时摇匀

4. 月经后期

月经后期是以月经周期延后 7 天以上，甚至四五十日一行为主要表现的妇科疾病。如在初潮后一两年或更年期时，出现经期延后，且无其他症候者，是生理现象。

【治疗月经后期的实用小药方】

（1）阿胶酒：阿胶6克，黄酒50毫升。将阿胶用蛤粉炒研细末，以黄酒对入，温开水送服。

（2）芍药粥：芍药花6克（色白阴干者），粳米50克，白糖少许。以粳米煮粥，待1~2沸后，加入芍药花再煮，至粥熟，调入白糖食之。

（3）附子生姜狗肉汤：附子20克，生姜15克，狗肉500克。将狗肉切块，油炒至半熟，放入沙锅，加附子、生姜及水适量，文火焖至熟，分次服食。

（4）芝麻红糖饮：黑芝麻50克，红糖150克，米酒20毫升。将黑芝麻洗净，炒熟，乘热冲入米酒，加红糖拌匀，嚼食，每日1次，连服7天。

（5）橘梗饮：鲜橘叶20克，苏梗10克，红糖15克。将上述三味放入保温杯中，加盖开水泡15分钟，代茶饮。

【预防调护的小贴士】

月经后期要注重自我调护，要保持心情开朗，若心情抑郁会使气行阻滞、血流不畅、月经难下。少食寒冷性食物，如西瓜、黄瓜、田螺、蛏子、蚌、土豆、百合、绿豆等。忌食酸性、有固涩作用的食物，如乌梅、白果、石榴等。少房事。此外，经后期与体质虚弱有关，患者要多参加文娱体育活动，提高机体抵抗能力。尽量避免寒冷刺激、淋雨涉水、剧烈运动和过度精神刺激等。

【安全用药的知心语】

（1）按疗程服药：月经后期属于月经不调的范畴，调经须较长时间配合，请耐心服用药物。其治疗的疗程为3个月，第4个月停药观察月经周期情况，一般规律服药后治疗1个疗程即可恢复正常。

（2）治疗期间，谨慎用药：月经后期治疗期间，如药品处方中配有活血药时，一定要谨慎用药，确有血瘀证，才可使用活血。激素类药物要在医生指导下使用，不可自行服药或改变服药方法。此外，不宜在服用调经药的同时服感冒药。若要在治疗期间，服用其他药物类，请咨询医生再用药。

（3）注意停药后的调养：经治，月经恢复正常后，需适当补充营养，注意补铁、维生素等，饮食宜以清淡为主，多吃水果，忌油腻荤腥、辛辣等刺激性食物以免复发。另外还要注意休息，不可熬夜。

常用的治疗月经后期中成药

药　名	主　治	用法用量
当归丸	血虚萎黄，月经不调，经行腹痛	口服，每次10~20丸，每日2次
乌鸡白凤丸	气血两虚之身体衰弱、腰膝酸软、月经不调、崩漏带下等症。类似西医的妇女更年期综合征，少女青春期经期紊乱，功能性子宫出血，卵巢功能低下，慢性盆腔炎、附件炎，女子不孕，念珠菌阴道炎等	口服，每次6克，每日3次（实证慎用；孕妇忌服）

续表

药　名	主　治	用法用量
温经丸	妇女血寒，经期腹痛，腰膝无力，湿寒白带，血色暗淡，子宫虚冷	口服，每次 1 丸，每日 2 次
附桂理中丸	肾阳衰弱，脾胃虚寒，脘腹冷痛，呕吐泄泻，四肢厥冷	用姜汤或温开水送服，每次 1 丸，每日 2 次
艾附暖宫丸	为调经种子之常用药，主要用于寒凝血瘀之痛经、月经后期及宫寒不孕等病症	口服，每次 9 克，每日 2～3 次，温开水送服
逍遥丸	肝郁、血虚、脾弱所引起的胁痛、郁证、低热、乳癖、月经不调等。症见两胁作痛、低热时冷、头痛目眩、口燥咽干、神疲食少，或月经不调、乳房作胀等。类似西医的慢性肝炎、乳腺增生、妇女更年期综合征、神经官能症、功能性低热等	口服，每次 6～9 克，每日 1～2 次（忌辛辣、生冷食物；孕妇忌服）
木香顺气丸	脘腹胀痛，恶心，嗳气	口服，每次 6～9 克，每日 2～3 次
调经益母丸	月经不调，经闭不行，经期腹痛，白带多，产后恶露不行，子宫收缩不良等症。类似西医的慢性盆腔炎、附件炎、子宫炎症性出血、子宫发育不良等	口服，每次 20～30 粒，每日 3 次，温开水或黄酒送服（气虚亏损之虚证不宜用；孕妇忌用）
养血当归精	月经不调，行经腹痛，贫血虚弱，产后体虚，萎黄肌瘦，产后血虚	口服，每次 10 毫升，每日 3 次
四物合剂	血虚所致的面色萎黄、头晕眼花、心悸气短及月经不调	口服，每次 10～15 毫升，每日 3 次，用时摇匀
益母草膏	月经不畅、行经腹痛、经血量少甚至经闭，以及产后子宫复旧不全、瘀血腹痛、恶露不尽等症。本品为化瘀兼养血之剂，可使产后子宫回缩复位	口服，每次 10 克，每日 1～2 次，温开水调服（孕妇禁用；崩漏经多而无瘀滞、血虚无瘀及瞳孔散大者不宜用）
调经活血片	月经不调，行经腹痛	口服，每次 5 片，每日 3 次（孕妇忌服）
十全大补丸	气血两虚，面色苍白，气短心悸，头晕自汗，体倦乏力，四肢不温，月经量多	口服，每次 6 克，每日 2～3 次（孕妇忌服）

5. 月经先后无定期

月经先后无定期是指月经周期时或提前，时或延后 7 天以上者，以月经周期紊乱为特征，可连续几个月提前又出现一次延后，也可连续几个月延后又出现一次提前，无一定规律。青春期初潮后 1 年内及更年期月经出现先后无定期者，如无其他症候，可不予治疗；若伴有经量增多及经期紊乱，则常可发展为崩漏。

【治疗月经先后无定期的实用小药方】

（1）佛手柑粥：佛手 20 克，粳米 100 克，冰糖少许。将佛手煎汤，去渣，加入粳米和水适量，煮粥，加入冰糖稍煮片刻即可。

（2）解郁调经药枕：柴胡 300 克，乌药 200 克，香附 250 克，合欢花 150 克，川芎 100 克，木香 50 克。将诸药烘干，研为粗末，装入枕芯即成。

（3）月季桃仁酒：月季花 9 克，核桃仁 30 克，红糖 60 克，甜酒 60 毫升。将月季花、核桃仁和红糖加水适量，煎汤，冲甜酒饮服。

（4）韭菜炒羊肝水：韭菜 100 克，羊肝 150 克。将韭菜洗净、切段，羊肝切片，加葱、姜、盐，共放铁锅内，明火炒熟，佐餐服用，适用于肝肾不足型月经先后无定期。

【预防调护的小贴士】

通常来说月经提前或延后 3~5 天都是很正常的，但若出现提前或延后 7 天以上就一定要治疗了，要在平时就多加注意。

要保持心情愉悦，特别是在月经来潮之前与经期，更要保持良好的心理状态；尽可能生活在舒适和谐的环境中，既有利于保持心情愉悦，也有利于疾病的康复；合理调配饮食，不仅要注意饮食的数量，而且要对食物的冷热、软硬、品类等都要进行选择；运动一定要适度，过度劳累对健康不利，但过于安逸，又会造成懒惰，应养成良好的生活起居规律，通过适度的活动，帮助气血运行，增强机体的抗御能力。

【安全用药的知心语】

（1）严格按周期进行序贯用药：月经后期（第 6～10 天）治宜滋养肾阴、调补气血、调节冲任；月经中期（第 11～14 天）除继续补肾治疗外，还需加入活血调气药，以疏通冲任气血；排卵后期（第 15～24 天）治宜温肾助阳，佐以养精滋阴；月经前期（第 25～28 天）和月经期（第 1～5 天）治疗应以通为用。如月经仍后期未行，继续活血通经法。

（2）参考年龄因素选择不同的治疗原则：如发生于青春期少女，治疗以补肾为主，逐渐恢复肾和冲任的功能，恢复正常的月经周期；如发生于更年期妇女，治疗当以扶助肝、脾、肾三脏，尤以扶肾为主，平衡肾中阴阳。

（3）足疗程治疗：治疗 3 次以上，月经周期恢复正常，伴随症状消失或显著减轻才算治愈。治愈后还需用药巩固 2～3 个月，以预防复发。

常用的治疗月经先后无定期中成药

药　名	主　治	用法用量
越鞠丸	气、血、火、痰、湿、食六郁所致的胸腹痞闷、脘腹胀痛、胸胁疼痛、饮食不化、呕恶嗳气、嘈杂吞酸或兼有精神抑郁、情绪不宁等症	口服，每次 6 克，每日 2 次
逍遥丸	肝郁、血虚、脾弱所引起的胁痛、郁证、低热、乳癖、月经不调等。症见两胁作痛、低热时冷、头痛目眩、口燥咽干、神疲食少，或月经不调、乳房作胀等。类似西医的慢性肝炎、乳腺增生、妇女更年期综合征、神经官能症、功能性低热等	口服，每次 6～9 克，每日 1～2 次（忌辛辣、生冷食物；孕妇忌服）

药　名	主　治	用法用量
金匮肾气丸	肾阳不足之腰膝酸软、四肢逆冷、少腹拘急冷痛、小便不利或夜尿清长、喘促气短、脐下腹痛等症	口服，每次1丸，每日2次，温开水或淡盐汤送下（虚火上炎者忌用；孕妇忌用）
六味地黄丸	肾阴亏损所致头晕目眩、耳鸣耳聋、腰膝酸软、骨蒸潮热、盗汗遗精、消渴及小儿行迟、齿迟、鸡胸龟背者	温开水送服，每次9克，每日2次（忌食辛辣、生冷食物）
乌鸡丸	妇女气血两亏，体瘦内热，月经量少、后错，带下	口服，每次1丸，每日2次
知柏地黄丸	肝肾阴虚、虚火上炎所致的腰膝酸软、头目昏晕、耳鸣耳聋、牙痛及口干咽痛、遗精、盗汗、小便短赤，或骨蒸潮热、颧红、喉燥等	口服，每次9克，每日2次，空腹温开水送下（脾虚便溏、消化不良者不宜用）
左归丸	真阴肾水不足，不能滋养营卫，渐至衰弱，或肾阴不足之头晕目眩、耳鸣、腰膝酸软无力、遗精盗汗、骨蒸潮热等属于精髓内亏、津液枯涸的病症	口服，每次9克，每日2~3次，饭前温开水送服（脾虚便溏、胃弱痰多者慎用）
右归丸	肾阳不足，或先天禀赋不足，以及命门火衰、兼有畏寒肢冷、阴寒内盛之证，可见腰膝酸冷、面色㿠白、精神不振、食少便溏、男子阳痿遗精，或水邪泛溢肌肤所致的水肿、按之皮肤凹陷不起等	口服，每次4.5克，每日3次，饭前用淡盐汤或温开水送服（忌生冷饮食；阴虚火旺者忌用）
脾肾双补丸	脾肾双亏，气阴两虚，面黄肌瘦，食欲不振	口服，每次1丸，每日2次（孕妇禁用）
调经活血片	月经不调，行经腹痛	口服，每次5片，每日3次（孕妇忌服）
乌鸡白凤丸	气血两虚之身体衰弱、腰膝酸软、月经不调、崩漏带下等症。类似西医的妇女更年期综合征，少女青春期经期紊乱，功能性子宫出血，卵巢功能低下，慢性盆腔炎、附件炎，女子不孕，念珠菌阴道炎等	口服，每次6克，每日3次（实证慎用；孕妇忌服）
艾附暖宫丸	调经种子之常用药，主要用于寒凝血瘀之痛经、月经先后无定期及宫寒不孕等病症	口服，每次9克，每日2~3次，温开水送服

6. 闭经

闭经是指以女子年逾18周岁，月经尚未初潮，或月经来潮后又非生理性停经达3个月以上为主要表现的疾病。前者称为原发性闭经，后者称为继发性闭经。少女初潮2年内、妊娠期、哺乳期或更年期的月经停闭均属生理现象，不予治疗。

【治疗闭经的实用小药方】

（1）木耳核桃糖：黑木耳120克，核桃仁120克，红糖200克，黄酒适量。将木耳、核桃仁碾末，加入红糖、黄酒拌匀，装罐封藏，每服30克，每日2次，至月经来潮。

（2）鳖甲炖白鸽：鳖甲 30 克，白鸽 1 只，米酒少许。将鳖甲敲碎，置白鸽腹内，加清水适量，米酒少许，隔水炖熟，调味食用。

（3）鸽肉葱姜粥：鸽肉 150 克，猪肉末 50 克，粳米 100 克，葱姜末适量。将鸽肉去骨切块，放入碗内，加猪肉末、葱姜末及调料，拌匀，粳米加水 1000 毫升，烧开后放鸽肉等，共煮成粥即可。

（4）红糖北芪姜枣汤：红糖 100 克，黄芪 50 克，生姜 20 克，红枣 100 克。将红枣去核，生姜切片，与其他食材同煎，代茶饮。

（5）生姜大枣茶：生姜 15 克，大枣 100 克，红糖 100 克。同煎，代茶饮，服至经开潮止。

（6）艾叶生姜煮鸡蛋：艾叶 9 克，生姜 15 克，鸡蛋 2 枚。将上述物品加水适量，入沙锅同煮，待鸡蛋熟后去壳取蛋，放入再煮片刻，调味后饮汤吃蛋。

【预防调护的小贴士】

闭经的预防与调护对于女性朋友来讲是非常有必要的。月经是受下丘脑 – 垂体 – 卵巢轴的内分泌激素所控制的，该轴的任何一个环节出了问题都会影响月经的正常来潮。该轴线的功能受环境的变化、季节的转换、心情的变化等很多外在因素的影响，可明显造成月经的不正常，以致闭经。此外，闭经与七情内伤关系密切，宜调节情志。还要做好计划生育，尽量减少宫腔手术，能有效预防闭经；正确处理产程，防止产时、产后大出血。一旦发生大出血，应及时输血抢救，防止出现席汉氏综合征，发生血枯经闭。

【安全用药的知心语】

（1）慎用黄体酮：黄体酮是孕激素，虽然是人体能自我分泌的物质，但使用不当非但不能治疗闭经；还会影响治疗。另外，作为激素类药物，黄体酮还有一定的副作用，如子宫内膜萎缩、水肿等。因此，在诊断不清的情况下，不可盲目、长期地使用黄体酮。

（2）了解可造成闭经的常用药物：避孕药，尤其是长效避孕药有时可造成闭经，但此种闭经常是暂时性的，停药后一般可自动恢复月经。降压镇静类药物，如利血平、氯丙嗪等，可造成闭经。肾上腺皮质类激素，如泼尼松，可抑制促性腺激素的分泌，也常可造成闭经。

常用的治疗闭经中成药

药 名	主 治	用法用量
归肾丸	肾水不足，腰酸脚软，精亏血少，头晕耳鸣	口服，每次 9 克，每日 2～3 次
滋肾育胎丸	脾肾两虚，冲任不固所致的滑胎（防治习惯性流产和先兆性流产）	口服，每次 5 克，每日 3 次，淡盐水或蜂蜜水送服（孕妇禁房事）
蛤蚧补肾丸	身体虚弱，真元不足，小便频数	口服，每次 3～4 粒，每日 2～3 次
人参养荣丸	心脾不足，气血两亏，形瘦神疲，食少便溏，病后虚弱	口服，每次 1 丸，每日 1～2 次

续表

药　名	主　治	用法用量
八珍益母丸	妇女气血两虚所致的月经后期、行经或经后腹痛、经色淡、经量少、面色㿠白或萎黄、食欲不振、气短心悸、头晕眼花	口服，每次9克，每日3次（忌恼怒；忌食生冷食物、寒凉药物）
当归红枣冲剂	脾虚血亏所引起的痛经、月经量少、产后腹痛等症，见有月经后期、色淡、质稀、量少，经前或经后小腹隐痛、喜温喜按，并伴有头晕眼花、面色少华、精神倦怠、心悸、气短等症	每次20克，每日2~3次，开水冲服
调经补血丸	血虚气滞，月经不调，腰酸腹痛	口服，每次1丸，每日3次
血府逐瘀丸	瘀血内阻之头痛或胸痛，失眠多梦，心悸怔忡，急躁善怒。本品主要用于头痛、眩晕、脑损伤后遗症、冠心病、心绞痛等	口服，每次1~2丸，每日2次，空腹用红糖水送服
逍遥丸	肝郁、血虚、脾弱所引起的胁痛、郁证、低热、乳癖、月经不调等。症见两胁作痛、低热时冷、头痛目眩、口燥咽干、神疲食少，或月经不调、乳房作胀等。类似西医的慢性肝炎、乳腺增生、妇女更年期综合征、神经官能症、功能性低热等	口服，每次6~9克，每日1~2次（忌辛辣、生冷食物；孕妇忌服）
失笑散	一切瘀血积滞所致的痛经、闭经、产后恶露不尽等症。亦可用于血瘀胸痹证。类似西医的更年期综合征、冠心病属于血瘀症候者，以及宫外孕、肿瘤等	布包煎服，每次6~9克，每日1~2次
调经益母丸	月经不调，经闭不行，经期腹痛，白带多，产后恶露不行，子宫收缩不良等症。类似西医的慢性盆腔炎、附件炎、子宫炎症性出血、子宫发育不良等	口服，每次20~30粒，每日3次，温开水或黄酒送服（气虚亏损之虚证不宜用；孕妇忌用）
艾附暖宫丸	为调经种子之常用药，主要用于寒凝血瘀之痛经、月经后期及宫寒不孕等病症	口服，每次9克，每日2~3次，温开水送服（实热证禁用）
暖宫孕子丸	血虚气滞，腰酸疼痛，经水不调，赤白带下，子宫寒冷，久不受孕等症	口服，每次8丸，每日3次
十二温经丸	冲任虚寒，瘀血阻滞，月经不调，或先或后，或多或少，小腹冷痛以及宫寒不孕	口服，每次6~9克，每日2次
启宫丸	妇人体肥痰盛，子宫脂满，不能孕育者	用白开水冲服，每次10克，每日2次

7. 崩漏

崩漏是指由于冲任损伤，不能制约经血，导致妇女在非行经期间，阴道突然大量出血，或淋漓下血不尽的病变。一般突然出血，来势急，血量多的称崩中；淋漓下血，来势缓，血量少的称漏下。崩与漏的出血情况虽不相同，但发病机制一致，且两者常交替出现，可以互相转化，故崩漏并称。

【治疗崩漏的实用小药方】

（1）阿胶粥：阿胶30克，糯米100克，红糖适量。将糯米煮粥，待将熟时，放入捣碎的阿胶，边煮边搅匀，稍煮 1~2 沸，加入红糖即可，宜间断服用，脾胃虚弱者不宜多食。

(2) 山药山萸粥：山药 30 克，山茱萸 60 克，粳米 100 克，白糖适量。将山茱萸、山药煎汁去渣，加粳米、白糖，煮成稀粥。

(3) 乌雄鸡粥：乌雄鸡 1 只，糯米 100 克，葱白 3 条。将鸡毛去净、除内脏、洗净、切块，煮烂，入糯米及葱、椒、食盐煮粥，空腹食用。

(4) 木耳藕节炖猪肉：黑木耳 15 克，藕节 30 克，猪瘦肉 100 克，冰糖 15 克。将四味共放于沙锅中，加水炖熟后服食。

(5) 三七粉粥：三七粉 3 克，大枣 5 枚，粳米 100 克，冰糖适量。将粳米淘洗干净，大枣去核洗净，与三七粉一同放入沙锅内，加水适量煮粥，待粥将成时，加入冰糖稍煮即成。

(6) 冰糖山楂饮：山楂 30 克，冰糖适量。水煎，代茶饮。

【预防调护的小贴士】

崩漏患者出血期应适当休息，不参加重体力劳动和剧烈运动，睡眠要充足，节制房事，勿过劳累；避免精神过度紧张，情绪激动恐惧，注意环境及气候等变化，防止外邪入侵及预防本病的诱发因素；加强营养，增强体质，经期勿食生冷、辛辣刺激之物，多吃含蛋白质丰富的食物以及蔬菜和水果，可进补一些莲子、红枣、桂圆、猪肝、菠菜等食物。注意经期卫生，如果出血时间长，会伤阴耗津，应及时处理，预防贫血与感染。及早治疗月经过多、经期延长等有出血倾向的病症，防止其发展为崩漏。

【安全用药的知心语】

(1) 塞流：即止血，是治疗崩漏的当务之急。应用药物止血的方法有两种：一种是使子宫内膜生长，可注射苯甲酸雌二醇；一种是使子宫内膜脱落干净，可注射黄体酮。再用些止血药，如十灰散、紫地宁血散、云南白药、安络血、维生素 K、止血芳酸和止血敏等，一般都可以达到治疗崩漏的目的。严重者须输血急救。

(2) 澄源：即求因治本，正本清源，是治疗崩漏的重要阶段。其基本方法就是辨证论治，主要用于出血缓减后，辨证选择用药。

(3) 复旧：即调理善后。西医称为恢复卵巢功能，调节月经周期。可连续服用己烯雌酚等药物，每日 0.5~1 克，连用 20 天，用药最后 5 天增加注射黄体酮，每日 20 毫克。一般而言，青春期崩漏止血后调周期，重在治肾，随着年龄的增长和合理治疗，可以很快痊愈；生育期重在止血调周期、促排卵，以治肝肾为主；更年期止血善后，重在脾肾，尤须重视诊刮宫内膜病理检查，排除宫内膜癌。

常用的治疗崩漏中成药

药　名	主　治	用法用量
紫地宁血散	胃及十二指肠溃疡或胃炎引起的吐血、便血，属胃中积热者	用凉或温开水送服，每次 8 克，每日 3~4 次

续表

药　名	主　治	用法用量
左归丸	真阴肾水不足，不能滋养营卫，渐至衰弱，或肾阳不足之头晕目眩、耳鸣、腰膝酸软无力、遗精盗汗、骨蒸潮热等属于精髓内亏、津液枯涸的病症	口服，每次9克，每日2~3次，饭前温开水送服（脾虚便溏、胃弱痰多者慎用）
六味地黄丸	肾阴亏损所致头晕目眩、耳鸣耳聋、腰膝酸软、骨蒸潮热、盗汗遗精、消渴及小儿行迟、齿迟、鸡胸龟背者	温开水送服，每次9克，每日2次（忌食辛辣、生冷食物）
归脾丸	心脾两虚所致气短心悸、失眠多梦、头昏头晕、血虚萎黄、肢倦乏力、食欲不振、紫斑、肌衄、齿衄、鼻衄及月经不调等症	口服，每次1丸，每日3次，温开水空腹送服（忌过劳及思虑过度）
补中益气丸	脾胃虚弱、中气下陷之体倦乏力、食少腹胀、久泻脱肛、子宫脱垂等症。类似西医的重症肌无力、肌肉萎缩、功能性子宫出血等症	空腹服，每次9克，每日2次（肾虚者不宜用；病后津气两伤者不宜单用）
金匮肾气丸	肾阳不足之腰膝酸软、四肢逆冷、少腹拘急冷痛、小便不利或夜尿清长、喘促气短、脐下腹痛等症	口服，每次1丸，每日2次，温开水或淡盐汤送下（虚火上炎者忌用；孕妇忌用）
妇科养荣丸	气血不足，肝郁不舒，月经不调，头晕目眩，血漏血崩，贫血身弱及不孕症	口服，每次8丸，每日3次
失笑散	一切瘀血积滞所致的痛经、闭经、产后恶露不尽等症。亦可用于血瘀胸痹证	布包煎服，每次6~9克，每日1~2次
益母草膏	月经不畅、行经腹痛、经血量少甚至经闭，以及产后子宫复旧不全、瘀血腹痛、恶露不尽等症。本品为化瘀兼养血之剂，可使产后子宫回缩复位	口服，每次10克，每日1~2次，温开水调服（孕妇禁用；崩漏经多而无瘀滞、血虚无瘀及瞳孔散大者不宜用）
定坤丹	月经不调、行经腹痛、崩漏下血、赤白带下、贫血衰弱、血晕血脱、产后诸虚、骨蒸潮热。为益气养血、寒热并用的调经剂，多用于气血两虚，兼有郁滞的月经不调、不孕症等。类似西医的功能性子宫出血、青春期或更年期子宫出血见上述症状者	口服，每次0.5~1丸，每日2次，温开水或黄酒送服（忌食生冷油腻等刺激性食物，伤风感冒停服；非气血不足而挟痰滞者忌用；孕妇忌用）
当归调经丸	气血两虚，冲任虚寒所致的月经不调，量少色淡，经行腹痛，喜温喜按，气短懒言，腰酸体倦，宫寒不孕，舌淡苔白，脉细弱等	口服，每次1丸，每日3次
崩漏丸	崩漏，以及功能性子宫出血、女性生殖器炎症、肿瘤等所引起的阴道流血	口服，每次6克，每日2次，温开水送服
全鹿丸	老年阳虚，腰膝酸软，畏寒肢冷，肾虚尿频，妇女血亏，带下	口服，每次6~9克，每日2次
十灰散	血热妄行之呕血、吐血、咯血、衄血、崩漏等各种内出血，但以咯血、衄血更为适宜。对于消化道出血、呼吸道出血来势暴急，属血热者，可作应急之用；外伤出血亦可应用	口服，每次6~9克，每日2~3次（出血属于虚寒者慎用；孕妇忌服；忌食辛辣厚味；忌气恼、房欲）

药　名	主　治	用法用量
云南白药	跌打损伤，瘀血肿痛，吐血，咯血，便血，痔血，崩漏下血，疮疡肿毒及软组织挫伤，闭合性骨折，支气管扩张及肺结核咯血，溃疡病出血，以及皮肤感染性疾病	口服，每次0.3克，每日3次

8. 痛经

痛经又称经行腹痛，是由于气血运行不畅或气血亏虚所致的一种以女子经期或经行前后，出现周期性的小腹疼痛为主要特征的月经病。以经期、经行前后，出现周期性腹痛，痛引腰骶，严重者腹痛剧烈，面色苍白，手足冰冷，甚至昏厥为主要临床表现。

【治疗痛经的实用小药方】

（1）益母草香附汤：益母草100克，香附100克，鸡肉250克，葱白5根。将葱白拍烂，与鸡肉、益母草、香附加水同煎至熟，饮汤食肉。

（2）田七鸡蛋汤：田七6克（打碎），艾叶10克，生姜15克，鸡蛋2个枚。将上述材料同煮，待鸡蛋熟后，取出去壳，放入再煮，煮好后，饮汁食蛋。

（3）姜艾薏苡仁粥：干姜10克，艾叶10克，薏苡仁30克。将干姜、艾叶水煎，取汁，将薏苡仁煮粥，至八成熟，入药汁同煮至熟即可。

（4）山楂桂枝红糖汤：山楂肉15克，桂枝5克，红糖30~50克。将山楂肉、桂枝装入瓦煲内，加清水2碗，文火煎剩1碗，加入红糖，调匀，煮沸即可。

（5）乌豆蛋酒汤：乌豆（黑豆）60克，鸡蛋2枚，黄酒或米酒100毫升。将乌豆与鸡蛋加水同煮，饮汤食蛋。

（6）鳖甲炖白鸽：鳖甲50克，白鸽1只。将白鸽去毛及内脏，鳖甲洗净捶成碎块，放入白鸽腹内，将白鸽放入碗内，加盐、黄酒、姜、葱、清水，再将碗放入锅内，隔水炖至鸽烂熟即可。

【预防调护的小贴士】

出现痛经不要着急，要积极地采取措施缓解疼痛。饮食要均衡，虽然健康的饮食无法消除疼痛，但对改善全身的健康状况有神奇的功效，饮食避免过甜或过咸，多吃蔬菜、水果、鱼肉、鸡肉，尽量少量多餐；补充矿物质，如钙、钾及镁等，也能帮助缓解经痛；避免咖啡、茶、可乐、巧克力等含咖啡因的饮料，因为咖啡因，可以使神经紧张，促成经期的不适；保持温暖，以加速血液循环，松弛肌肉，缓解痉挛疼痛；在月经来临前夕，可进行走路或其他适度的运动。疼痛严重者，可服用止痛药，但疼痛缓解后，一定要积极就医，以免延误病情。

【安全用药的知心语】

（1）掌握最佳治疗时间：通常以经前1周至来经1~2天为最佳治疗时间。一般实证者应着重在经前5~10天治疗，重在消除气机郁滞和血脉瘀阻，使气血流畅，通则不痛；虚证者重在行经末期或经后 3~7 天以及平时的治疗，以养血益精，使胞宫得以濡养，荣则不痛。一般以治疗 3 个周期为 1 个疗程。

（2）合理使用止痛药：很多人一出现痛经的症状，不论轻重，就服用止痛药来缓解疼痛，这样做是不对的。止痛药确实可以暂时缓解疼痛，但长期服用，会产生依赖性，并且不利于医生观察病情和判断患病部位。此外，止痛药还存在不同的副作用，如非甾体消炎药有潜在的心血管风险，不可盲目服用。所以选择止痛药之前，应咨询医生，在医生的指导下用药，不要延误治疗。

常用的治疗痛经中成药

药　名	主　治	用法用量
田七痛经胶囊	经期腹痛及因寒所致的月经失调	口服，经期或经前 5 天每次 3~5 粒，每日 3 次；经后可继续服用，每次 3~5 粒，每日 2~3 次
益母冲剂	气滞血瘀，月经不调，痛经，产后瘀血腹痛	开水冲服，每次 14 克，每日 2 次（孕妇及月经过多者忌服）
云南白药	跌打损伤，瘀血肿痛，吐血，咯血，便血，痔血，崩漏下血，疮疡肿毒及软组织挫伤，闭合性骨折，支气管扩张及肺结核咯血，溃疡病出血，以及皮肤感染性疾病	口服，每次 0.3 克，每日 3 次
温经丸	妇女血寒，经期腹痛，腰膝无力，湿寒白带，血色暗淡，子宫虚冷	口服，每次 1 丸，每日 2 次
艾附暖宫丸	为调经种子之常用药，主要用于寒凝血瘀之痛经、月经后期及宫寒不孕等病症	口服，每次 9 克，每日 2~3 次，温开水送服
调经止带丸	经期延长，淋漓不净，赤白带下	口服，每次 9~12 克，每日 1~2 次
二妙丸	湿痹、带下、淋浊、褥疮、湿疮、脚气等症，见有胸闷、纳呆、脘腹胀满、肢体重滞或痿软无力、足膝红肿热痛、肌肤麻木、下部瘙痛、浸淫流水、延久不愈、小便赤涩疼痛、带下绵绵、色黄腥臭等	口服，每次 6~9 克，每日 2 次，空腹温开水送服（忌食炙煿肥甘之品；阴虚者禁用）
乌鸡白凤丸	气血两虚之身体衰弱、腰膝酸软、月经不调、崩漏带下等症。类似西医的妇女更年期综合征，少女青春期经期紊乱，功能性子宫出血，卵巢功能低下，慢性盆腔炎、附件炎，女子不孕，念珠菌阴道炎等。亦可用于男子性功能衰退	口服，每次 6 克，每日 3 次
八宝坤顺丸	气血两虚所致的月经不调、痛经，症见经期后错、经血量少、行经腹痛	口服，每次 1 丸，每日 2 次
元胡止痛片	气滞血瘀所致的胃痛，胁痛，头痛及痛经	口服，每次 4~6 片，每日 3 次，或遵医嘱
调经丸	气郁血滞，月经不调，经来腹痛	口服，每次 1 丸，每日 2 次（孕妇忌服）

药　名	主　治	用法用量
得生丸	气滞血瘀所致的月经不调，痛经，症见月经量少有血块、经行后期或前后不定、经行小腹胀痛	口服，每次 1 丸，每日 2 次（孕妇忌服）
痛经口服液	气滞血瘀引起痛经症的经前、经期腹部胀痛或痉挛性疼痛，以及经期伴头痛	口服，每次 10～20 毫升，每日 2～3 次
痛经丸	气血凝滞，小腹胀痛，经期腹痛	口服，每次 50 粒，每日 2 次（孕妇忌服）
养血调经膏	经血不足，子宫虚寒引起的经期不准，行经腹痛，宫寒带下，腰酸腿软	外用，加温软化，贴于脐腹和腰部（孕妇禁用）
妇康宁片	气血两亏，经期腹痛	口服，每次 3 片，每日 2～3 次或经前 4～5 天服用（孕妇忌服）
七制香附丸	月经错后，胸胁胀痛，小腹冷痛，白带量多	口服，每次 6 克，每日 2 次
调经化瘀丸	气滞血瘀引起的经血不调，行经腹痛或经闭不通	口服，每次 10 粒，每日 2 次
宁坤养血丸	气虚血少，月经不调，经期后延，行经小腹冷痛或经后小腹空痛	温黄酒或温开水送服，每次 1 丸，每日 2 次（孕妇忌服）
当归调经丸	气血两虚，冲任虚寒所致的月经不调、量少色淡、经行腹痛，喜温喜按，气短懒言，腰酸体倦，宫寒不孕，舌淡苔白，脉细弱等	口服，每次 1 丸，每日 3 次

9. 带下病

带下病是以带下量明显增多，色、质、气味异常，或伴有阴部及全身症状为主要特征的妇科疾病。

【治疗带下病的实用小药方】

(1) 鸡冠花炖鸡汤：白鸡冠花 50 克（干品 15 克），老母鸡 1 只。将母鸡洗净，与白鸡冠花一同放沙锅内，加水适量，煮汤，熟烂后调味，即可服食，隔日 1 剂。

(2) 红糖黑豆粥：黑豆若干，红糖适量。将黑豆加水适量，煮烂，用红糖调服即可。

(3) 山药乌鸡膏粥：山药 30 克，乌鸡膏 30 克，粳米 100 克。将山药与粳米加水煮粥，粥熟后加入乌鸡膏，以葱、姜、盐等调味，待沸，即可食用。

(4) 冬瓜子糖煎：冬瓜子仁 50 克，冰糖 50 克。将冬瓜子仁捣成末，加开水、冰糖炖服，每日 2 次，连服数天。

(5) 乌龟土茯苓汤：乌龟 1 只，生土茯苓 250 克。将生土茯苓切片，水煮约 30 分钟，取药汁与乌龟同煮，文火煮 2 小时，调味，随量饮用。

【预防调护的小贴士】

首先要保持外阴的清洁，经期和产后避免生冷及辛辣油腻食物；经期尽量淋浴，不要进行盆浴或冲洗阴道；穿棉质通风的裤子，排便后要由前往后擦，内裤和袜子要分开洗；长期从事坐位工作者，易有便秘和盆腔瘀滞引起的白带，因此工作间休息时应适当活动。这些措施多半能有效预防带下病的发生。

若出现带下异常，应尽早就医，未经医生指示勿用栓剂或喷洗剂，避免滥用抗生素或不当性行为，治疗期间避免游泳或盆浴，停止食用冰冷饮品及生冷蔬果，可以吃一些健脾燥湿的食物，如芡实、薏苡仁、怀山药、白果等。

【安全用药的知心语】

(1) 辨色治疗：带下色黄，多见于生殖道炎症，如宫颈炎、阴道炎、急性盆腔炎等。应治以清热解毒、抗菌消炎、化湿止带，忌服辛苦酸辣之品；赤带可因生殖道炎症，亦可由生殖道肿瘤引起，应查明原因，伴有重糜之宫颈炎者，应积极治疗，定期检查，排除宫颈癌；带下五色混杂，常见于生殖道癌症，应特别引起警惕，及时进行检查，明确诊断，早期治疗。

(2) 切不可盲目选洗液：洗液是女性青睐的对抗阴道炎症的"武器"，但不可盲目、随意地购买洗液。首先，要认准洗液是健字号还是药字号；认准洗液的酸碱性，滴虫性阴道炎应选用酸性洗液，霉菌性阴道炎应选用碱性洗液。洗液使用时间不可超过标准的疗程。其实，清水才是最好的洗液，因为清水不会破坏阴道的酸碱平衡。

(3) 按疗程治疗：很多人进行自我药疗时，往往凭主观感觉判断疗效：症状好了、白带正常了就是病好了，于是停药。这是错误的，对慢性盆腔炎患者来说，症状减轻了，可以停药。但其他的妇科炎症，必须按疗程用药。如霉菌性阴道炎治疗疗程为1周，如果不遵守疗程，大多还会再次反弹；难治性复发性感染，一般在月经后用药1~2周，持续3~6个月；慢性宫颈炎治疗疗程为1~2周；滴虫性阴道炎疗程1周左右。

常用的治疗带下病中成药

药 名	主 治	用法用量
参苓白术散	脾胃虚弱、湿自内生之饮食不消、或吐或泻、面色萎黄、形体虚羸、四肢无力、胸脘胀满、苔白腻、脉虚缓	口服，每次6克，每日2次，枣汤调服，亦可作汤剂水煎服（实热证慎用；孕妇不宜服；忌食生冷食物）
补中益气丸	脾胃虚弱、中气下陷之体倦乏力、食少腹胀、久泻脱肛、子宫脱垂等症	空腹服，每次9克，每日2次（肾虚者不宜用；病后津气两伤者不宜单用）
金锁固精丸	肾虚不固，遗精滑泄，神疲乏力，四肢酸软，腰痛耳鸣	口服，每次9克，每日2次，空腹用淡盐水或温开水送服
金匮肾气丸	肾阳不足之腰膝酸软、四肢逆冷、少腹拘急冷痛、小便不利或夜尿清长、喘促气短、脐下腹痛等症	口服，每次1丸，每日2次，温开水或淡盐汤送下（虚火上炎者忌用；孕妇忌用）
知柏地黄丸	肝肾阴虚、虚火上炎所致的腰膝酸软、头目昏晕、耳鸣耳聋、牙痛及口干咽痛、遗精、盗汗、小便短赤、或骨蒸潮热、颧红、喉燥等	口服，每次9克，每日2次，空腹温开水送下（注意：脾虚便溏、消化不良者不宜用）

药　名	主　治	用法用量
龙胆泻肝丸	肝胆实火上炎所致的头痛、目赤、口苦、胁痛、耳聋耳鸣之症，以及肝胆湿热下注所引起的外阴瘙痒肿痛、小便淋浊、妇女带下等症而津液未伤者	口服，每次 10 克，每日 2～3 次（本品味苦性寒，久服易伤脾胃，故凡脾胃虚弱者不宜久服）
调经止带丸	月经不调，带下	口服，每次 9～12 克，每日 1～2 次
千金止带丸	脾肾两虚所致的月经不调、带下病，症见月经先后不定期、量多或淋漓不净、色淡无块，或带下量多、色白清稀，神疲乏力，腰膝酸软	口服，每次 1 丸，每日 2 次
妇科千金片	湿热瘀阻所致的带下病、腹痛，症见带下量多、色黄质稠、臭秽，小腹疼痛，腰骶酸痛，神疲乏力；慢性盆腔炎、子宫内膜炎、慢性宫颈炎见上述症候者	口服，每次 6 片，每日 3 次
抗妇炎胶囊	湿热所致的盆腔炎、阴道炎、慢性宫颈炎，症见赤白带下、阴痒、出血、痛经等	口服，每次 4 粒，每日 3 次
花红片	湿热下注证，症见带下黄稠，月经不调，痛经等；子宫内膜炎、附件炎、盆腔炎见上述症候者	口服，每次 4～5 片，每日 3 次，7 天为 1 个疗程，必要时可连服 2～3 个疗程，每疗程之间休息 3 天
白带丸	湿热下注所致的带下病，症见带下量多、色黄、有味	口服，每次 6 克，每日 2 次
妇科止带片	慢性子宫颈炎，子宫内膜炎，阴道黏膜炎等引起的湿热型赤白带症	口服，每次 4～6 片，每日 2～3 次

10. 胎漏、胎动不安（先兆流产）

胎漏、胎动不安都属于先兆流产，其中以妊娠后阴道出现少量下血，或淋漓不断，或时下时止，而无腰酸腹痛下坠为主要表现者，为胎漏，也称漏胎或胞漏；以妊娠后腰酸，腹痛下坠，伴有少量阴道出血为主要表现者，为胎动不安。

【治疗胎漏、胎动不安的实用小药方】

（1）糯米阿胶粥：阿胶 30 克，糯米 100 克，红糖少许。将糯米洗净，煮粥，粥熟后加阿胶、红糖，边煮边搅匀，至阿胶完全溶化即成。

（2）雌乌鸡粥：雌乌鸡 1 只，糯米 100 克，葱白 3 根。将雌乌鸡去毛及内脏，切细煮烂，加入糯米及葱、椒、盐煮粥，空腹服食。

（3）南瓜蒂米粉：南瓜蒂 300 克，米粉 100 克。将南瓜蒂与米粉混合，开水冲服，每次 30 克。

（4）葱白饮：葱白 60 克，将葱白洗净后，用刀背轻轻捣碎，放入小沙锅内，加水 300 毫升，煎至 150 毫升，去渣饮汁。

【预防调护的小贴士】

出现胎漏、胎动不安表现的女性不可过度精神刺激，戒怒戒悲，调整自己的情绪，保持良好的心情和精神状态；一定要卧床休息，严禁夫妻生活，避免重复的阴道检查；减少下蹲动作，避免振动和颠簸；少去公共场所和人群聚集的地方，避免被细菌感染；饮食要清淡，注意营养均衡，必须保持大便通畅，尽量少食多餐，不吃辛辣的食品，避免肠胃不适；远离烟酒；尽可能防止便秘和腹泻。

若安胎无效，出现大量出血或继发感染，以及母体患有严重的全身性疾病或发现胚胎发育异常，就不应再保胎，应及早终止妊娠。

【安全用药的知心语】

（1）对症用药：引发胎漏、胎动不安的原因很多，如病毒感染、基因缺陷导致的胚胎发育异常、母体内分泌失调、全身性疾病（常见的有肾炎、高血压、甲状腺功能减退等）、生殖器官畸形及外伤、过量饮用咖啡、吸烟、酗酒等。因此，对症下药很重要。

（2）不可滥用保胎药：出现胎漏、胎动不安，常要考虑是否保胎的问题。如果仅是因过度疲劳、体力劳动、腹部外伤等引起的，经诊断胚胎发育健康，就可以保胎。有些孕妇担心药物影响胎儿质量，干脆放弃保胎，这也不科学。因此，一旦发现有胎漏、胎动不安的迹象，应尽快到医院检查，不要自己随意选择保胎药，否则可能会影响胎儿健康。除了对胎儿的不利影响，盲目保胎还可能对母体不利。因为死亡的妊娠物在宫内停滞过久，会引起严重的后果，甚至影响了以后的生育。

常用的治疗胎漏、胎动不安中成药

药　名	主　治	用法用量
固肾安胎丸	早期先兆流产属中医肾阴虚证，症见腰酸胀痛、小腹坠痛、阴道流血，可伴有头晕耳鸣，口干咽燥，神疲乏力，手足心热	口服，每次1袋，每日3次，连续服用14天为1个疗程
寿胎丸	先兆流产、习惯性流产、崩漏、胎萎不长、胎位不正、月经不调、痛经、恶露不绝等	口服，每次20丸，温开水送下
保胎丸	妊娠气虚，腰酸腿痛，胎动不安，屡经流产	每次1丸，白开水送下
滋肾育胎丸	脾肾两虚，冲任不固所致的滑胎（防治习惯性流产和先兆流产）	口服，每次5克，每日3次，淡盐水或蜂蜜水送服（孕妇禁房事）
嗣育保胎丸	孕妇气血不足引起：恶心呕吐，腰酸腹痛，足膝水肿，胎动不安，屡经流产	口服，每次2丸，每日2～3次
孕妇金花丸	孕妇头痛，眩晕，口鼻生疮，咽喉肿痛，双目赤肿，牙龈疼痛，或胎动下坠，小腹作痛，心烦不安，口干咽燥，渴喜冷饮，小便短黄等症	口服，每次6克，每日2次
孕妇清火丸	孕妇胎热口干，胸腹灼热，或口舌生疮、咽喉燥痛，或大便秘结，小便黄赤	口服，每次6克，每日2次

续表

药　名	主　治	用法用量
橘荔散结丸	子宫肌瘤	口服，每次6克，每日3次，半饥半饱时服
参茸保胎丸	肝肾不足，营血亏虚，身体虚弱，腰膝酸痛。少腹坠胀，妊娠下血，胎动不安	口服，每次15克，每日2次
威蠹孕康液	肾虚型和气血虚型先兆流产	早、中、晚空腹服，每次20毫升，每日3次，2周为1个疗程（忌食辛辣、刺激性食物，避免剧烈运动及体力劳动）

11. 滑胎（习惯性流产）

滑胎是指堕胎或小产连续发生3次以上者，又称数堕胎，西医称之为习惯性流产。

【治疗滑胎的实用小药方】

(1) 艾叶鸡蛋汤：艾叶50克，鸡蛋2枚，白糖适量。将艾叶加水适量煮汤，打入鸡蛋同煮，至熟，放入白糖溶化即成，每日晚睡前服。

(2) 老母鸡巴戟汤：巴戟天肉20~30克，老母鸡1只。将老母鸡宰洗干净、去皮，将巴戟天肉塞入鸡肚内，加水适量，隔水炖1.5小时，去浮油，调味饮汤。

(3) 母鸡黄米粥：老母鸡1只，红壳小黄米250克。将老母鸡宰杀去毛及内脏，煮汤，用鸡汤与红壳小黄米煮粥即可。

(4) 老母鸡墨鱼糯米粥：老母鸡1只，墨鱼1条，糯米适量。将老母鸡、墨鱼炖烂，与糯米同煮粥，调味服用。

【预防调护的小贴士】

滑胎患者首忌孕后交合，保胎以"绝欲"为第一要策。孕后要卧床休息，卧床时间需超过以往流产孕月。无先兆流产症状者，可于室内适当活动；至中期妊娠，可根据个人情况，酌加户外活动或上班工作，对母体及胎儿的健康均有益。进行围产期保健，对染色体异常者要进行优生学的产前诊断。如发现胎儿畸形，宜及早引产。

【安全用药的知心语】

(1) 孕前检查调治：一般末次流产至下次怀孕的时间以1年为宜。此时，夫妇双方都要进行流产原因的检查。同时预培其损，主要是针对流产的原因及流产后的并发症进行治疗，大多以补肾健脾、益气养血、调补冲任为主。治疗时可辨证服用中成药一段时间，并选择最佳时机受孕。如流产后出现月经过少、不孕等症，需按该病治疗。

(2) 孕后早治：不论孕后有无出现先兆流产症状，都应积极予以安胎处理，可按胎漏、胎动不安进行辨证论治。服药期限应超过以往滑胎月份，待无胎漏、胎动不安征象时，方可停药观察。

常用的治疗滑胎中成药

药 名	主 治	用法用量
固肾安胎丸	早期先兆流产属中医肾阴虚证，症见腰酸胀痛、小腹坠痛、阴道流血，可伴有头晕耳鸣，口干咽燥，神疲乏力，手足心热	口服，每次1袋，每日3次，连续服用14天为1个疗程
寿胎丸	先兆流产、习惯性流产、崩漏、胎萎不长、胎位不正、月经不调、痛经、恶露不绝等	口服，每次20丸，温开水送下
补肾固冲丸	先兆流产和习惯性流产有先兆症状者	口服，每次6~9克，每日3次，连服3个月为1个疗程
保胎丸	妊娠气虚，腰酸腿痛，胎动不安，屡经流产	口服，每次1丸，白开水送下
全鹿丸	五劳七伤，诸虚百损，年老或久病之后所致阴阳气血俱虚之证。多用于治疗身体衰弱，头晕耳鸣，梦遗滑精或阳痿，自汗盗汗，妇女崩漏带下，子宫虚寒，滑胎小产等	口服，成人每次1丸，每日2次，温开水或淡盐汤送服（忌食生冷食物；感冒发热、体实及孕妇慎用；阴虚火旺者忌服）
滋肾育胎丸	脾肾两虚，冲任不固所致的滑胎（防治习惯性流产和先兆流产）	口服，每次5克，每日3次，淡盐水或蜂蜜水送服（孕妇禁房事）
嗣育保胎丸	孕妇气血不足引起：恶心呕吐，腰酸腹痛，足膝水肿，胎动不安，屡经流产	口服，每次2丸，每日2~3次
泰山磐石散	妊娠气血两亏，胎动不安之证。用于妊娠胎元不固，腰酸膝软，头晕目眩，或素有堕胎宿疾，面色淡白，倦怠无力、不思饮食，或月经不调、经量少、色淡，腹痛，舌淡苔薄白，脉滑无力或沉弱等症。主要用于妇女先兆流产、习惯性流产、月经不调等病证，符合气血两亏之症候者	口服，每次3~6克，每日早晚各服1次，空腹温开水送下
参茸保胎丸	肝肾不足，营血亏虚，身体虚弱，腰膝酸痛。少腹坠胀，妊娠下血，胎动不安	口服，每次15克，每日2次
威蠢孕康液	肾虚型和气血虚型先兆流产	早、中、晚空腹服，每次20毫升，每日3次，2周为1个疗程（忌食辛辣、刺激性食物，避免剧烈运动及体力劳动）

12. 产后缺乳

产后缺乳是指产妇在哺乳时乳汁少，甚至全无乳汁，不足够甚至不能喂养婴儿。缺乳的程度和情况各不相同，有的正常哺乳，突然高热或七情过极后，乳汁骤少，不足以喂养婴儿；有的开始哺乳时乳汁即缺乏，以后稍多但仍不充足；有的全无乳汁，完全不能喂乳。

【治疗产后缺乳的实用小药方】

（1）芪肝汤：猪肝500克，黄芪40克。将猪肝洗净、切片，加入黄芪、清水适量，同煮成汤，加少许盐或不加盐食用，佐餐食用。

（2）通乳方：生晒参 30 克，生黄芪 30 克，当归 60 克，木通 9 克，桔梗 9 克，麦冬 15 克，七孔猪蹄 2 个。将以上诸药水煎，取药汁饮。

（3）猪蹄豆腐汤：猪蹄 1 个，豆腐 60 克，葱白 2 根，黄酒少许。将猪蹄洗净，切小块，和葱白、豆腐同放沙锅里，加水适量，用文火煮 30 分钟，再倒进少许黄酒，加入少许食盐即可，吃豆腐，喝汤。

【预防调护的小贴士】

乳汁的分泌除与乳腺发育相关，在很大程度上依赖于哺乳时的吸吮刺激，还与产妇的营养、睡眠、健康状态及情绪密切相关。因此，缺乳产妇应保持乐观舒畅的心情，生活规律，睡眠充足。合理安排食谱，既要加强营养，又不宜过分油腻，平时多吃既有营养，又有通乳、催乳作用的食物。按时喂奶，正常足月儿产后 8～12 小时可开始喂奶，早产儿可延迟至 16～24 小时，每次哺乳持续 15～20 分钟即可。养成良好的哺乳习惯，及早开乳，按需哺乳。

为了避免衣服纤维堵塞乳管，妇女在怀孕期间还需注意不要穿过紧的乳罩，最好选用棉织品的乳罩；不要贴身穿化纤的衣服或者在乳罩外直接穿着毛类衣服；切勿将乳罩与其他衣服放进洗衣机内混合洗涤。孕期坚持擦洗、按摩乳房，注意乳头卫生。

【安全用药的知心语】

（1）避免长期过量服药：哺乳期，药物可通过乳汁转运进入婴儿体内。大多数水溶性的物质在进入乳汁之前与乳糖和蛋白质一起进行被动转运，脂溶性物质随乳糜微粒进入乳汁中，通常情况下，乳汁中的脂溶性药物浓度比在母体血浆中高。由于促孕药、保胎药、催乳药，以及其他与妊娠、哺乳有关的药物，对于该类用于特殊人群的特殊药物的安全性应给予足够的重视和相对严格的要求。另外，对于妊娠、哺乳期妇女用药，也尽可能进行遗传毒性、生殖毒性研究，为妊娠、哺乳期妇女用药提供可靠依据。因此，产妇哺乳期用药对哺乳儿安全性的影响不容忽视。

（2）分清虚实，慎用疏补：新产缺乳有虚实之分，实证宜疏，虚证宜补，治疗缺乳症需疏补并用结合，勿犯虚虚实实之戒。

常用的治疗产后缺乳中成药

药　名	主　治	用法用量
催乳丸	产后气血亏损，乳汁不通，乳汁稀少	口服，每次 1 丸，每日 2 次
下乳涌泉散	产后少乳	水煎服，每次 1 袋，水煎 2 次，煎液混合后分 2 次服
生乳汁	产后阴血亏虚，乳汁短少	口服，每次 100 毫升，每日 2 次（服药期间，忌气恼，忌食辛辣食物）
母乳多颗粒	产后乳汁不下或稀少	开水冲服，每次 18 克，每日 3 次
乳泉颗粒	产后乳少，乳汁不畅。用于妇女产后缺乳症	开水冲服，每次 15 克，每日 2 次

药　名	主　治	用法用量
催乳颗粒	产后气血虚弱所致的缺乳、少乳	口服，每次 20 克，每日 3 次；温开水冲服，4 天为 1 个疗程
通乳冲剂	因气血虚弱、生化无源所致之无乳、缺乳，或因情志不舒、肝气郁结、气机运行不畅所致之乳脉不通、乳汁不下	产后 72 小时开始使用或剖宫产术后排气后 4 ~ 5 天开始服用。每次 2 袋，每日 3 次，口服，3 ~ 5 天为 1 个疗程

13. 阴痒（外阴瘙痒）

阴是指阴部，包括外阴、阴道、肛周及股阴，以外阴为多。阴痒是指阴部瘙痒不堪，甚至痒痛难忍，或伴有带下增多等症的妇科杂病，也称阴门瘙痒。

【治疗阴痒的实用小药方】

（1）蛇床子洗液：蛇床子 30 克，苦参 20 克，百部 20 克，川椒 10 克，艾叶 10 克，白矾 10 克。水煎 2 次，混合后，放入白矾烊化，趁热熏洗患处，每晚临睡时使用效果最佳。

（2）土茯苓 120 克，煎汤，用热气熏蒸患部，水微温后，外洗患处，对外阴湿疹瘙痒有效。

（3）阴痒方：首乌 24 克，川断 12 克，桑寄生 12 克，枸杞子 12 克，玄参 9 克，麦冬 9 克，丹皮 9 克，地骨皮 9 克，覆盆子 9 克，菟丝子 30 克，益母草 30 克，水煎服。

【预防调护的小贴士】

预防阴痒，首先要保持外阴清洁。最好采用淋浴，用温水冲洗，如果无淋浴条件，要专盆专用；先洗净双手，然后从前向后清洗，再洗大、小阴唇，最后洗肛门周围及肛门；正常情况下用清水清洗就可，不要进行阴道内清洗。经期要勤换卫生巾，每天用温热水清洗外阴 2 次；保持外阴清洁干燥，切忌搔抓；最好不要洗冷水浴，不要坐浴。

患了外阴瘙痒，不要用热水洗烫，忌用肥皂。有感染时严禁局部擦洗，可用高锰酸钾液坐浴。内裤要宽松透气。忌酒及辛辣或过敏食物。

【安全用药的知心语】

（1）病因治疗：消除引起瘙痒的局部或全身性因素，如滴虫、念珠菌感染或糖尿病等；若找到阴虱，应剃净阴毛，内裤要煮洗，亦可外用杀菌杀虫药。

（2）重视外治法：阴痒一证，是妇女常见病，在治疗时，除口服药外，还要重视外用药，外用药直达病所，有杀菌止痒之效。尤实证阴痒，应以外治法为主，以阴道冲洗、熏洗、纳药系列治疗。但虚证阴痒，仍以内治为主，如老年性阴道炎。

常用的治疗阴痒中成药

药　名	主　治	用法用量
龙胆泻肝丸	肝胆湿热下注所引起的外阴瘙痒肿痛、小便淋浊、妇女带下等症而津液未伤者	口服，每次 10 克，每日 2～3 次（本品味苦性寒，久服易伤脾胃，故凡脾胃虚弱者不宜久服）
知柏地黄丸	肝肾阴虚、虚火上炎所致的外阴瘙痒、腰膝酸软、头目昏晕、耳鸣耳聋、牙痛及口干咽痛、遗精、盗汗、小便短赤、或骨蒸潮热、颧红、喉燥等	口服，每次 9 克，每日 2 次，空腹温开水送下（脾虚便溏、消化不良者不宜用）
六神丸	烂喉丹痧，咽喉肿痛，喉风喉痈，单双乳蛾（扁桃体炎），小儿热疖，痈疡疔疮，乳痈发背，无名肿痛	每晚睡前清洗外阴局部后，取本品 15 粒塞入阴道内，每晚 1 次（经期停用），6 天为 1 个疗程，连续 1～2 个疗程
锡类散	咽喉糜烂肿痛，消炎解毒，去腐生新	每晚清洗外阴局部后，以喉头喷雾器抽取锡类散，而后注入阴道内，隔日 1 次，10 次为 1 个疗程，连续 1～2 个疗程
冰硼散	热毒蕴结所致的咽喉疼痛，牙龈肿痛，口舌生疮；清热解毒，祛腐生肌。主喉癣，喉痹，乳蛾，重舌，木舌，紫舌，口舌生疮，兼治牙痛	外阴瘙痒者，将本品直接涂敷于患处，每日 3 次。一般用上述方法治疗 1 次即可获效，连续治疗 3～5 次即可获愈
双黄连粉针剂	外感风热，邪在肺卫，热毒内盛。症见发热，微恶风寒或不恶寒，咳嗽气促，咳痰色黄，咽红肿痛；急性上呼吸道感染、急性支气管炎、急性扁桃体炎、轻型肺炎见上述症候者	每次用双黄连粉针剂 600 毫克，先以其中 300 毫克加生理盐水 100 毫升溶化成液体，进行阴道冲洗，冲洗干净后用干棉球擦干，将余下的 300 毫升粉末在外阴及阴道壁上直接涂抹，每日 1 次，10 次为 1 个疗程，连续 1～2 个疗程
苦参片	湿热蕴蓄下焦所致的痢疾，肠炎，热淋及阴肿阴痒，湿疹，湿疮等	口服，每次 4～6 片，每日 3 次

第六章　儿科常见病症

1.肺炎喘嗽

肺炎喘嗽是一种常见的小儿肺部疾病，以发热、咳嗽、气急、鼻扇为主要临床表现，重者涕泪俱闭、面色苍白、发绀。肺炎喘嗽好发于婴幼儿，一年四季均可发病，以冬春两季为多见，一般起病较急，若能早期、及时治疗，预后良好。

【治疗肺炎喘嗽的实用小药方】

(1) 葱姜粥：葱白3根，生姜3片，粳米50克。将生姜、葱白与粳米共煮粥，趁热服食。

(2) 百部生姜饮：百部10克，生姜6克，蜂蜜少许。将百部、生姜同煎，取汁，调入蜂蜜，温服。

(3) 桑菊杏仁茶：桑叶9克，菊花9克，杏仁泥6克，蜂蜜15克。将桑叶、菊花、杏仁泥共煎，取汁，调入蜂蜜，代茶饮。

(4) 竹茹粥：竹茹15克，粳米50克，生姜2片。将竹茹煎浓汁约100毫升，将粳米、生姜加水400毫升煮成稀粥，临起锅时加入竹茹汁，再煮沸，稍温服食。

(5) 贝母麦冬粥：川贝母10克，麦冬20克，粳米适量，冰糖适量。将川贝母去心、研末，将粳米、麦冬、冰糖加水500毫升，煮稀粥，临起锅时加入川贝母末，稍煮片刻，早晚温服。

(6) 猪肺萝卜汤：白萝卜250克，猪肺300克。将白萝卜和猪肺加盐、姜炖熟，分2次服，隔日食用。

【预防调护的小贴士】

肺炎喘嗽是小儿常见病，因小儿体质特殊，患病后有传变快的特点，且肺炎喘嗽易发为危重症，更应该引起重视。因此，预防肺炎喘嗽的发生是极为重要的。首先要搞好卫生，保持室内空气新鲜，冬春易患病季节尽量少带易感儿去公共场所；气候寒暖不调时，随时增减衣服，防止感冒；加强体育锻炼，增强小儿体质。

一旦得了肺炎喘嗽，就要积极治疗，严防其发展为恶证。患儿饮食要清淡而富有营养，多喂开水；保持安静及空气新鲜。患儿呼吸急促时，应保持气道通畅位置，并随时吸痰；对于重症肺炎患儿要密切观察，注意病情变化。

【安全用药的知心语】

(1) 慎用抗生素类药物：西医治疗肺炎喘嗽必然会用到抗生素类药物，就算是家长们也知道诸如希舒美、希克劳等抗生素类药物，并作为家里常备药物，经常给小儿使用。抗生素类药物可以说是小儿肺炎的对症治疗药物，而且效果不错，但是不可长期使用。抗生素类药物具有清热解毒的作用，性味偏凉，长期服用会耗损小儿正气，导致出现肺脾气虚之证，而出现久咳不愈的现象。因此，对抗生素类药物的使用除严格遵照说明书外，切不可一味长期使用。

（2）重视变证：小儿患病治疗上稍有不慎，就有可能出现变证，轻者多种微生物合并感染，重者可出现心肌炎等。因此，在治疗过程中，要严密观察小儿的状况，特别是精神状况，严防变证。一旦出现变证，有些家长惊慌失措，还有些家长自作主张，都是不正确的，必须及时就医。不能盲目偏信中医或西医，多采取中西医结合治疗，必要时，需住院系统治疗。

常用的治疗肺炎喘嗽中成药

药　名	主　治	用法用量
小青龙合剂	外感风寒所致的恶寒发热，无汗，喘咳痰稀	口服，每次 10～20 毫升，每日 3 次，用时摇匀，儿童用药遵医嘱
风寒咳嗽丸	外感风寒，头痛鼻塞，痰多咳嗽，胸闷气喘	口服，每次 1～1.5 袋，每日 2 次
炎热清胶囊	呼吸道炎、支气管炎、肺炎、急性扁桃体炎。也可用于泌尿系感染、胆道感染	口服，每次 3 粒，每日 3 次，重症者剂量加倍；儿童酌减，或遵医嘱
小儿肺热咳喘冲剂	发热汗出，口渴欲饮，呼吸气促，喘憋鼻扇，咳声不断，烦躁不安，夜寝不宁，便干尿黄，舌质赤，苔黄，脉数。用于治疗小儿上呼吸道感染，支气管炎，喘息性支气管炎，支气管肺炎等	口服，3 岁以下每次 1 袋，每日 3 次；3～7 岁每次 1 袋，每日 4 次；7 岁以上每次 2 袋，每日 3 次
儿童清肺丸	小儿风寒外束、肺经痰热所致的面赤身热、咳嗽气促、痰多黏稠、咽痛声哑	口服，每次 1 丸，每日 2 次；3 岁以下每次半丸
小儿清热止咳丸	肺热咳嗽，痰多气喘	口服，1 岁以内每次服 1 丸，2～5 岁每次服 1 丸半，每日 2～3 次
牛黄清肺散	肺热咳嗽，痰涎壅盛，胸满喘促	口服，2～5 岁每次 2 袋，2 岁以下酌减，每日 2 次
小儿止嗽金丸	外感风热引起的咳嗽痰盛，口干舌燥，腹胀便秘	口服，每次 1 丸，每日 2 次，周岁以内小儿酌减
川贝雪梨糖浆	肺热咳嗽，阴虚久咳	口服，每次 20～30 毫升，每日 3 次
陈夏六君子丸	脾胃虚弱，食少不化，腹胀胸闷，气虚痰饮	口服，每次 9 克，每日 2 次
参苓白术散	脾胃虚弱、湿自内生之饮食不消、或吐或泻、面色萎黄、形体虚羸、四肢无力、胸脘胀满、苔白腻、脉虚缓	口服，每次 6 克，每日 2 次，枣汤调服，亦可作汤剂水煎服（实热证慎用；孕妇不宜服；忌食生冷食物）
四逆汤	阳虚欲脱，冷汗自出，四肢厥逆，下利清谷，脉微欲绝	口服，每次 10～20 毫升，每日 3 次，或遵医嘱
生脉饮	气阴两亏，心悸气短，自汗	口服，每次 10 毫升，每日 3 次
小儿牛黄散	小儿食滞内热引起咳嗽身烧，呕吐痰涎，烦躁起急，睡卧不安，惊风抽搐，神志昏迷，大便燥结	口服，每次 0.9 克，每日 2 次，周岁内小儿酌减

2. 食积

食积是因小儿喂养不当，内伤乳食，停积胃肠，脾运失司所引起的一种小儿常见的脾胃病症。临床以不思乳食，腹胀嗳腐，大便酸臭或便秘为特征。食积又称积滞。

【治疗食积的实用小药方】

(1) 山楂麦芽茶：山楂 10 克，生麦芽 10 克。将山楂与生麦芽一起放入杯中，开水泡 20 分钟，随时饮用。

(2) 鸡胗粉粥：鸡内金 6 克，干橘皮 3 克，砂仁 1.5 克，粳米 30 克，白糖适量。将鸡内金、干橘皮、砂仁打成细粉，将粳米熬粥，调入上述粉末，加适量白糖，分次服之。

(3) 参芪鹌鹑汤：党参 10 克，黄芪 10 克，鹌鹑 1 只。鹌鹑去毛及内脏，将党参、黄芪放入鹌鹑腹内，加水、盐、油适量，隔水炖 2 小时，去掉党参、黄芪，1 日内食完。

(4) 粟米怀山糊：粟米与怀山药等量，炒黄，共研细末，加水适量，煮成糊，调入白糖，即可食用。

【预防调护的小贴士】

对于妈妈爸爸来说，千万不要以为宝宝吃得越多越好，既然宝宝已经吃饱了，就不要再喂了，否则很容易导致食积。对于婴幼儿，提倡母乳喂养，并应定时定量哺乳，不应过饥过饱。食品要新鲜清洁，不应过食生冷、肥腻之物。随着年龄的增长，要逐渐添加相适应的辅助食品，不可偏食、杂食，要合理喂养。平时保持大便通畅，养成良好的排便习惯。

出现食积，除积极治疗外，还要注意科学调护。要保证患儿饮食、起居有时，纠正偏食，不吃零食，少吃甜食，不要滥服滋补品。呕吐者可暂禁食 3～6 小时，或给予生姜汁数滴，加少许糖水饮服。腹胀者揉摩腹部。

【安全用药的知心语】

(1) 不可妄用泻药：泻下药，如大黄之类，性味多苦寒，小儿脏腑娇嫩，不耐苦寒之品。出现食积，使用泻下药，对于成人可能无恙，但于小儿多会导致脾虚，而出现泄泻、厌食等症。故不可妄用苦寒泻下之剂。

(2) 注重固护脾胃：脾胃为后天之本，是小儿在生长发育过程中，逐渐完善、成熟的脏腑。食积本来就会伤及小儿脾胃，在使用药物治疗过程中，要特别注意，固护脾胃，可多食粥，以养后天。

常用的治疗食积中成药

药　名	主　治	用法用量
王氏保赤丸	小儿消化不良和成人胃肠功能失调所致乳滞疳积、上腹饱胀、食欲不振、呕吐腹泻、便秘等症；四时感冒所引起的发热咳嗽、痰厥惊风、喘咳痰鸣等症；脾胃虚弱，发育不良	口服，每日 2 次或遵医嘱，温开水送服。6 个月婴儿每次服 5 粒，6 个月至 3 岁小儿每超过 1 个月加 1 粒，3 岁后每超 1 岁加 5 粒；8～14 岁服 60 粒。每日 1 次，重症 2 次

续表

药　名	主　治	用法用量
枳实导滞丸	脾胃虚弱、气滞食积所致之脘腹胀痛、不思饮食、大便秘结及痢疾里急后重之症	口服，每次 6～9 克，每日 2 次
小儿香橘丹	肠胃虚弱，消化不良，胃口不开，慢性胃肠炎；小儿脾胃衰弱，吐泻，久泻，久痢，大小便不分	口服，每次 1 丸，温开水送下，每日 2 次，周岁以内小儿酌减
小儿健脾丸	小儿脾胃虚弱引起的消化不良，不思饮食，大便溏泻，体弱无力	口服，每次 2 丸，每日 3 次
小儿喜食片	治疗小儿单纯性消化不良，食欲不振及消化不良引起的腹泻	口服，1～3 岁每次 2～3 片，3～5 岁每次 3～5 片，5 岁以上酌量增加，每日 3 次
食积颗粒	食积停滞所致的偏食、厌食	温开水冲服，每次 2 克，每日 2 次
保和丸	各种消化不良、食积停滞、胸腹痞满、腹胀时痛、嗳腐吞酸、不思饮食、恶心呕吐、大便泄泻恶臭诸症。小儿疳积、营养障碍、心痞腹胀、厌食吐泻者，亦可用本方治疗	口服，每次 6～9 克，每日 2 次，小儿酌减（体虚无积滞者忌服）
山楂丸	食积、肉积，停滞不化，痞满腹胀，饮食减少	口服，每次 1 丸，每日 3 次
复方鸡内金片	脾胃不和引起的食积胀满，饮食停滞，呕吐泄泻	口服，每次 2～4 片，每日 3 次
沉香化滞丸	饮食停滞，胸腹胀满	口服，每次 6 克，每日 2 次
六味安消胶囊	胃痛胀满，消化不良，便秘，痛经	口服，每次 3～6 粒，每日 2～3 次，小儿酌减或遵医嘱
六合定中丸	夏伤暑湿，宿食停滞，寒热头痛，胸闷恶心，吐泻腹痛	口服，每次 3～6 克，每日 2～3 次
香砂枳术丸	脾虚气滞，脘腹痞闷，食欲不振，大便溏软等病症	口服，每次 10 克，每日 2 次，孕妇及儿童遵医嘱
胃苏冲剂	气滞型胃脘胀痛	开水冲服，每次 15 克，每日 3 次（糖尿病者忌服）
肥儿丸	小儿食积，乳积，发热腹胀，呕吐滞下及腹痛等症	口服，小儿 6 个月以上每次半片，1～2 岁每次 1 丸，而后每周岁增加 1 丸，13 岁至成人服 12 丸
小儿消积止咳口服液	小儿食积咳嗽属痰热证者，症见咳嗽且夜间加重，伴有痰鸣、腹胀、纳少、口臭、便秘及恶心等。西医诊断上呼吸道感染、气管炎或支气管肺炎恢复期者亦可应用	口服，1 岁以内每次 5 毫升，1～2 岁每次 10 毫升，3～4 岁每次 15 毫升，5 岁以上每次 20 毫升，每日 3 次，疗程 5 天（体质虚弱者慎用；3 个月以下幼儿不宜空腹服）
健儿消食口服液	小儿饮食不节损伤脾胃引起的纳呆食少，脘腹胀满，手足心热，自汗乏力，大便不调，以致厌食、恶食	口服，3 岁以内每次 5～10 毫升，3 岁以上每次 10～20 毫升；每日 2 次，用时摇匀
食积口服液	食积停滞所致的偏食、厌食	口服，每次 10 毫升，每日 2 次

3. 厌食

厌食是指小儿较长时期食欲不振，见食不贪，甚则拒食的一种常见病症。

厌食多因平素饮食不节，或喂养不当，或长时期偏食挑食，导致脾胃不和，受纳运化失健，胃伤则不纳，脾伤则不运，故导致患儿不思进食或食而不化；脾胃受伤，化源不足，则面色萎黄，形体消瘦。厌食的治疗原则为健运脾气、养阴益胃。

【治疗厌食的实用小药方】

(1) 白萝卜炖猪排骨：白萝卜 500 克，猪排骨 250 克。将猪排骨剁成 3 厘米大小，白萝卜切片，将排骨炖至肉脱骨时，加入萝卜、葱，炖熟，撇去浮油，加入适量精盐，佐餐食用。

(2) 蜜炙藕梨：雪梨 300 克，白糖 200 克，鲜藕 350 克，蜜樱桃 10 克，白矾 10 克将白矾用 2000 毫升清水溶化，鲜藕切片，雪梨去皮、核，切条，与藕片同泡入白矾水中，烧沸，煮 10 分钟，捞出，用清水漂洗 2 次，加白糖，上笼蒸 3 小时取出，入锅内收汁，装盘，摆上蜜樱桃，淋入收汁。

(3) 山药鸡肫：鲜山药 100 克，青豆 30 克，鸡肫 250 克。将鸡肫洗净、切薄片，鲜山药煮熟、切片，将肫片放锅中，加盐、料酒、胡椒粉拌匀腌渍。另在一碗中放入味精、酱油、白糖、鸡汤、湿淀粉对汁，将肫片在油锅内划散，沥油。另炒香姜末，入肫片、青豆、山药片翻炒，倒入对好的芡汁翻匀，撒葱花，淋麻油，起锅即可。

【预防调护的小贴士】

首先要保持合理的膳食，建立良好的进食习惯。膳食中保持一定比例的动物食品，因为动物食品中含锌较多，可以增进食欲。但若有慢性疾病和营养不良，必须及早治愈。

父母还要注意宝宝的进餐心理，创造一个良好的就餐环境，餐前气氛应轻松、愉快、积极，使宝宝觉得饭菜更有味道。进餐时对宝宝不要过分迁就，否则会加重其消极心理，对偏食、挑食起助长作用。当宝宝不愿吃某种食物或不愿进餐时，可以让其暂时离开餐桌，不要消极打骂，饭后再慢慢讲道理。在宝宝食欲不振时少吃一顿并无多大妨碍，宝宝饿了自然会产生食欲，自然会吃。此外，要有就餐的固定房间、餐桌，每人有固定的座位，切忌捧着饭碗边走边吃边玩。

【安全用药的知心语】

(1) 不可滥用"增肥药"：厌食的儿童多形体消瘦，很多家长就买来增肥药给宝宝增肥，市售增肥药主要针对成年女性，虽然具有开胃健脾、治疗厌食的作用，但儿童服用后可能会出现女孩早熟、男孩女性化的特征。而且有些增肥药含有激素，会造成儿童内分泌紊乱，或者性早熟现象。所以，儿童厌食体弱，千万不要胡乱买药吃。

(2) 不要盲目补锌：很多家长可能都有过在某药店或保健品店给孩子免费测量微量元素的经历，测试者总是说孩子缺钙或缺锌，并指出缺锌可以产生厌食表现。缺锌确实可以表现为婴幼儿厌食、生长缓慢。但事实上，真正缺锌的人很少，大多数人都不需要额外补充。只有长期严重偏食、素食、营养不良的人才有可能缺锌。

过量补锌不但不能促进孩子生长，反而会引起中毒，影响生长发育。至于是否需要补锌，必须到正规医院检测之后才能确定，并在医生的指导下进行服用，切不可盲目补锌。

常用的治疗厌食中成药

药　名	主　治	用法用量
枳术丸	脾胃虚弱，食少不化，脘腹痞满	口服，每次6克，每日2次
小儿喜食片	小儿单纯性消化不良，食欲不振及消化不良引起的腹泻	口服，1~3岁每次2~3片，3~5岁每次3~5片，5岁以上酌量增加，每日3次
小儿健身片	小儿消化不良，停食停乳，体质虚弱	口服，1~3岁每次2片，3~6岁每次3片，6岁以上每次4片，每日3次，周岁以内酌减
小儿健胃糖浆	脾胃阴虚，厌食或拒食，面色萎黄，体瘦，口干，食少饮多	口服，儿童每次10毫升，每日3次；周岁以内婴儿4毫升
参苓白术散	脾胃虚弱、湿自内生之饮食不消、或吐或泻、面色萎黄、形体虚羸、四肢无力、胸脘胀满、苔白腻、脉虚缓	口服，每次6克，每日2次，枣汤调服，亦可作汤剂水煎服（实热证慎用；孕妇不宜服；忌食生冷食物）
小儿健脾丸	小儿脾胃虚弱引起的消化不良，不思饮食，大便溏泄，体弱无力	口服，每次2丸，每日3次
小儿参术健脾丸	小儿脾胃虚弱，消化不良，面黄肌瘦，精神不振	口服，每次1丸，每日2次，3岁以下小儿酌减
开胃健脾丸	脾胃不和，消化不良，食欲不振，嗳气吞酸	口服，每次6~9克，每日2次
健胃消食片	脾胃虚弱，消化不良	口服，每次4~6片，每日3次；7岁以上儿童1/2量；3~7岁1/3量
小儿消食片	脾胃不和，消化不良，食欲不振，便秘，食滞，疳积	口服，1~3岁每次2~4片，3~7岁每次4~6片，成年人每次6~8片，每日3次
启脾丸	脾胃虚弱，消化不良，腹胀便稀。慢性胃肠炎、贫血等见上述症状者可服用	口服，每次1丸，每日2~3次；3岁以内儿童酌减
小儿胃宝丸	伤食伤乳，呕吐泄泻，脾虚胃弱，消化不良	口服，1~2岁每次2~3粒，3岁以上每次5~6粒，每日3次
婴儿素	消化不良，乳食不进，腹胀，大便次数增多	温开水送服，1~3岁每次0.5~1克，周岁以内每次0.25克，每日2次
龙牡壮骨颗粒	治疗和预防小儿佝偻病，软骨病；对小儿多汗、夜惊、食欲不振、消化不良、发育迟缓等症也有治疗作用	开水冲服，2岁以下每次5克，2~7岁每次7克，7岁以上每次10克，每日3次

药　名	主　治	用法用量
开胃消食口服液	小儿厌食，症见较长时间见食不贪，食欲不振，甚则拒食，面色少华，唇舌色淡，形体偏瘦，大便溏烂或夹杂不消化食物，气味酸臭	口服，1~3岁每次5毫升，4~6岁每次10毫升，每日3次

4. 遗尿

遗尿又称尿床，是指年龄超过3岁，特别是5岁以上的儿童，小便自遗，醒后方觉的一种疾病，轻者数日一次，重者可一夜数次。婴幼儿由于形体发育未全，脏腑娇嫩，智力未全，排尿的自控能力尚未形成；学龄儿童常因白天游戏玩耍过度，夜晚熟睡不醒，偶发遗尿，均非病态。

【治疗遗尿的实用小药方】

(1) 杜仲桃仁炖猪腰：杜仲30克，核桃仁30克，猪腰2个。将猪腰去肾盂，洗净，与杜仲、核桃仁同炖，炖后去二药，加少许食盐即可。

(2) 韭菜粥：韭菜60克，粳米60克。将韭菜洗净、切细，煮粳米为粥，待粥沸后，加入韭菜、精盐，同煮成稀粥，现煮现吃。

(3) 黑豆糯米饭：黑豆30克，糯米100克，红糖20克。将黑豆洗净、浸透，糯米洗净、滤干，以花生油炒糯米至有黏性，下黑豆，加水适量，小火焖熟，加入红糖，拌匀，即可食用。

【预防调护的小贴士】

首先，注重心理疏导。家长切不可因孩子遗尿而大声呵斥或露出不耐烦的情绪，这样只会加重孩子的心理负担，甚至会让孩子产生自卑心理。家长应多对孩子进行心理减压，鼓励孩子，为其创造一个宽松的环境。当孩子遗尿时，家长最好淡然处之，做到"一笑而过"，大可不必忧心忡忡。

其次，要养成好的习惯。晚上可限制孩子饮水量，夜间睡前少饮水甚至不饮水，夜间每隔2小时定时唤起孩子起床排尿，以树立孩子的自信心，并且训练膀胱功能，达到逐步自行排尿的目的。

通过心理疏导和习惯培养仍无效，最后才考虑药物协助治疗。

【安全用药的知心语】

(1) 慎用西药：西药治疗遗尿，常用的药物有氯丙咪嗪、阿米替林、去氨基精加压素、氨茶碱等。氯丙咪嗪和阿米替林为抗抑郁症药，副作用较大，只有当其他治疗失败或家长强烈要求时才可使用。去氨基精加压素，副作用较少，但可见头痛、呕吐、咳嗽、鼻出血、喉咙痛、面红和轻度腹部痉挛等副作用，必须严格按照说明书或遵医嘱服用。氨茶碱是止喘和利尿的常用药，但其治疗量和中毒量很接近，如果用量稍有不当，就会造成中毒，甚至危及生命，如因病情需用氨茶碱时，应在医生指导下按量应用，并在用药期间，密切观察患儿。

（2）不可盲目进补：很多人一提到遗尿，自然就联想到"肾虚"，然后就开始"补"。肾虚确实是导致遗尿的最主要原因，但并不是全部原因。遗尿尚有肝经湿热的实证，是不可"补"的。此外，就算是虚证，由于小儿为稚阳之体，体内精血津液尚不充实，如服补药，尽管量少也会出现严重反应。因此，对虚证遗尿者，应在医生指导下，正确使用补药。

常用的治疗遗尿中成药

药　名	主　治	用法用量
缩泉丸	肾虚之小便频数，夜卧遗尿	口服，每次3～6克，每日2次，温开水送服，3岁以内小儿酌减
金匮肾气丸	肾阳不足之腰膝酸软、四肢逆冷、少腹拘急冷痛、小便不利或夜尿清长、喘促气短、脐下腹痛等症	口服，每次3~6克，每日2次，温开水送服，3岁以内小儿酌减
遗尿散	睡中遗尿	口服，3～6岁每次3克，7岁以上每次5克，温开水送服，每日1次，3岁以内小儿酌减
补中益气丸	脾胃虚弱、中气下陷之体倦乏力、食少腹胀、久泻脱肛、子宫脱垂等症	口服，3～6岁每次3克，7～11岁每次6克，12岁以上每次9克，每日3次，温开水送服，3岁以内小儿酌减
六君子丸	脾胃虚弱，食量不多，气虚痰多，腹胀便溏	口服，每次9克，每日2次，小儿酌减
参芪膏	脾肺气虚，动辄气短，四肢无力，食少纳呆，大便溏泄	口服，3～6岁每次5克，7岁以上每次9克，温开水化服，3岁以下小儿酌减
龙胆泻肝丸	肝胆实火上炎所致的头痛、目赤、口苦、胁痛、耳聋耳鸣之症，以及肝胆湿热下注所引起的外阴瘙痒肿痛、小便淋浊、妇女带下等症而津液未伤者	口服，每次3克，每日2次，温开水送服
分清五淋丸	湿热下注所致的淋证，症见小便黄赤、尿频尿急、尿道灼热涩痛	口服，每次3克，每日2次，温开水送服
遗尿停胶囊	由于肾气不足，肺脾气虚所致的儿童遗尿和成人尿失禁。症见睡中遗尿或尿失禁，尿色清，面色无华，神疲乏力，舌淡、脉沉细无力	口服，3～7岁每次6粒，8～14岁每次8粒，每日2次
五子衍宗丸	因先天不足、禀赋素弱，或久病伤身、房劳过度，或少年频犯手淫恶习，使肾气受损而致的遗精、阳痿、早泄、精液清冷不育等病症，症见头晕目眩、腰膝酸软、精神疲倦、小便频数清长，或遗尿、小便失禁等。类似西医的神经衰弱、慢性前列腺炎、精子缺少症等属肾虚者	口服，每次半丸，每日2次，淡盐水送服
桂附地黄丸	肾阳不足，腰膝酸冷，小便不利或反多，痰饮喘咳	口服，每次半丸，每日2次，淡盐水送服

药　名	主　治	用法用量
参桂鹿茸丸	脾肾阳虚而引起的虚劳、阳痿、泄泻、水肿。妇科的闭经、不孕，五迟、五软，疡科的阴疽或疮疡久溃不收口等症，症见面色㿠白、形寒畏冷、腰膝酸软而冷、阳痿、早泄、精冷清稀、便溏腹痛、夜尿频数、面浮肢肿	口服，每次 10 克，每日 3 次；小儿酌减（非气血虚弱者不宜用；感冒时应停服）

5. 鹅口疮

鹅口疮又称雪口，是初生儿、体弱年幼儿最常见的一种口腔疾病，以小儿口腔、舌上满布白屑，状如鹅口为特征。鹅口疮多见早产儿、新生儿，无明显季节性，四季皆可发病，一般预后良好。

【治疗鹅口疮的实用小药方】

（1）黄花蜜：黄花菜 50 克，蜂蜜 50 克。将黄花菜煎汤，再加入蜂蜜调匀，缓缓服用，每日 1 剂，分 3 次服完。

（2）樱桃汁：樱桃若干，将熟透的樱桃去核，榨汁 3~5 毫升，置杯内隔水炖，凉后分 1~2 次服用，每日 1~2 剂。

（3）洋参莲子汤：西洋参 3 克，莲子 10 枚，冰糖 20 克。将莲子去芯，西洋参切片，与莲子放在小碗内加水泡发，再加冰糖，隔水蒸炖 1 小时，喝汤吃莲子肉，剩下西洋参片次日再依同法蒸炖，西洋参连用 2 次后，最后一并吃掉。

【预防调护的小贴士】

首先，要注意饮食卫生，食物要新鲜、清洁。注意宝宝口腔清洁卫生，哺乳婴儿的奶瓶、奶嘴，乳母的乳头均应保持清洁，宝宝的洗漱用具尽量和家长的分开，并定期消毒。防止口腔黏膜损伤。婴幼儿的被褥和玩具要定期拆洗、晾晒。乳母不宜过食辛辣刺激之品。对禀赋不足、久病、久泻的婴儿应加强护理。避免长期使用抗生素，以免造成菌群失调。经常进行户外活动，增强机体抵抗力。

若已患鹅口疮，就要加强护理，勤喂水，避免过热、过硬或刺激性食物，防止口腔黏膜损伤。可用消毒棉签蘸冷开水轻轻拭洗患儿口腔，或用冰硼散、锡类散、西瓜霜喷剂等外用药洗搽口腔患处。一旦发现宝宝不愿意进食、有轻度发热、烦躁不安，或口腔黏膜上的乳凝块样物向咽部以下蔓延，或治疗 5~7 天鹅口疮仍未改善，情况越来越严重，就应立即就医，接受正规治疗。

【安全用药的知心语】

（1）停用抗生素：很多家长认为既然鹅口疮是细菌感染，那么使用抗生素是再正确不过的了。殊不知，抗生素是无法抑制和杀灭白色念珠菌的，小儿鹅口疮用抗生素不但无效，有时反而会加重病情。因为在给孩子使用抗生素的时候，很可能会杀灭抑制白色念珠菌的细菌，从而使白色念珠菌的大量繁殖，导致菌群失调，引发鹅口疮。因此，在治疗鹅口疮的时候，应该停用抗生素。

（2）慎用紫药水：紫药水对白色念珠菌有较好的抑制作用，因此有的家长喜欢使用紫药水治疗鹅口疮。但在临床使用中发现，用紫药水治疗鹅口疮存在不少缺点。婴幼儿特别是新生儿的口腔黏膜薄嫩，唾液腺发育不完善，唾液分泌少，口腔黏膜干燥，长时间涂搽紫药水，会使口腔黏膜更加干燥，而产生溃疡和明胶样损害。此外，涂紫药水后，口腔黏膜被染成紫色，不宜观察病情变化。

常用的治疗鹅口疮中成药

药　名	主　治	用法用量
五福化毒丹	热毒实火，口舌生疮，牙龈出血，颈颊赤肿，周身常生疮疖所致的斑疹、荨麻疹、湿疹、带状疱疹、手足体癣、银血病等疹后余毒不净	口服，每次 2~3 克，每日 3 次
导赤丸	火热内盛所致的口舌生疮、咽喉疼痛、心胸烦热、小便短赤、大便秘结	口服，每次 2~3 克，每日 3 次
知柏地黄丸	肝肾阴虚、虚火上炎所致的腰膝酸软、头目昏晕、耳鸣耳聋、牙痛及口干咽痛、遗精、盗汗、小便短赤，或骨蒸潮热、颧红、喉燥等	口服，每次 2~3 克，每日 3 次
六味地黄丸	肾阴亏损所致头晕目眩、耳鸣耳聋、腰膝酸软、骨蒸潮热、盗汗遗精、消渴及小儿行迟、齿迟、鸡胸龟背者	口服，每次 2~3 克，每日 3 次
冰硼散	热毒蕴结所致的咽喉疼痛，牙龈肿痛，口舌生疮	外搽口腔患处
锡类散	咽喉糜烂肿痛	外搽口腔患处
西瓜霜喷剂	风热上攻、肺胃热盛所致的乳蛾、喉痹、口糜，症见咽喉肿瘤、喉核肿大、口舌生疮、牙龈肿痛或出血；急、慢性咽炎，扁桃体炎，口腔炎，口腔溃疡，牙龈炎见上述症候者及轻度烫伤（表皮未破）者	外用，喷、涂口腔患处

第七章　五官科常见病症

1. 脓耳（中耳炎）

脓耳有急脓耳和慢脓耳之分。急脓耳是常见病、多发病，是指起病较急，耳部疼痛，耳内流脓，耳膜穿孔为主要表现的疾病，多发于小儿，以夏季为多发；慢脓耳是一种最常见而有时可危及生命的疾病，是指起病较缓，耳膜穿孔，耳内流脓为主要表现的耳病，多由急脓耳发展而来。

【治疗脓耳的实用小药方】

（1）银菊茶：银花10克，菊花10克。开水冲泡，代茶饮。

（2）白菜薄荷芦根汤：芦根10克，薄荷3克，大白菜根3~4个。将上三味水煎15~30分钟，趁热分2次服下。

（3）绿豆灌鲜藕：绿豆300克，新鲜连节大藕4节。将绿豆洗净，浸泡半小时、滤干，鲜藕洗净，在每节的1/5处切断，灌入绿豆，将切下的藕节盖在原切口处，竹签固定，放入锅内，冷水浸没，大火烧开，小火煮2~3小时，至藕豆熟烂，切厚片，蘸白糖食用，汤汁可加糖配食。

（4）豆豆饭：白扁豆50克，黑大豆50克，郁李仁15克，粳米250克。将白扁豆、黑大豆浸泡，郁李仁去皮、研碎，与粳米一起煮至五成熟，过滤，上笼蒸熟，稍温即食。

（5）鸽肉木耳汤：水发黑木耳100克，肉鸽1只（约500克）。将肉鸽宰杀，去内脏，加水发黑木耳，放汤炖酥，调味，佐餐食用。

【预防调护的小贴士】

首先，注意清除外耳道积脓，防止脓液污染耳壳及耳周；密切观察病情变化，重点观察发热、流脓、神志等变化，预防颅内并发症的发生；鼓膜穿孔愈合前，禁忌游泳，防止污水入耳，以免加重病情。不要在污水中游泳、跳水，预防脓耳的发生。

其次，要注意吹耳及滴耳的正确方法，使其取得最佳效果。饮食上忌食辛热之品，少食蛋类、奶类、豆制品等，以免引起流脓增多。小儿哺乳时应取正确体位。加强身体锻炼，增强体质，积极防治伤风感冒及各种鼻腔、鼻窦炎症。

【安全用药的知心语】

（1）掌握正确的局部用药方法：局部外治脓耳是常用的方法，也易于被患者接受。方法是用药前可先用3%双氧水或硼酸水清洗外耳道及中耳腔内脓液，再用棉花签拭净或以吸引器吸尽脓液，方可滴药。滴耳时，取坐位或卧位，患耳朝上，向后上方轻拉耳廓，向外耳道内滴入3~4滴药液，然后用手指轻按耳屏数次，数分钟后方可变换体位。注意滴耳的药液温度尽可能与体温接近，以免引起眩晕。

(2) 全身治疗：脓耳多可见全身症状，治疗时不可只顾局部，而忽视其他症状。全身治疗多用抗生素或其他合成抗菌药。急性期可用如头孢拉定、氧氟沙星；小儿可用氨苄西林或阿莫西林口服。此外，也可用糖皮质激素类药物，如地塞米松或泼尼松等口服，作短期治疗。

常用的治疗脓耳中成药

药　名	主　治	用法用量
牛黄上清丸	里热上攻、热毒蕴蓄所致的头痛眩晕、目赤耳鸣、咽喉肿痛、口舌生疮、牙龈肿痛、大便燥结之症	口服，每次6克，每日2次，温开水送服（忌食辛辣食物；孕妇忌服）
银翘解毒丸	风热感冒初起，症见恶寒发热，头痛咽痛，四肢酸痛，鼻塞流涕，口渴咳嗽等类似西医的流感、急性扁桃体炎、上呼吸道感染等属外感风热者	口服，每次1~2丸，每日2~3次（忌食辛辣油腻之物）
龙胆泻肝丸	肝胆实火上炎所致的头痛、目赤、口苦、胁痛、耳聋耳鸣之症，以及肝胆湿热下注所引起的外阴瘙痒肿痛、小便淋浊、妇女带下等症而津液未伤者	口服，每次10克，每日2~3次（本品味苦性寒，久服易伤脾胃，故凡脾胃虚弱者不宜久服）
牛黄解毒丸	火热毒邪炽盛于内、上扰清窍所致之咽喉肿痛、牙痛、口舌生疮、目赤肿痛及喉痹、牙龈病等	口服，每次3克，每日2~3次（孕妇禁用）
万氏牛黄清心丸	邪热内闭，烦躁不安。神昏谵语，小儿高热惊厥	口服，小丸每次2丸，大丸每次1丸，每日2~3次（孕妇慎用）
知柏地黄丸	肝肾阴虚、虚火上炎所致的腰膝酸软、头目昏晕、耳鸣耳聋、牙痛及口干咽痛、遗精、盗汗、小便短赤，或骨蒸潮热、颧红、喉燥等	口服，每次9克，每日2次，空腹温开水送下（脾虚便溏、消化不良者不宜用）
杞菊地黄丸	肝肾阴虚所致的头目眩晕、视物模糊，或枯涩眼痛、迎风流泪、羞明畏光，或耳鸣耳聋、潮热盗汗等症	口服，每次1丸，每日2次（忌食酸冷食物）
穿心莲片	细菌性痢疾、慢性迁延性肝炎、尿道感染、急性扁桃体炎、咽喉炎、气管炎、结肠炎	口服，每次5片，每日3次，温开水送下

2. 耳鸣、耳聋

耳鸣、耳聋都是听觉异常的疾病。耳鸣是指病者自觉耳内有鸣响，如闻蝉声，或如潮声的听觉幻觉。耳聋是指不同程度的听力障碍，轻者听觉减退，严重者听力消失。耳鸣可伴有耳聋，耳聋亦可由耳鸣发展而来。

【治疗耳鸣、耳聋的实用小药方】

(1) 蔓荆子散：蔓荆子12克，升麻15克，菊花15克，前胡12克，赤芍15克，生地黄15克，木通15克，桑白皮15克，水煎服。

(2) 芹菜粥：连根芹菜120克，粳米250克。将芹菜洗净、切碎，与粳米一起加水适量，煮粥。

(3) 竹茹陈皮粥：竹茹10克，陈皮10克，粳米50克。将陈皮切细丝，竹茹加水煎煮，去渣取汁，用其汁与粳米共煮粥，待粥将熟时，撒入陈皮丝，稍煮即可。

（4）枸杞红花酒：枸杞子 50 克，红花 20 克，低度白酒 300 毫升。将红花、枸杞子同浸入白酒内，1 个月后即可饮用。

（5）胡桃芝麻糊：胡桃仁 12 克，黑芝麻 30 克，面粉 30 克。将胡桃仁、黑芝麻碾碎，面粉在锅内炒熟，将胡桃仁、黑芝麻、面粉及白糖一起搅拌均匀即可。

（6）黄精聪耳粥：黄精 15 克，茯苓 15 克，葛根 10 克，糯米 150 克。将上四味加水浸泡 30 分钟，文火煮粥，早晚分食。

【预防调护的小贴士】

耳朵是语言交际、欣赏音乐不可缺少的"接收器"，各种耳聋都是可以预防的，加强保健可以延缓老年听力的减退。

耳不可妄听，不听对健康不利的东西，且音量要适宜。强烈的声音对听力损害更大，可闭口掩耳避免之，听时间久应休息一会儿，避免听力疲劳。常按摩耳部，可用双手按、揉摩两耳廓，再牵拉两耳廓，以发热发红为度，反复多次。少用或不用链霉素、卡那霉素、庆大霉素和氯霉素等耳毒性药物，以免引起药物性耳聋。切忌挖耳，如用火柴棒、头发夹和毛线针等硬物挖耳道，可引起耳道损伤发炎化脓，耳痒可用酒精棉签洗搽，必要时可就医耳科检查处理。

【安全用药的知心语】

（1）严防药源性耳聋：目前已知的可引起药源性耳聋的药物最常见的为氨基糖苷类抗生素，包括链霉素、庆大霉素、卡那霉素、妥布霉素等近 20 种，氨基糖苷类抗生素与强利尿药联用，还能加强药物的耳毒性，导致永久性耳聋。另外，两种氨基糖苷类抗生素联用，不但抗菌作用不会增强，反而极易引起永久性耳聋。

（2）慎用滴耳药：在明确了病因，并且在医生指导下，可选用局部滴耳药，但如果自行盲目使用滴耳药，则是非常危险的。因为有些滴耳药具有腐蚀性或耳毒性，很可能加重病情，甚至导致耳聋。

（3）明确病因再用药：单纯耳鸣，不伴有听力损坏、眩晕者，常是生理现象，一般无须用药。主观性耳鸣的治疗较困难，多数患者习以为常、不觉其苦，可服用安定。因小血管痉挛而引起耳鸣者，可用烟酸。

常用的治疗耳鸣、耳聋中成药

药 名	主 治	用法用量
炎热清软胶囊	呼吸道炎、支气管炎、肺炎、急性扁桃体炎。也可用于泌尿系感染、胆道感染	口服，每次 3 粒，每日 3 次
牛黄上清丸	里热上攻、热毒蕴蓄所致的头痛眩晕、目赤耳鸣、咽喉肿痛、口舌生疮、牙龈肿痛、大便燥结之症	温开水送服，每次 6 克，每日 2 次（忌食辛辣食物；孕妇忌服）
清气化痰丸	肺热咳嗽，痰多黄稠，胸脘满闷	口服，每次 6 丸，每日 3 次
礞石滚痰丸	实热顽痰所致之癫狂、昏迷、眩晕、喘咳、大便秘结等症	口服，每次 9 克，每日 3 次，空腹温开水送服（老弱及孕妇忌用）

续表

药 名	主 治	用法用量
耳聋左慈丸	肝肾阴虚，耳鸣耳聋，头晕目眩	口服，每次6克，每日2次
六味地黄丸	肾阴亏损所致头晕目眩、耳鸣耳聋、腰膝酸软、骨蒸潮热、盗汗遗精、消渴及小儿行迟、齿迟、鸡胸龟背者	口服，每次9克，每日2次，温开水送服（忌食辛辣、生冷食物）
滋阴健肾丸	脾肾虚损之腰膝酸痛、阳痿遗精、耳鸣目眩、精血亏耗、肌体瘦弱、食欲减退、牙根酸痛	口服，每次1丸，每日2次（外感表证及热证忌用）
滋肾宁神丸	肝肾亏损，头晕耳鸣，失眠多梦，怔忡健忘，腰酸，神经衰弱	口服，每次10克，每日2次
金匮肾气丸	肾阳不足之腰膝酸软、四肢逆冷、少腹拘急冷痛、小便不利或夜尿清长、喘促气短、脐下腹痛等症	口服，每次1丸，每日2次，温开水或淡盐汤送下（虚火上炎者忌用；孕妇忌用）
全鹿丸	老年阳虚，腰膝酸软，畏寒肢冷，肾虚尿频，妇女血亏，带下	口服，每次6~9克，每日2次
五子衍宗丸	肾虚精亏所致的阳痿不育、遗精早泄、腰痛、尿后余沥	口服，每次1丸，每日2次
益气聪明丸	视物昏花，耳聋耳鸣	口服，每次9克，每日1次
龙凤宝胶囊	更年期综合征及神经衰弱	口服，每次2粒，每日3次
通窍耳聋丸	肝经热盛，头目眩晕，耳聋蝉鸣，耳底肿痛，目赤口苦，胸膈满闷，大便燥结	口服，每次6克，每日2次（忌食辛辣；孕妇忌服）

3. 鼻渊（各种鼻炎）

鼻渊是鼻科的常见病、多发病，是以鼻流浊涕，如泉下渗，量多不止为主要特征的鼻病。

【治疗鼻渊的实用小药方】

（1）鼻渊合剂：苍耳子10克，鸭跖草10克，桑叶10克，芦根10克，辛夷花6克，薄荷6克，白芷6克，水煎服。

（2）苍辛白黄汤：苍耳子6~12克，辛夷6~12克，白芷3~6克，黄芩9~12克，水煎服。

（3）祛风清热汤：防风6克，羌活6克，半夏6克，黄芩4~5克，甘草3克，水煎服。

（4）当归生姜炖羊肉：当归30克，生姜15克，羊肉250克。上述诸料加水适量，隔水炖熟即可。

（5）灯心花鲫鱼粥：灯心花5~8扎，鲫鱼1~2条，大米30克。将鲫鱼洗净、切块，大米淘洗干净，与灯心草、鲫鱼同加水适量，煮成稀粥即可。

（6）鹅不食草12克，细辛6克，辛夷花6克，麝香0.3克。共研为末，少许吸入鼻中，每日3~5次。

【预防调护的小贴士】

注意积极锻炼身体，增强体质，预防感冒；平时要劳逸结合，不过度劳累；还要积极治疗邻近组织器官病变，如扁桃体炎、牙病等，积极、及时治疗急鼻渊，防止迁延日久转为慢性或发生其他变证。饮食要清淡而富于营养，少食辛辣刺激之品，戒烟戒酒，患病期间更应注意。注意清洁鼻腔，去除积留的鼻涕，保持鼻道通畅；鼻腔有脓涕时，切忌用力擤鼻，要及早使用通窍的药物滴鼻，以宣通鼻窍，使脓涕外流。因鼻出血而在鼻内填塞止血时，填塞物不可留置过久。工作环境尘多者，应戴口罩。

【安全用药的知心语】

(1) 不要滥吃感冒药：一般感冒后，即使不经过任何治疗，只要多喝水、注意休息，1周左右也会好转，如果反复出现鼻塞、流涕，或伴发热、全身无力、头痛等症状，两三个月仍不见好转时，很有可能是鼻渊发作，要及时就医，千万不要因自我判断错误而延误治疗时机。

(2) 不能频繁使用麻黄碱类滴鼻液：有些患者急于摆脱鼻塞、流涕等症状，频繁使用滴鼻液，这是不对的。滴鼻液的使用避免长期、连续、过量，一般不能连续使用7天以上。如频繁使用麻黄碱类滴鼻液，会出现"反跳性"的鼻充血，加重鼻塞现象，导致药物性鼻炎发作。同时，频繁使用这类滴鼻液还有可能引起或加重鼻腔黏膜萎缩。因此，鼻腔干燥者或患有萎缩性鼻炎的患者，不能用麻黄碱类滴鼻液。此外，妊娠期、冠心病、高血压、糖尿病、甲状腺功能亢进、闭角型青光眼患者更要谨慎使用麻黄碱类滴鼻液。

(3) 注意鼻内用药的使用方法：滴鼻剂是治疗鼻渊的常用药，但使用方法不当，会导致药液流入咽喉。正确使用方法是仰卧位，头向后仰，鼻孔向上，分别在每侧鼻孔内滴入三四滴药液，然后用食指、拇指轻捏鼻翼两侧，保证药液流向鼻腔深处。除滴鼻剂外，还有喷鼻剂。正确的使用方法是将喷头置于鼻孔，对准鼻腔，吸气时揿压推动钮，让药液能随气流进入鼻腔。

常用的治疗鼻渊中成药

药　名	主　治	用法用量
上清丸	头晕耳鸣，目赤，鼻窦炎，口舌生疮，牙龈肿痛，大便秘结	口服，每次6克，每日1~2次（孕妇忌服）
防风通圣丸	外感风邪、内有蕴热、表里俱实、恶寒壮热、头痛头昏、目赤肿痛、口渴咽痛、胸膈痞闷、大便秘结、小便短赤，以及瘟病初起、风疹、湿疮、肠风、痔瘘等症	口服，每次6克，每日2次
银翘解毒丸	风热感冒初起，症见恶寒发热，头痛咽痛，四肢酸痛，鼻塞流涕，口渴咳嗽等。类似西医的流行性感冒、急性扁桃体炎、上呼吸道感染等属外感风热者	口服，每次1~2丸，每日2~3次（忌食辛辣油腻之物）
龙胆泻肝丸	肝胆实火上炎所致的头痛、目赤、口苦、胁痛、耳聋耳鸣之症，以及肝胆湿热下注所引起的外阴瘙痒肿痛、小便淋浊、妇女带下等症而津液未伤者	口服，每次10克，每日2~3次（本品味苦性寒，久服易伤脾胃，故凡脾胃虚弱者不宜久服）

续表

药　名	主　治	用法用量
霍胆丸	风寒化热，胆火上攻引起的鼻塞欠通，鼻渊头痛	口服，成人每次6克，每日2次，小儿酌减
胆香鼻炎片	慢性单纯性鼻炎、过敏性鼻炎、急慢性鼻炎副鼻窦炎	口服，每次4片，每日3次
鼻渊片	慢性鼻炎及鼻窦炎	口服，每次6~8片，每日3次
鼻渊舒口服液	鼻炎、鼻窦炎属肺经风热及胆腑郁热证者	口服，每次10毫升，每日2~3次，7天为1个疗程
玉屏风颗粒剂	气虚、表卫不固、腠理疏松所致津液外泄的自汗、咳嗽、微恶风寒、面色㿠白、鼻塞流清涕等症	开水冲服，每次1包，每日3次，亦可加牛奶、果汁等饮料一起饮用
参苓白术散	脾胃虚弱、湿自内生之饮食不消、或吐或泻、面色萎黄、形体虚羸、四肢无力、胸脘胀满、苔白腻、脉虚缓	口服，每次6克，每日2次，枣汤调服，亦可作汤剂水煎服（实热证慎用；孕妇不宜服；忌食生冷食物）
补中益气丸	脾胃虚弱、中气下陷之体倦乏力、食少腹胀、久泻脱肛、子宫脱垂等症	空腹服，每次9克，每日2次（肾虚者不宜用；病后津气两伤者不宜单用）
补脾益肠丸	脾虚泄泻症，症见腹泻腹痛、腹胀、肠鸣、黏液血便或阳虚便秘等，以及慢性结肠炎、溃疡性结肠炎、结肠过敏见有上述症候者	口服，每次6克，每日3次，30天为1个疗程，一般连服2~3个疗程；重症加量或遵医嘱，儿童酌减（胃肠实热、感冒发热者慎用）

4.风热乳蛾（扁桃体炎）

风热乳蛾是咽喉科常见病、多发病，多因风热为患，新感而发，是指以咽部疼痛，喉核红肿，喉核表面附有点状、片状腐物为主要症状的疾病。风热乳蛾以儿童及青壮年罹者为易患，多见于春秋两季。

【治疗风热乳蛾的实用小药方】

（1）橄榄酸梅汤：生橄榄60克，酸梅10克。水煎，去渣，加白糖调味即可。

（2）薄荷煲猪肺：薄荷10克，牛蒡子10克，猪肺200克。将猪肺切块，去除泡沫，加清水适量煲汤，将起锅时，放入薄荷、牛蒡子，煮3~5分钟，食盐少许调味，饮汤食猪肺。

（3）葱糖蛋清饮：葱白4根，饴糖15克，鸭蛋1~2枚。将鸭蛋去黄留蛋清，将葱白、饴糖加水2杯煎煮1~2沸，捞出葱白，余汤倒于碗中，加入鸭蛋清，搅匀，温服。

【预防调护的小贴士】

对于小儿患者来说，风热乳蛾的预防是十分重要的。如果患儿体温超过38.5℃，应予以物理降温，用冰袋或降温贴敷头颈部，也可用酒或低浓度酒精擦拭头颈、腋下，以助散热，防止发生惊厥，损伤神经系统。

　　风热乳蛾的预防与调护还应注意以下几点：卧床休息，多饮水；每天淡盐水漱口，辅助灭菌，保持口腔清洁；禁食辛辣刺激性食物；保持大便通畅，必要时可服用缓泻剂；在服用抗生素时，注意观察体温、心跳速度的变化，如仍持续高热不退，可在医生指导下增大剂量，或者换药。注意锻炼身体，增强体质，增强抗病能力，防止反复发作。

　　【安全用药的知心语】

　　(1) 及时治疗：若咽喉有脓点，可选用西瓜霜、锡类散、冰硼散、喉科牛黄散等吹药治疗，但此法只对初发者有效。风热乳蛾很容易转变成慢性，反复发作，诱发耳、鼻以及心、肾、关节等局部或全身的并发症。因此，要注意及时治疗，以免转化成慢性。

　　(2) 注意观察：风热乳蛾起病急，其全身症状常为高热、头痛、全身不适等，婴幼儿可见高热、惊厥。局部症状为咽痛、吞咽困难。当患儿哭闹不止，诉说嗓子痛时，家长要特别注意，及时带孩子治疗。

常用的治疗风热乳蛾中成药

药　名	主　治	用法用量
羚翘解毒丸	温病热盛、感冒风热、咽痛咳嗽、四肢酸痛、头昏目眩、咽喉肿痛、鼻有火气、两腮赤肿等症，以感冒、痄腮、痈肿、风温初期用之较多	口服，每次9克，每日2次，温开水送服（风寒表证、里虚寒证禁用）
清咽片	声哑失音	口服，每次4～6片，每日2次（孕妇忌服）
清咽利膈丸	外感时毒，脏腑积热，咽喉肿痛，面红腮肿，痰涎壅盛，胸膈不利，口苦舌干，大便秘结，小便黄赤	口服，每次6克，每日2次
清咽润喉丸	风热内壅，肺胃热盛，胸膈不利，口渴心烦，咳嗽痰多，咽喉肿痛，失音声哑	温开水送服或含化，每次2丸，每日2次
上清丸	头晕耳鸣，目赤，鼻窦炎，口舌生疮，牙龈肿痛，大便秘结	口服，每次6克，每日1～2次（孕妇忌服）
牛黄上清丸	里热上攻、热毒蕴蓄所致的头痛眩晕、目赤耳鸣、咽喉肿痛、口舌生疮、牙龈肿痛、大便燥结之症。类似西医的急性结膜炎、急性咽炎、急性扁桃体炎、齿龈炎等	口服，每次6克，每日2次，温开水送服（忌食辛辣食物；孕妇忌服）
板蓝根冲剂	风热感冒初起，症见恶寒发热、咽红肿痛、口干欲饮等。类似西医的病毒性感冒、扁桃体炎、流行性腮腺炎等症	热开水冲服，每次1袋，每日2～3次，小儿减半
牛黄解毒片	火热毒邪炽盛于内、上扰清窍所致之咽喉肿痛、牙痛、口舌生疮、目赤肿痛及喉痹、牙龈病等。类似西医的急性扁桃体炎、咽炎、牙周炎、牙周间隙脓肿等	口服，每次2片，每日2～3次（孕妇禁用）
复方穿心莲片	风热感冒，咽喉疼痛，湿热泄泻	口服，每次4片，每日3次

药 名	主 治	用法用量
银黄片	急慢性扁桃体炎，急慢性咽喉炎，上呼吸道感染	口服，每次 2～4 片，每日 4 次
黄连上清丸	上焦风热，头昏脑涨，牙龈肿痛，口舌生疮，咽喉红肿，耳痛耳鸣，暴发火眼，大便干燥，小便黄赤	口服，水丸或水蜜丸每次 3～6 克，大蜜丸每次 1～2 丸，每日 2次
银翘解毒丸	风热感冒初起，症见恶寒发热，头痛咽痛，四肢酸痛，鼻塞流涕，口渴咳嗽等。类似西医的流行性感冒、急性扁桃体炎、上呼吸道感染等	口服，每次 1～2 丸，每日 2～3 次（忌食辛辣油腻之物）
六神丸	烂喉丹痧，咽喉肿痛，喉风喉痈，单双乳蛾，小儿热疖，痈疡疔疮，乳痈发背，无名肿毒	口服，每日 3 次，温开水吞服；1 岁每服 1 粒，2 岁每服 2 粒，3 岁每服 3～4 粒，4～8 岁每服 5～6 粒，9～10 岁每服 8～9 粒，成年每服 10 粒

5. 喉痹（咽喉炎）

喉痹是指以因外邪侵袭，壅遏于肺，邪滞于咽，或脏腑虚损，咽喉失养，或虚火上灼所致的以咽部红肿疼痛，或干燥、异物感、咽痒不适等为主要临床表现的咽部疾病。

【治疗喉痹的实用小药方】

(1) 金灯山根汤：桂金灯 9 克，山豆根 9 克，牛蒡子 9 克，白桔梗 4.5 克，射干 4.5 克，生甘草 3 克。水煎服，每日 2 次。

(2) 丝瓜饮：鲜丝瓜 4 根，将丝瓜切块，捣烂，去渣取汁，顿服。

(3) 百合绿豆汤：百合 9 克，绿豆 15 克。将百合与绿豆同煮，加适量糖调服，即可食用。

(4) 红枣糖水：红枣 5 枚，白糖适量。将红枣在火上把皮烧焦，加白糖水饮服。

(5) 蜂蜜茶：茶叶、蜂蜜各适量。将茶叶用纱布包好，置于杯中，沸水冲泡，凉后加蜂蜜搅匀，每隔半小时，漱口咽下，见效后连用 3 天。

(6) 麻油蛋汤：鸡蛋 1 枚，麻油适量。将鸡蛋打入杯中，加入麻油搅匀，冲入沸水约 200 毫升，趁热缓缓饮下，以清晨空腹为宜。

【预防调护的小贴士】

平时要锻炼身体，提高机体免疫力，预防感冒。少吃辛辣等易上火的食品。居室装修后，要开窗换气，最好 3 个月后才入住。平时多饮开水，保持大便通畅。

【安全用药的知心语】

(1) 科学选择治疗方法：目前治疗虚火喉痹的方法很多，如口泰、复方硼砂溶液等漱口液，华素片、安吉含片、克菌含片等含片。但这些药物均不宜长期使用，否则会导致口腔内环境紊乱。此外，还有激光、微波、冷冻等外治方法。但这些疗法不可滥用，以免出现术后咽部瘢痕严重增生、挛缩而使病情加重。

(2) 慎用抗生素：喉痹实证多因病毒引起，其次为细菌感染，使用抗生素治疗一定要注意疗程，若长期使用抗生素，会导致菌群失调，形成虚火喉痹。虚火喉痹并无细菌感染，更加不宜反复使用抗菌类药，一则无效，二则会产生副作用，对身体不利。

此外，喉痹的治疗自然是十分必要的，但不能只求药物治疗，而忽视咽喉日常保养。

常用的治疗喉痹中成药

药　名	主　治	用法用量
上清丸	头晕耳鸣，目赤，鼻窦炎，口舌生疮，牙龈肿痛，大便秘结	口服，每次6克，每日1～2次（孕妇忌服）
板蓝根冲剂	风热感冒初起，症见恶寒发热、咽红肿痛、口干欲饮等。类似西医的病毒性感冒、扁桃体炎、流行性腮腺炎等症	热开水冲服，每次1袋，每日2～3次，小儿减半
牛黄解毒片	火热毒邪炽盛于内、上扰清窍所致之咽喉肿痛、牙痛、口舌生疮、目赤肿痛及喉痹、牙龈病等。类似西医的急性扁桃体炎、咽炎、牙周炎、牙周间隙脓肿等	口服，每次2片，每日2～3次（孕妇禁用）
六神丸	烂喉丹痧，咽喉肿痛，喉风喉痈，单双乳蛾，小儿热疖，痈疡疔疮，乳痈发背，无名肿毒	口服，每日3次，温开水吞服；1岁每服1粒，2岁每服2粒，3岁每服3～4粒，4～8岁每服5～6粒，9～10岁每服8～9粒，成年每服10粒
补肺丸	肺气不足，气短喘咳，咳声低弱，干咳痰黏，咽干舌燥	口服，每次1丸，每日2次
扶正养阴丸	虚损劳伤，潮热咳嗽	口服，每次1丸，每日2次
养阴清肺丸	阴虚肺燥，咽喉干痛，干咳少痰	口服，每次6克，每日2次
冬凌草片	慢性扁桃体炎，咽炎，喉炎，口腔炎	口服，每次2~5片，每日3次
夏枯草膏	头痛，眩晕，瘰疬，瘿瘤，乳痈肿痛，甲状腺肿大，淋巴结结核，乳腺增生症	口服，每次9克，每日2次
金嗓利咽丸	咽部不适，咽部异物感，声带肥厚等属于痰湿内阻、肝郁气滞型者	口服，每次60～120粒，每日2次
抗炎灵片	上呼吸道感染，鼻炎，咽喉炎，扁桃体炎	口服，每次3～4片，每日3～4次
清音丸	肺热津亏，咽喉不利，口舌干燥，声哑失音	口服，温开水送服或噙化，每次1丸，每日2次（孕妇禁用）
金果饮	急慢性咽喉炎	口服，每次15毫升，每日3次
复方草珊瑚片	外感风热所致的喉痹，症见咽喉肿痛、声哑失音；急性咽喉炎见上述症候者	含服，每次2片，每隔2小时1次，每日6次
金银花含片	咽部不适者	含服，每次1片，每日5次

6. 口疮

口疮为口腔黏膜中最常见的疾病，又称口腔溃疡，是指口腔内唇、舌颊及上腭等处黏膜发生单个或多个黄白色椭圆形或圆形的溃烂点，有明显的疼痛或受刺激时疼痛的表现，常反复发作，以青壮年多见。

【治疗口疮的实用小药方】

(1) 黄连藿香茶：黄连 3 克，藿香 9 克。将黄连与藿香同放杯中，用沸水冲泡，加盖 10 分钟，代茶饮，1 日内饮完。

(2) 豆腐石膏汤：生石膏 50～80 克，豆腐 200 克。将生石膏水煎 1 小时，去渣，入豆腐、食盐调味，煮熟即可。

(3) 鲜斛连通汤：鲜石斛 15 克，细木通 9 克，小川连 3 克。加水 500 毫升，小火煎 15 分钟，去渣，分 2 次饮服。

(4) 竹心粥：新鲜竹叶卷心 15 克（干品 8 克），石膏 30 克，粳米 100 克。煮粥，粥成加冰糖适量，烊化。

(5) 双耳山楂汤：白木耳 10 克，黑木耳 10 克，山楂 10 克。水煎，喝汤，食木耳。

(6) 银耳莲子羹：银耳 25 克，莲子 50 克。将银耳、莲子洗净，入锅，加水适量，煮至银耳熟烂，加冰糖溶化，早晚各食 1 小碗。

【预防调护的小贴士】

口疮在很大程度上与个人身体素质有关，因此要完全避免其发生可能性不大，但如果尽量避免诱发因素，仍可降低发生率。平常要注意保持口腔清洁，常用淡盐水漱口，戒除烟酒，保证充足的睡眠。饮食宜清淡，多吃蔬菜水果，少食辛辣、厚味的刺激性食品，保持大便通畅。生活起居有规律，坚持体育锻炼，妇女经期前后要注意休息，保持心情愉快，避免过度疲劳。

【安全用药的知心语】

(1) 不可盲目"泻火"：口疮患者似乎都有一个共识，就是"上火了"，得用泻火药，但服药后，效果并不明显。中医认为口疮的"火"有虚火、实火之分，选错了药当然无效。此外，一些虚证口疮属于脾虚湿困或脾肾阳虚，无"火"可上，如果仍用泻火药，只会加重病情，尤应注意。正确的做法是，在辨证的基础上，实火当泻，虚火当滋阴，而属于脾虚湿困或脾肾阳虚者，当用温补之剂。

(2) 重视口疮反复发作者：口疮反复发作，很可能是某种恶病的信号，如白塞氏病、系统性红斑狼疮。长期经久不愈的口疮还要当心癌变的可能，如果溃疡直径超过 1 厘米，中央凹陷，凹陷面有颗粒状小疙瘩，边缘隆起、不整齐，在溃疡的周围和底部可摸到硬块，就可能是癌变的迹象。经久不愈的溃疡，由于经常受咀嚼、说话的刺激，日久也可能会发生癌变。如果发生在同一处，溃疡面超过 3 周以上未见改善，就要警惕是否为口腔癌。此外，口腔是咽喉要道的前哨，如果口疮没有很快愈合，各种细菌、病毒就可能通过患处蔓延到咽部，从而引发急性咽喉炎、牙龈炎等一系列口咽部疾病。因此，反复发作、经久不愈的口疮必须引起重视，及时治疗。

常用的治疗口疮中成药

药　名	主　治	用法用量
黄连上清丸	头晕、头痛、耳鸣、牙龈肿痛、口舌生疮、咽喉肿痛、暴发火眼、大便燥结、小便赤黄等症	口服，每次9克，每日2次（孕妇忌服；忌食辛辣、生冷食物）
牛黄解毒丸	火热毒邪炽盛于内、上扰清窍所致之咽喉肿痛、牙痛、口舌生疮、目赤肿痛及喉痹、牙龈病等	口服，每次3克，每日2~3次（孕妇禁用）
导赤丸	火热内盛所致的口舌生疮、咽喉疼痛、心胸烦热、小便短赤、大便秘结	口服，每次2~3克，每日3次
补中益气丸	脾胃虚弱、中气下陷之体倦乏力、食少腹胀、久泻脱肛、子宫脱垂等症	空腹服，每次9克，每日2次（肾虚者不宜用；病后津气两伤者不宜单用）
参苓白术散	脾胃虚弱、湿自内生之饮食不消、或吐或泻、面色萎黄、形体虚羸、四肢无力、胸脘胀满、苔白腻、脉虚缓	口服，每次6克，每日2次，枣汤调服，亦可作汤剂水煎服（实热证慎用；孕妇不宜用；忌食生冷食物）
冰硼散	热毒蕴结所致的咽喉疼痛，牙龈肿痛，口舌生疮	外搽口腔患处
锡类散	咽喉糜烂肿痛	外搽口腔患处
西瓜霜喷剂	风热上攻、肺胃热盛所致的乳蛾、喉痹、口糜，症见咽喉肿痛、喉核肿大、口舌生疮、牙龈肿痛或出血；急、慢性咽炎，扁桃体炎，口腔炎，口腔溃疡，牙龈炎见上述症候者及轻度烫伤（表皮未破）者	外用，喷、涂口腔患处

7. 针眼（麦粒肿）

针眼，又名土疳，是指胞睑近睑弦部有小疖肿生长，形似麦粒，赤肿疼痛，易于溃脓的眼病。

【治疗针眼的实用小药方】

(1) 金银花露：金银花适量，将金银花用水浸泡，煎煮，蒸馏即得，分次服用。

(2) 菊花米粥：干菊花15克，北粳米50克。将干菊花去蒂，择净，磨成菊花末；将北粳米和冰糖少许加水500毫升，煮至米开汤未稠时，调入菊花末，改文火稍煮片刻，粥稠停火，闷5分钟，稍温服食。

(3) 鸭跖草汁：新鲜鸭跖草数段，将鸭跖草除去叶用茎，洗净，置火上烘烤，用手指挤压，用断端流出的药汁迅速涂于患处，每日4~5次，切勿涂入眼内。

(4) 猪油炒苦瓜：苦瓜250克，猪油适量。将苦瓜切丝，烧热锅，放猪油至九成热，倒入苦瓜，加葱、姜、盐，爆炒至熟，佐餐食用。

(5) 清脾散：滑石15克，赤芍15克，黄芩10克，枳壳10克，防风10克，藿香10克，陈皮6克，升麻6克，茵陈12克，甘草6克。水煎服，复渣再煎服。

【预防调护的小贴士】

针眼的预防很重要，特别是小儿。平常要注意眼部清洁，可以棉花棒蘸稀释过的婴儿洗发精或温水，擦拭眼睛四周和睫毛根部，去除油脂；或者用市售的卸妆湿巾擦拭；用温水湿润毛巾，闭眼热敷眼皮5~10分钟，以促进毛孔扩张、避免阻塞。饮食要清淡均衡，避免偏食，忌油炸高脂食物。此外，熬夜、睡眠不足、烦躁、过度疲劳都可能引发针眼，因此，要养成规律的生活作息习惯；多进行体育锻炼，以增强体质。

针眼发病后，切忌用力挤压局部，要及时治疗。若已见脓头，要及时切开排脓，以免自溃后疮口不齐，留下疤痕。

【安全用药的知心语】

(1) 早期局部治疗：对针眼的治疗，早期应多进行湿热敷，局部使用抗生素眼药水及眼膏，并配合以疏风清热解毒的中药。若局部红肿热痛剧烈，或伴有全身症状时，可服用抗生素，如阿莫灵，并服用清热解毒、消肿排脓的中药，如黄连上清丸等，局部可外用金黄膏外敷。

(2) 溃后排脓：大部分患者在3~4天内针眼可以消退；但若针眼不消，肿胀化脓，则须手术切开排脓。注意不要自己用针挑或用手挤，以免引起海绵窦血栓，而导致生命危险，应该到医院进行脓肿切开引流，引流干净后，针眼会很快痊愈。若脓液引流不畅，会形成肉芽组织，在皮肤上留下瘢痕，影响外貌，严重的还会造成眼睑畸形，如睑外翻使眼睑闭合不良。有时针眼可能会自行破溃，但最好还是请医生治疗，以利于充分引流。

常用的治疗针眼中成药

药　名	主　治	用法用量
黄连上清丸	头晕、头痛、耳鸣、牙龈肿痛、口舌生疮、咽喉肿痛、暴发火眼、大便燥结、小便赤黄等症	口服，每次9克，每日2次（孕妇忌服；忌食辛辣食物）
银翘解毒丸	风热感冒初起，症见恶寒发热，头痛咽痛，四肢酸痛，鼻塞流涕，口渴咳嗽等。类似西医的流行性感冒、急性扁桃体炎、上呼吸道感染等	口服，每次1~2丸，每日2~3次（忌食辛辣油腻之物）
穿心莲片	细菌性痢疾、慢性迁延性肝炎、尿道感染、急性扁桃体炎、咽喉炎、气管炎、结肠炎	口服，每次5片，每日3次，温开水送下
仙方活命片	火毒壅盛，痈疽疮疡，红肿热痛，脓成不溃	口服，嚼碎后服用，每次8片，每日1~2次（脾胃虚弱者慎用）
清火眼丸	针眼，胬肉攀睛而常见目赤肿胀，羞明流泪，灼痒疼痛，大便秘结，小便黄赤，脉弦数，舌尖红赤，舌苔黄腻者	口服，每次4~6丸，每日3次，白开水送下；小儿酌减（孕妇及脾胃虚寒者慎用）

8. 圆翳内障（白内障）

圆翳内障是指晶珠混浊，视力缓降，最终在瞳神中出现圆形银白色或棕褐色的翳障，渐至失明的慢性眼病。圆翳内障常两眼发病，但有先后发生或轻重程度之别，多见于老年人。

【治疗圆翳内障的实用小药方】

（1）鸡肝明目汤：水发银耳 25 克，枸杞子 15 克，鸡肝 100 克。将鸡肝洗净，切片，加水豆粉、料酒、盐、味精、姜拌匀，与银耳、枸杞子入清汤煮熟即可。

（2）枸杞肉丝：枸杞子 30 克，肉丝 120 克。将肉丝与豆粉酱油拌匀，略炒枸杞子，加水少许，至枸杞子肥软、变青，将猪油旺火烧开，爆炒肉丝，入调料、枸杞子炒匀即成。

（3）山药膏：山药 50 克，白糖适量。将山药切小块，加水适量，煮熟，加白糖少许，略煮片刻即成，每日 1 次。

（4）烤红薯：新鲜紫皮黄心红薯 300 克，将红薯洗净，放入炉灶或烤箱中烤熟，酌量分食。

（5）杞菊茶：枸杞子 12 克，菊花 6 克，桑叶 6 克，谷精草 3 克。将上品共研粗末，装入袋内，沸水冲泡，代茶饮。

（6）桑麻糖：桑叶 100 克，黑芝麻 120 克。将桑叶烘干，研细末，黑芝麻捣碎，和蜂蜜加水煎至浓稠，入桑叶末混匀，制成糖块，嚼食，每次 10 克。

（7）夜明砂粥：夜明砂 9 克，怀山药 30 克，菟丝子 9 克，粳米 60 克，红糖适量。将夜明砂、怀山药、菟丝子用布包好，加水 5 碗，煎成 5 碗，去渣，入粳米、红糖煮粥。

（8）珍珠母汤：珍珠母 60 克，苍术 24 克，人参 3 克，水煎服。

【预防调护的小贴士】

首先，要从生活中重视预防圆翳内障。研究表明，过强的紫外线照射是引发圆翳内障的主要原因，因此要采取防护措施，可选用遮阳伞、太阳镜等。要多喝水、少食盐，盐的摄取量过多也与圆翳内障的发生有关系。

其次，要注意补充维生素。人眼里的维生素 C 的含量比血液中约高 30 倍。随着年龄的增长，维生素 C 含量明显下降，久之会引起晶状体变性，导致圆翳内障发生。预防圆翳内障可每天服用 100～200 毫克的维生素 C。也可适当补充维生素 B_1、维生素 B_2、维生素 E、谷胱甘肽和微量元素硒等。

此外，有研究表明，长期吸烟者圆翳内障的发生率明显增高。因此，要戒烟，并适当服用阿司匹林以软化血管，减缓圆翳内障病程的作用。

【安全用药的知心语】

（1）早期治疗：人们都希望能通过药物治疗圆翳内障，以免除手术之苦，但是要对症治疗。但是晶状体中的蛋白质变性是一种不可逆的过程，一旦发展为圆翳内障后，无论用什么药物也不能将变性的蛋白质恢复成清澈透明状。目前为止，药物治疗尚无特别疗效。早期圆翳内障经药物治疗，可以减缓晶状体混浊，从而控制圆翳内障的发展。

（2）注意眼科药物不良反应：有些全身或局部用药，如缩瞳剂、类固醇、抗心律不齐药物及少数精神科用药等，会导致圆翳内障。因此，使用上述药物要在医生的指导下进行，并定期做眼科检查。有青光眼的人，有时需点缩瞳剂控制眼压。但是缩瞳剂会加速圆翳内障的发展，因此，同时患有青光眼及白内障的人可以请医生评估后，再使用缩瞳剂或改用其他替代药物，并进行定期追踪检查。

常用的治疗圆翳内障中成药

药 名	主 治	用法用量
杞菊地黄丸	肝肾阴亏，眩晕耳鸣，羞明畏光，迎风流泪，视物昏花	口服，每次 1 丸，每日 2 次
补中益气丸	脾胃虚弱、中气下陷之体倦乏力、食少腹胀、久泻脱肛、子宫脱垂等症	空腹服，每次 9 克，每日 2 次（肾虚者不宜用；病后津气两伤者不宜单用）
明目蒺藜丸	上焦火盛引起的暴发火眼，羞明多眵，眼边赤烂，红肿痛痒，迎风流泪	口服，每次 9 克，每日 2 次
黄连羊肝丸	肝火旺盛，目赤肿痛，视物昏暗，羞明流泪	口服，每次 1 丸，每日 1~2 次
甘露饮	口腔溃疡	口服，每日 1 剂，水煎服；儿童酌减
磁朱丸	心肾阴虚，心阳偏亢，心悸失眠，耳鸣耳聋，视物昏花	口服，每次 3 克，每日 2 次
石斛夜光丸	肝肾两亏，阴虚火旺，内障目暗，视物昏花	口服，每次 1 丸，每日 2 次；儿童酌减
障眼明片	初期及中期老年性白内障	口服，每次 4 片，每日 3 次
六味地黄丸	肾阴亏损，头晕耳鸣，腰膝酸软，骨蒸潮热，盗汗遗精	口服，每次 6 克，每日 2 次
明目地黄丸	肝肾阴虚，目涩畏光，视物模糊，迎风流泪	口服，每次 9 克，每日 2 次
消朦片	角膜云翳、斑翳、白斑、白内障及神经衰弱	口服，每次 3 片，每日 3 次
除翳明目片	风火上扰，目赤肿痛，眼生星翳，畏光流泪	口服，每次 5 片，每日 3 次
复方石斛片	昏眇内障，视力减退，瞳神散大及圆翳内障，云雾移睛之视物昏矇，迎风流泪等症	口服或淡盐汤送服，每次 4~6 片，每日 3 次